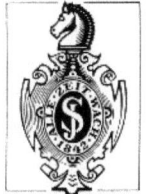

H. Haindl, H. Müller, E. Schmoll (Hrsg.)

Portkathetersysteme

Praxisnahe Information zu Indikationen,
Implantationstechnik, Handhabung

Mit 54 Abbildungen, teilweise in Farbe
und 22 Tabellen

Springer-Verlag
Berlin Heidelberg New York
London Paris Tokyo
Hong Kong Barcelona
Budapest

Dr. med. Dipl.-Ing. HANS HAINDL
Sachverständiger für Medizintechnik
Hauptstraße 39
W-3015 Wennigsen, Deutschland

Prof. Dr. med. HERMANN MÜLLER
Städt. Krankenhaus Kemperhof
Klinik für Anästhesiologie und Intensivmedizin
Koblenzer Straße 115–155
W-5400 Koblenz, Deutschland

Dr. med. EKKEHARD SCHMOLL
Medizinische Hochschule Hannover
Abteilung für Hämatologie und Onkologie
Konstanty-Gutschow-Straße 8
W-3000 Hannover, Deutschland

ISBN 978-3-642-50266-8   ISBN 978-3-642-50265-1 (eBook)
DOI 10.1007/978-3-642-50265-1

Die Deutsche Bibliothek – CIP-Einheitsaufnahme
Portkathetersysteme : Praxisnahe Information zu Indikationen, Implantationstechnik, Handhabung ; mit 22 Tabellen / H. Haindl ... (Hrsg.). – Berlin ; Heidelberg ; New York ; London ; Paris ; Tokyo ; Hong Kong ; Barcelona ; Budapest : Springer, 1993

NE: Haindl, Hans [Hrsg.]

Dieses Werk ist urheberrechtlich geschützt. Die dadurch begründeten Rechte, insbesondere die der Übersetzung, des Nachdrucks, des Vortrags, der Entnahme von Abbildungen und Tabellen, der Funksendung, der Mikroverfilmung oder der Vervielfältigung auf anderen Wegen und der Speicherung in Datenverarbeitungsanlagen, bleiben, auch bei nur auszugsweiser Verwertung, vorbehalten. Eine Vervielfältigung dieses Werkes oder von Teilen dieses Werkes ist auch im Einzelfall nur in den Grenzen der gesetzlichen Bestimmungen des Urheberrechtsgesetzes der Bundesrepublik Deutschland vom 9. September 1965 in der jeweils geltenden Fassung zulässig. Sie ist grundsätzlich vergütungspflichtig. Zuwiderhandlungen unterliegen den Strafbestimmungen des Urheberrechtsgesetzes.

© Springer-Verlag Berlin Heidelberg 1993
Softcover reprint of the hardcover 1st edition 1993

Die Wiedergabe von Gebrauchsnamen, Handelsnamen, Warenbezeichnungen usw. in diesem Werk berechtigt auch ohne besondere Kennzeichnung nicht zu der Annahme, daß solche Namen im Sinne der Warenzeichen- und Markenschutz-Gesetzgebung als frei zu betrachten wären und daher von jedermann benutzt werden dürften.

Produkthaftung: Für Angaben über Dosierungsanweisungen und Applikationsformen kann vom Verlag keine Gewähr übernommen werden. Derartige Angaben müssen vom jeweiligen Anwender im Einzelfall anhand anderer Literaturstellen auf ihre Richtigkeit überprüft werden.

Satz: Storch GmbH, Wiesentheid
24/3130-5 4 3 2 1 0 – Gedruckt auf säurefreiem Papier

Vorwort oder:
Warum dieses Buch?

Es ist nicht so, daß wir zu wenig Bücher hätten. Daher zunächst einige Worte dazu, auf wen das Buch zielt und was damit erreicht werden soll. Das Buch zielt auf:

Den Chirurgen, der vom Internisten gefragt wird, ob man dem Patienten X nicht einen Portkatheter für die Chemotherapie legen kann: Kein Chirurg tut gerne Dinge, von denen er nichts versteht. Andererseits ist es auch nicht leicht, angesichts einer Frage zu sagen: „Gehen Sie damit woanders hin!" Die Einarbeitung in die Literatur steht in keinem Verhältnis zu der möglicherweise singulären Anforderung. Hier soll das Buch Handlungsanweisungen bieten und Möglichkeiten dazu aufzeigen, nicht alle schmerzhaften Erfahrungen selbst machen zu müssen.

Den Internisten oder Onkologen der feststellt, daß es bei dem Patienten X schon bald keine Vene für seine Chemotherapie mehr gibt: Er soll Möglichkeiten finden, sich kompakt über Portkathetersysteme zu informieren und vielleicht auch sein Applikationskonzept zu durchdenken, ob vielleicht, wenn ohnehin ein Port implantiert werden muß, regionale Chemotherapie eine Alternative oder Ergänzung zur systemischen wäre.

Den Anästhesisten, Internisten, Chirurgen oder praktischen Arzt, der mit seinem Patienten die Grenzen der systemischen Schmerztherapie erreicht hat, der nach Möglichkeiten sucht, einen vielleicht finalen Patienten mit schwersten Schmerzen wieder in seine häusliche Umgebung entlassen zu können, d.h. an den nicht spezialisierten Schmerztherapeuten, der sich konkret über die bestehenden Möglichkeiten der Schmerztherapie mit Portkathetersystemen informieren und auch die erforderlichen Handlungshinweise finden möchte.

Den weiterbehandelnden Arzt, dem ein Patient mit Portkathetersystem aus der Klinik zur Weiterversorgung überwiesen wird: Der Arzt muß handeln, und die Zeit zur Einarbeitung in das Problem ist kurz. Hier soll das Buch kompetente Informationen bieten, um vermeidbare Fehler auch zu vermeiden, gleichzeitig aber auch Hintergrundinformation über die Möglichkeiten mit Portkathetersystemen und vielleicht auch über therapeutische Alternativen zu bisher gegangenen Wegen.

Jeden, der in Notdienstpraxis oder -klinik, vielleicht sogar in einem akuten Notfall, mit einem porttragenden Patienten konfrontiert wird: Wir wissen von Fällen, in denen das lebensrettende Port nicht genutzt werden konnte, weil der behandelnde Arzt nicht wußte, was es damit auf sich hat, und es nicht wagte, ihn zu verwenden.

H. HAINDL   H. MÜLLER   E. SCHMOLL

Inhaltsverzeichnis

Teil I: Allgemeines

1 Geschichte
   H. Müller 3

2 Indikationen
   H. Müller 9

Teil II: Onkologie

3 Das Portsystem in der systemischen i.v. Chemotherapie
   E. Schmoll 17

4 Operative venöse Implantation
   R. Raab 22

5 Perkutane venöse Implantation
   G. Rauthe 30

6 Arterielle Chemotherapie von Lebermetastasen kolorektaler Karzinome
   E. Schmoll 34

7 Operative arterielle Implantation
   R. Raab 42

8 Perkutane arterielle Implantation
   J. Stumpf, H. D. Piroth, M. Patyánik, S. Varga und N. Taleb 55

9 Portale Chemotherapie der Metastasenleber
   H. Weigand 65

10 Peritoneale Chemotherapie mit operativem Zugang
   P. H. Sugarbaker und P. S. Braly 73

11 Perkutane Implantation peritonealer Portkatheter
   J. STUMPF 82

Teil III: Analgesie

12 Rückenmarksnahe Analgesie
   H. MÜLLER 87

13 Spinale Analgesie bei Trigeminusneuralgie
   H. MÜLLER 103

14 Epidurale und spinale Implantation
   U. HANKEMEIER 109

Teil IV: Spezielle Indikationen

15 Chronische Spastizität
   H. MÜLLER 119

16 Tetanus
   H. MÜLLER 128

17 Arterielle Verschlußkrankheit
   H. STROSCHE und H.-W. KRAWZAK 143

Teil V: Technik

18 Injektions- und Infusionstechnik
   K. BÖHME 153

19 Das Problem der Blutentnahme
   H. MÜLLER 162

20 Technische Komplikationen
   H. HAINDL 169

21 Technische Forderungen an Portkathetersysteme
   R. JANSSEN und H. HAINDL 178

22 Technische Forderungen an Portkanülen
   H. HAINDL 180

Teil VI: Perspektiven

23 Zu erwartende Entwicklungen von Indikation und Technik
H. MÜLLER und H. HAINDL 183

Sachverzeichnis 189

Mitarbeiterverzeichnis

Dr. med. K. Böhme
Städt. Kliniken Kassel
Schmerzambulanz
Möncheberstraße 41–43
W-3500 Kassel, Deutschland

P. S. Braly, M.D.
University of California, San Diego
UCSC Medical Center
200 West Arbor Drive, San Diego
CA 92103-8435, USA

Dr. med. Dipl.-Ing. H. Haindl
Sachverständiger für Medizintechnik
Hauptstraße 39
W-3015 Wennigsen, Deutschland

Dr. med. U. Hankemeier
Institut für Anästhesiologie
Ev. Johannes-Krankenhaus
Schildescher Straße 99
W-4800 Bielefeld 1, Deutschland

Dr. med. R. Janssen
Arzt für Anästhesie
Dutumer Straße 65
W-4440 Rheine, Deutschland

Dr. med. H.-W. Krawzak
Krankenhaus Marienhospital
Universitätsklinik
Hölkeskampring 40
W-4690 Herne 1, Deutschland

Prof. Dr. med. H. MÜLLER
Städt. Krankenhaus Kemperhof
Klinik für Anästhesiologie und Intensivmedizin
Koblenzer Straße 115–155
W-5400 Koblenz, Deutschland

Dr. M. PATYÁNIK
Oncoradiology
Uzsoki Hospital
Uzsoki ut ca 29
1022 Budapest, Ungarn

Priv.-Doz. Dr. Dr. H. D. PIROTH
Onkologisches Zentrum
Marienhospital Düsseldorf
Rochusstraße 2
W-4000 Düsseldorf 30, Deutschland

Dr. med. R. RAAB
Klinik für Abdominal- und Transplantationschirurgie
Medizinische Hochschule Hannover
Konstanty-Gutschow-Straße 8
W-3000 Hannover, Deutschland

Priv.-Doz. Dr. med. G. RAUTHE
Gynäkologische Abteilung
Schloßbergklinik Oberstaufen
W-8974 Oberstaufen, Deutschland

Dr. med. E. SCHMOLL
Medizinische Hochschule Hannover
Abteilung für Hämatologie und Onkologie
Konstanty-Gutschow-Straße 8
W-3000 Hannover, Deutschland

Dr. med. H. STROSCHE
Krankenhaus Feuerbach
Chirurgische Klinik des Bürgerhospitals
Stuttgarter Straße 151
W-7000 Stuttgart 30, Deutschland

Dr. JÁNOS STUMPF
Oncoradiology
Uzsoki Hospital
Uzsoki ut ca 29
1022 Budapest, Ungarn

Paul H. Sugarbaker, M.D.
Cancer Institute
Washington Hospital Center
110 Irving Street
N.W. Washington D.C. 20010, USA

Dr. med. N. Taleb
Onkologisches Zentrum
Marienhospital Düsseldorf
Rochusstraße 2, W-4000 Düsseldorf 30, Deutschland

Dr. S. Varga
Oncoradiology
Uzsoki Hospital
Uzsoki ut ca 29
1022 Budapest, Ungarn

Prof. Dr. med. H. Weigand
Zentralinstitut für Röntgendiagnostik
Dr.-Horst-Schmidt-Krankenhaus
Ludwig-Erhard-Straße 100
W-6200 Wiesbaden, Deutschland

Teil I: Allgemeines

1 Geschichte

H. MÜLLER

Die Geschichte des implantierbaren Portes ist eng verbunden mit der Geschichte der implantierbaren Pumpen. Das Port ist sozusagen ein Abfallprodukt bei der Entwicklung der implantierbaren Pumpen. Port (englisch „der Hafen, die Anlegestelle") bedeutet eine unter der Haut liegende und damit von außen durch Punktion zugängige Kammer, die jederzeit eine Injektion oder Infusion erlaubt, wobei der Injektionsort von der Plazierung des mit dem Port verbundenen Katheters abhängt.

Die Voraussetzungen für die genannten Technologien wurden in den frühen 70er Jahren gelegt. Das Prinzip der Gasdruckpumpe, die in Form der Infusaid-Pumpe die erste klinisch zum Einsatz kommende Pumpe war, wurde allerdings für andere Zwecke, nämlich zur kontinuierlichen Zufuhr von Schmiermaterial an Motoren in der Weltraumfahrt entwickelt. Hersteller dieser technischen Pumpen war die Firma Metal Bellows. Im Jahre 1970 entstand dann an der Universität von Minnesota das Konzept einer implantierbaren Pumpe für medizinische Zwecke unter dem Einfluß der Körpertemperatur (Blackshear et al. 1970 [3]). Erste Prototypen dieses Systems wurden 1975 beim Tier [4] und 1977 beim Menschen [13] implantiert, in beiden Fällen übrigens zur intravasalen Langzeitapplikation von Heparin. Auf den amerikanischen Markt kamen diese Pumpen im Jahre 1981 (Zulassung vor allem zur Applikation von Heparin, dem Cytostatikum FUDR, Aqua pro injectione, später noch Morphin, jedoch nur peridural) (Abb. 1). Zur gleichen

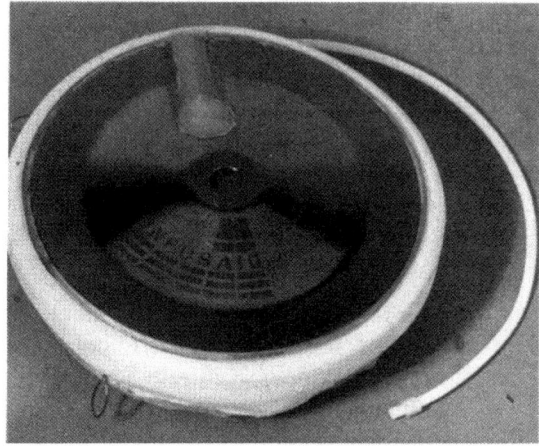

Abb. 1. Infusaid-Pumpe Modell 100 (1982)

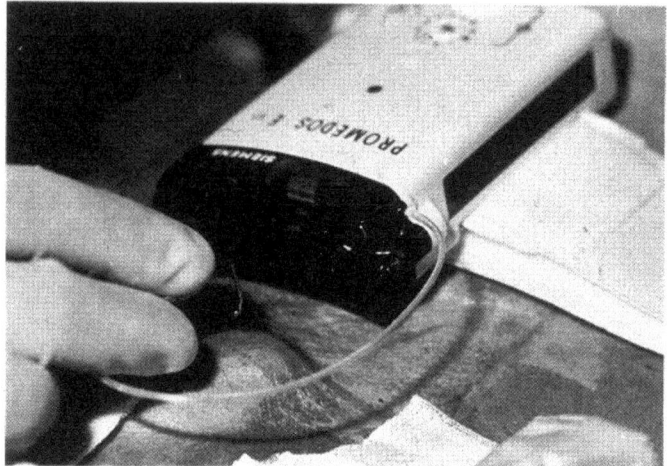

Abb. 2. Extern tragbare Pumpe Promedos (1983)

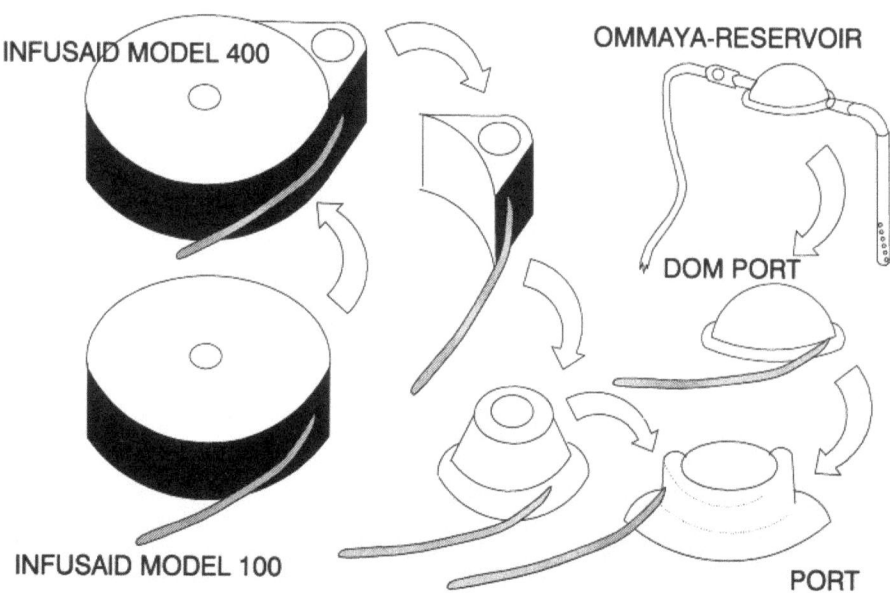

Abb. 3. Entstehung des Ports aus dem Sideport

Zeit erfolgten die ersten Implantationen von Pumpen primär für onkologische Indikationen, vor allem bei intrakraniellen Tumoren [7] oder Lebermetastasen [5, 11], weiterhin für die intrathekale [12] oder peridurale Morphininfusion [6] bei Tumorschmerz. Die erste Implantation eines derartigen Systems in Europa erfolgte im Jahre 1982 [9]. In diesem Jahr wurde auch mit der Pumpenimplantation zum Zweck der Chemotherapie bei Lebermetastasen begonnen. Der erste Einsatz von Ports für unterschiedliche Zwecke liegt

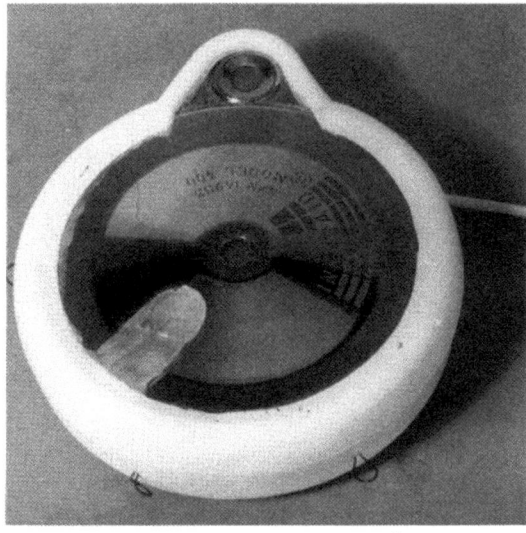

Abb. 4. Infusaid-Pumpe Modell 400 (1983)

sogar nur etwa 11 Jahre zurück (Niederhuber et al. 1982 [10]). Man sollte bei der Beschreibung der Geschichte der implantierbaren Pumpen aber nicht vergessen, daß die Firma Siemens bereits im Jahre 1979 mehrere Prototypen ihrer elektrisch angetriebenen Pumpe zur Langzeitzufuhr von Insulin implantieren ließ. Man ließ jedoch aufgrund zahlreicher Probleme danach keine weitere Implantation mehr vornehmen. Von der gleichen Firma stammt auch eine der ersten tragbaren externen Pumpen in Deutschland, die Promedos-Pumpe, die jedoch nur kurz auf dem Markt war (Abb. 2). Der Vollständigkeit halber ist jedoch zu erwähnen, daß die amerikanische Firma Autosyringe zu diesem Zeitpunkt bereits über ein kleines Sortiment von tragbaren Pumpen, vor allem für die Insulinzufuhr, verfügte. Bei den implantierbaren Pumpen kamen andere Firmen erst Jahre später auf den von Infusaid dominierten Markt, 1988 die Medtronic-Pumpe (eine elektrisch betriebene Pumpe) und 1990 die Therex-Pumpe (eine weitere Gasdruckpumpe). Das ursprüngliche Patent der Gasdruckpumpe ist zwischenzeitlich ausgelaufen, so daß mit weiteren Pumpen dieses Typs zu rechnen ist. Auch gibt es ein breites Spektrum extern tragbarer Pumpen.

Wie es zur Entwicklung des Portes kam, läßt sich am ehesten aus Abb. 3 ersehen. Das ursprüngliche Pumpenmodell der Firma Infusaid, das Modell 100, hatte keinerlei Möglichkeit einer direkten Bolusgabe in den Katheter. Damit bestand nach der Implantation auch keine Möglichkeit mehr, Medikamente direkt zu injizieren oder Maßnahmen zur Lagekontrolle (Röntgen, Aspiration) durchzuführen. So entstand die Idee, eine der zentralen Zuspritzöffnung entsprechende, durch eine Membran der Punktion zugängige Kammer in den Weg des Katheters einzubauen. Dies geschah mit dem Modell 400 der Infusaid-Pumpe (Abb. 4). Von dieser Entwicklung war es kein weiter Weg zum eigenständigen Port. Die kleine Firma Nu Tech, begrün-

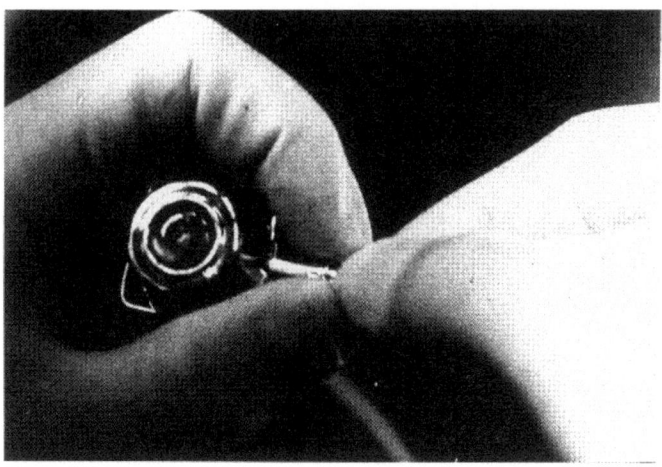

Abb. 5. Port-a-Cath (Pharmacia Nu Tech) (1983)

det von Elton Tucker, einem ehemaligen Mitarbeiter von Infusaid (die selbst ebenfalls die Herstellung des Infuse-a-Ports begann), hatte als erster die Idee aufgegriffen. Übernommen wurde dieses Produkt, genannt Port-a-Cath (Abb. 5) von der Firma Pharmacia, einem schwedischen Konzern. Auch heute noch – bei einem inzwischen angewachsenen Markt der Porthersteller – hat diese Firma ihre führende Stellung beibehalten können. Das erste verfügbare deutsche Port war der Implantofix der Firma Braun-Melsungen (Abb. 6). Die Indikationen für Ports waren zunächst denen der Pumpen sehr ähnlich, z.B. bei Lebertumoren [1] oder zur Schmerzbehandlung [8]. Innerhalb kurzer Zeit kamen jedoch zahlreiche andere Indikationen hinzu. Ebenso wurden Ports aus verschiedenen Materialien entwickelt [rostfreier Stahl, Titanium, Silikon („medical grade" oder „non medical grade"), Polyamid, Polysulfon, Keramik]. Die Punktionsmembran besteht aber in der Regel aus Silikonkautschuk.

In den ersten Jahren der Portgeschichte gab es eine weitere Gruppe von Ports, die sog. Domports, die eine ähnliche Form wie ein Pudenz- oder Ommaya-Reservoir haben. Um möglichst rasch auf dem neuen Markt der Ports präsent zu sein, hatten damals die Hersteller der genannten Hyrozephalusventile (Cordis, Heyer-Schulte) einfach ihre Kompressionsreservoire aus dem Gesamtset als Ports oder gar als „lumbar drug release system" zur rückenmarksnahen Opiatanalgesie (Abb. 7) auf den Markt gebracht. Diese „Ports" waren jedoch für wiederholte Punktionen (Leckage) oder für Infusionen (Herausrutschen der Nadel) ungeeignet. Auch die mögliche bedarfsweise Kompression (Inhalt etwa 2 ml) war wegen Ungenauigkeit nicht empfehlenswert.

Das Prinzip der Huber-Nadel war bereits in den 50er Jahren in Form einer nichtstanzenden Kanüle entwickelt worden. Es wurde mit der Einführung von Pumpen und Ports unbesehen übernommen und teuer verkauft. Huber-Na-

Geschichte

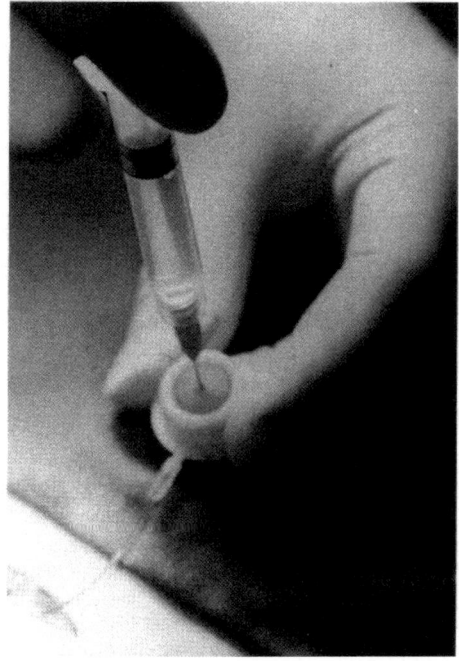

Abb. 6. Implantofix (Braun-Melsungen) (1983)

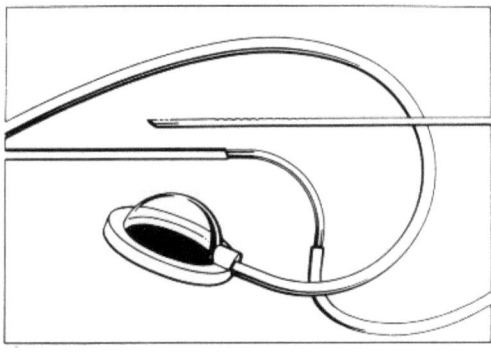

Abb. 7. „Lumbar drug release system" (Cordis) (1983)

deln sind im Grunde genommen Nadeln mit Normalschliff, deren Spitze ein wenig zur Seite geknickt wurde, damit der Kanülenschliff oder das Auge der Kanüle nicht direkt auf das zu penetrierende Septum gerichtet war. Erst Jahre später stellte sich heraus, daß diese Kanüle doch stanzt. Heute gibt es echte nicht-stanzende Kanülen, wie die Surecan von Braun und eine Vielzahl von Spezialkanülen mit Haftflächen, Grip-Einrichtungen oder gar zum Katheterisieren des Portes (Cat-Port) etc., die dafür sorgen sollen, daß die Kanüle tatsächlich in Position im Port bleibt.

Wenn es um die Qualität eines Ports geht, sollte man wissen, daß – trotz großer Preisunterschiede – die Ports heute ein gleichmäßiges und hohes Qualitätsniveau erreicht haben und alle Produkte den Kinderschuhen entwachsen sind. Wichtiger als der Firmenname des eigentlichen Portes ist heute eine entsprechende Palette von Größen der Ports (einschließlich Kinderports, Mehrkammerports und Miniports für periphere Positionen) und Kathetern für alle denkbaren Zwecke.

Literatur

1. Aigner K (1983) Die intraarterielle Zytostatika-Infusion bei Lebertumoren. Med Klin 78:774–778
2. Behar M, Olshwang D, Magora F, Davidson JT (1979) Epidural morphine in treatment of pain. Lancet I:527–529
3. Blackshear PJ, Dorman FD, Blackshear PL, Varco RL, Buchwald H (1970) A permanently implantable self-recycling low flow constant rate multipurpose infusion pump of simple design. Surg Forum 21:136
4. Blackshear PJ, Rhode TD, Varco RL, Buchwald H (1975) One year of continuous heparinization in a dog using a totally implantabel infusion pump. Surg Gynecol Obstet 141:176–186
5. Cohen A, Greenfield A, Wood W, Waltman A, Novelline R, Athanasoulis C, Schäfer N (1983) Treatment of hepatic metastases by hepatic artery chemotherapy using an implanted drug pump. Cancer 51:2013–2019
6. Coombs DW, Saunders RL, Gaylor MS, Pageau MG (1982) Epidural narcotic infusion reservoir: implantation technique and efficacy. Anesthesiology 56:469–473
7. Dakhil S, Ensminger WD, Kindt G, Niederhuber J, Chandler W, Greenberg H, Wheeler R (1981) Implanted system for intraventricular drug infusion in central nervous system tumors. Cancer Treat Rep 65:404–411
8. Müller H, Börner U, Stoyanov M, Hempelmann G (1984) Peridurale Opiatanalgesie. In: Gross D, Thomalske G, Schmitt E (Hrsg) Schmerzkonferenz. Fischer, Stuttgart New York, S 7.1.3/1–10
9. Müller H, Vogelsberger W, Aigner K, Herget HF, Hempelmann G (1983) Kontinuierliche peridurale Opiatapplikation mit einer implantierten Pumpe. Anaesthesist 6:47–52
10. Niederhuber JE, Ensminger W, Gyves JW, Liepmann M, Doan K (1982) Totally implanted venous and arterial access system to replace external catheters in cancer treatment. Surgery 92:706–712
11. Niederhuber JE, Ensminger WE, Gynes J, Thrall J, Walker S, Cozzi (1984) Regional chemotherapy for colorectal cancer metastatic to the liver. Cancer 53:1336–1343
12. Onofrio BM, Yaksh TL, Arnold PG (1981) Continuous low-dose intrathecal morphine administration in the treatment of chronic pain of malignant origin. Mayo Clin Proc 56:516–520
13. Rhode TD, Blackshear PJ, Varco RL, Buchwald H (1977) Protracted parenteral drug infusion in ambulatory subjects using an implantable infusion pump. Trans Am Soc Artif Organs 23:13–16

2 Indikationen

H. MÜLLER

Seit nunmehr etwa einem Jahrzehnt gibt es eine neue Therapieform, die nur mit Implantaten (Port, Pumpe, Katheter) als Hilfsmittel möglich ist. In vieler Hinsicht können Ports und Pumpen (extern tragbare oder implantierbare Pumpen) alternativ eingesetzt werden, bzw. es besteht zwischen diesen Geräten eine gewisse Konkurrenz um ähnliche Indikationen. Die durch diese Implantate mögliche neue Form der Pharmakotherapie ist durch folgende Besonderheiten charakterisiert: perkutane, parenterale oder lokale, in vielen Fällen kontinuierliche, zumindest aber längerfristige Medikation, die durch diese Hilfsmittel trotz ihrer Invasität im Sinne des „home care" auch außerhalb der Klinik, d.h. ambulant oder gar vom Patienten selbst gesteuert, durchgeführt wird.

Perkutane Therapie

Die Indikation zu Anwendung der Pharmakotherapieimplantate beruht auf offensichtlichen Mängeln der konventionellen Therapieformen, an deren Stelle sie getreten sind:

- Parenteral statt enteral: Aus 3 Gründen kann es sinnvoll sein, Ports oder Pumpen an Stelle der gängigen oralen (oder sublingualen oder rektalen) Medikamenteneinnahme zu wählen: bei Ineffizienz der Substanzen auf dem enteralen Weg wegen Abbaus (Beispiel: Proteine, Peptide, Hormone, Enzyme, Heparin); bei gastrointestinalen Erkrankungen, die die Aufnahmemöglichkeiten auf dem enteralen Wege limitieren (Beispiel: Kurzdarmsyndrom und andere gastrointestinale Mangelzustände mit dauernder Notwendigkeit zur parenteralen Ernährung); parenteral zugeführte Medikamente wirken sofort, so daß eine Notfallmedikation parenteral (genauer gesagt intravenös) erfolgen sollte (Beispiel: „Notfallport" als Venenzugang für vorhersehbare krankheitsbedingte Notfälle, z.B. Asthma bronchiale oder Status epilepticus);
- Lokal statt systemisch: Eine lokale Medikation in der Nähe des Wirkorts kann der systemischen Gabe (parenteral, d.h. intravenös, intramuskulär, subkutan, oder enteral) überlegen sein: der lokale Effekt kann mit einer niedrigeren Dosierung erreicht werden, wodurch sich die systemische Toxizität von Substanzen reduziert bzw. systemische Nebenwirkungen seltener auftreten (Zytostatika als Beispiel für Toxizität, spinale Opiate oder spi-

nale Antispastika als Beispiel für Nebenwirkungen); um lokale Effekte einer Substanz mit einem komplexen, regional unterschiedlichen Wirkungsspektrum zu selektionieren (Beispiele: Neurotransmitter, die im Rückenmark und Gehirn gegensätzliche Wirkungen aufweisen, etwa Substanz P); identische ektodermale Substanzen werden im Zentralnervensystem für völlig andere Zwecke verwendet als im Körper, (etwa Somatostatin und andere gastrointestinale Peptidhormone); um als Schutzfunktion gedachte biologische Barrieren zu umgehen, die die Passage von Medikamenten reduzieren oder gar verhindern [Beispiele: Blut-Hirn-Schranke (intrathekale, peridurale oder intraventrikuläre Medikation), perifokale Fibrose bei chronischen lokalen Entzündungen (lokale Antibiose bei Osteomyelitis)].

Kontinuierliche Therapie

Bolusapplikation verursacht (entsprechend dem typischen Verlauf einer pharmakokinetischen Kurve) einen initialen Konzentrationsgipfel, der zu ungünstigen Schwankungen der Blutspiegel nach systemischer Applikation führt (Beispiel: Insulingabe bei instabilen Diabetes, „brittle diabetes") und der die Umverteilung vom Ort der Applikation (Wirkort) bei lokaler Medikation steigert (Beispiele: Zunahme der systemischen Toxizität bei Medikamenten mit geringer therapeutischer Breite, z.B. Zytostatika; Zunahme der systemischen Nebenwirkungen, z.B. bei spinalen Opiaten oder spinalen Antispastika). Diskontinuität bei der Medikation mit wiederholten Bolusapplikationen reduziert die Effizienz der prophylaktischen Therapie: Analgetika sollten z.B. nicht erst bei Bedarf, sondern prophylaktisch, d.h. rund um die Uhr, gegeben werden. Bei bedarfsweiser Gabe wird mehr Medikament benötigt, um den Schmerz wieder in den Griff zu bekommen.

Bolusapplikation kann bei Medikamenten mit einer sehr kurzen Wirkdauer als Folge von schneller Verstoffwechslung oder von raschen Uptake-Mechanismen inadäquat sein [Beispiel: Transmitter im allgemeinen (Uptake aus dem synaptischen Spalt), Katecholamine und Tokolytika].

Ambulante Langzeittherapie

Diese ist indiziert bei:

- Notwendigkeit einer lebenslangen Zufuhr (Beispiele: Hormone bei Hormonmangelzuständen, etwa Mangel an humanem Wachstumshormon, Antithalassämika als Dauermedikation);
- zur Reduktion von Problemen auf der Seite des Patienten (Zuverlässigkeit bei der Notwendigkeit ununterbrochener und regelmäßiger Medikation, Unannehmlichkeiten für den Patienten, z.B. häufige Besuche beim Haus- oder Klinikarzt, wiederholte Krankenhausaufenthalte, tägliche komplizierte Injektionen, z.B. bei insulinpflichtigem Diabetes);

– zur Reduzierung technischer Probleme der Medikamentenapplikation bei Langzeittherapie: gastrointestinale Unverträglichkeit bei langdauernder Therapie (Beispiel: medikamentöse Therapie bei allen chronischen oder inkurablen Leiden); Probleme mit wiederholten Punktionen von Venen; Komplikationen mit nach außen abgeleiteten Venenkathetern für die parenterale Medikation (Beispiel: parenterale Ernährung); Venenpunktion ist im Notfall mit raschem Handlungsbedarf wegen motorischer Unruhe oder aus Zeitgründen erschwert (Beispiel: Notfallport als Venenzugang für vorhersehbare krankheitsbedingte Notfälle, z.B. Asthma bronchiale oder Status epilepticus).

Der lokale Aspekt der Therapie (oft auch einfach Lokaltherapie genannt) ist zwar extrem wichtig (Abb. 1), wie das im folgenden dargestellte Beispiel zeigt. Es muß aber beachtet werden, daß im lebenden Organismus Umverteilungsvorgänge bei lokaler Applikation unvermeidbar sind. So kann die lokale Applikation sogar spezifische und sonst nicht vorkommende Umverteilungen mit ihren besonderen Risiken haben. Ein Beispiel ist die rostrale verspätete Aszension intrathekal lumbal applizierter Medikamente (Opiate, Antispastika) über den Liquor, die im Extremfall zu Atemdepression und Koma führen kann.

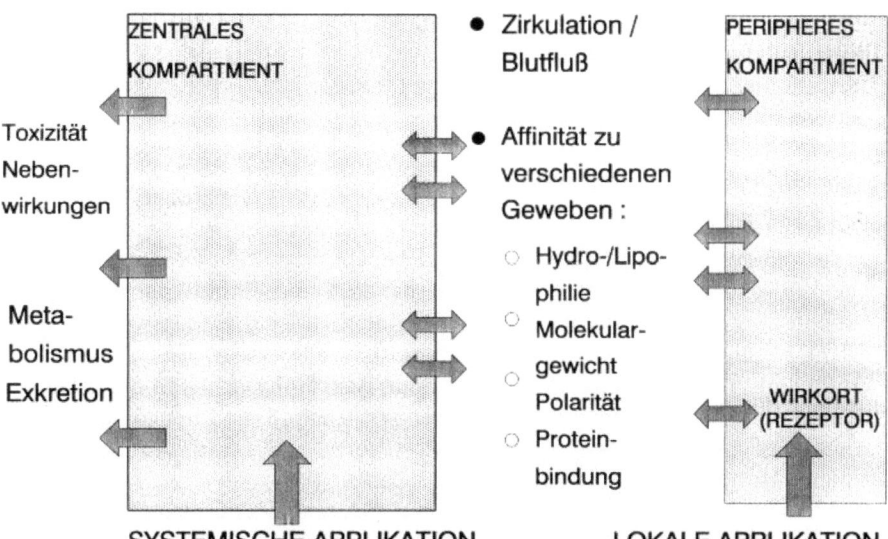

Abb. 1. Wechselwirkungen zwischen zentralem und peripherem Kompartiment bei systemischer und lokaler Applikation. Man beachte den Bezug der lokalen Applikation zum Wirkort und den der systemischen Applikation zu Toxizität und Nebenwirkungen. Die Größe als Verdünnungsvolumen und die Verknüpfung des zentralen Kompartiments zu Metabolismus und Exkretion ergeben einen zwangsläufig höheren Bedarf an Medikament, um die für einen Effekt erforderliche Konzentrationen am Wirkort zu erreichen

Spinalanästhesie als Beispiel einer Lokaltherapie. Bei der intravenösen Applikation des Lokalanästhetikums Lidocain beträgt das Verhältnis von Blutspiegeln zu lumbalen Liquorspiegeln etwa 200 : 1. Das bedeutet, daß bei intravenöser Applikation eine mindestens 200mal höhere Dosis als bei intrathekaler Applikation erforderlich ist, um auf diesem Wege eine Spinalanästhesie zu erreichen. Diese Dosierungen belaufen sich demnach auf 20000 mg Lidocain bzw. 1000 ml einer 2%igen-Lidocainlösung, d.h. auf eine aus Toxizitätsgründen absolut nicht praktikable Menge.

Neben vitalen Begründungen für diese Therapie (z.B. das Notfallport) sowie allgemeinen Annehmlichkeiten für Patient und Arzt gibt es auch ökonomische Gesichtspunkte: Es handelt sich um ein Verfahren der „home care", das den Umfang von Krankenhausaufenthalten reduziert bzw. anstelle des (teuren) Einsatzes ärztlicher Leistung Selbsthilfe durch den Patienten erlaubt. Porttherapien können Geld sparen helfen.

Nicht übersehen werden darf jedoch der Umstand, daß bei der Übertragung von ärztlichen Aufgaben auf den Patienten oder bei der für das Port typischen interdisziplinären ärztlichen Zusammenarbeit auch juristische Probleme entstehen, die bislang noch nicht gelöst sind:

- Der Tumorschmerzpatient, der sich einen Opiatbolus in das Port injiziert, handelt gegen das Betäubungsmittelgesetz.
- Wer trägt die Verantwortung bei suizidaler oder versehentlicher Überdosierung im Zusammenhang mit der Selbstmedikation?
- Wer trägt die Verantwortung bei Komplikationen der implantierende Kliniksarzt oder der injizierende Hausarzt?
- Wer verantwortet die Indikation zur Implantation, der Operateur oder der die Pharmakotherapie betreuende konservative Kollege?

Weitere allgemeine Gesichtspunkte sind folgende:

- Die Indikation zur Anwendung von Ports (und Pumpen) setzt eine Abwägung voraus: Vor- und Nachteile müssen gegenübergestellt werden.
- Die Abwägung zur Portanwendung, aber auch die Betreuung von Portpatienten kann in der Regel nur interdisziplinär (konservative und chirurgische Fächer) erfolgen.
- Die Klinik muß über eine Ambulanz oder Poliklinik verfügen, die die Patienten (evtl. auch notfallmäßig bei Komplikationen) rund um die Uhr betreut. Der besondere Aufwand der Porttherapie ist nicht der operative Eingriff, sondern die sich anschließende Langzeitbetreuung.
- Vor der breiten Anwendung der Methode bei neuen und wenig verbreiteten Indikationen sollten alle Risiken erfaßt worden sein, was am besten durch die Beschränkung der Methode auf wenige, erfahrene Zentren möglich ist.

Nachteile einer Port- bzw. Pumpentherapie sind folgende:

- Kosten im Vergleich zur konventionellen Therapie: Implantat (Pumpe zwischen DM 7000 und 20000, Port zwischen DM 300 und 1100, Nadeln oder

Punktionsset (für jede Punktion zwischen 3 und 30 DM), spezielle Medikamentenzubereitung, stationärer Aufenthalt mit Operation;
- Risiken des operativen Eingriffs und Narkoserisiko;
- Risiken spezifischer technischer Komplikationen;
- hygienische Risiken des Zugangs;
- juristische Problematik (s. oben).

Die Indikationen zur Porttherapie sind in Tabelle 1 zusammenfassend dargestellt.

Tabelle 1. Indikationen der Porttherapie

Substanz	Applikationsform	Behandlung von
Insulin Glukagon Somatostatin Gonadotropine Wachstumshormon Vasopressin Kortikoide Kalzitonin Thyroxin Gonadotropin-Releasing-Hormon (Gn RH) „Growth releasing factor" (GRF)	intravenös, subkutan, intraperitoneal, lokal	endokrinen Erkrankungen, Hormonmangelzuständen
Zytostatika	systemisch = intravenös lokal = intraarteriell (A. hepatica, A. pulmonalis, A. carotis, A. iliaca, Extremitätenarterien) intrathekal, intraventrikulär intrapleural intraperitoneal	malignen Tumoren (Primärtumor oder Metastasen)
Microspheres, Microcapsules von Zytostatika	lokal = z.B. intraarteriell (Chemo-)Embolisation	
Interferon	lokal = z.B. subperiostal, intrathekal	malignen Tumoren, virale Infektionen
Opioide Endorphine, Enkephaline Clonidin Midazolam Kalzitonin Baclofen Somatostatin	epidural, intrathekal, intraventrikulär, subkutan, intravenös, intramuskulär intrathekal intrathekal, epidural epidural (intrathekal?) intrathekal, epidural intrathekal intrathekal, epidural	chronischen Schmerzen: maligne Ursachen – benigne Ursachen

(Fortsetzung nächste Seite)

Tabelle 1. (Fortsetzung)

Litium und Psychotropika Cholinergika Dopaminergika GABA-Uptake-Hemmer Cholezystokinin	intrathekal / intraventrikulär / stereotaktisch lokal	Psychosen Morbus Alzheimer Morbus Parkinson Epilepsie krankhafter Fettsucht
Opioide (Morphin) Benzodiazepine (Midazolam) Baclofen	Intrathekal, epidural	chronischer Spastizität unterschiedlicher Ursachen (spinal, zerebral), Tetanus
Thyreotropin-Releasing- Hormon (TRH)	intrathekal	ALS (amyotrophe Lateralsklerose)
Antiarrhythmika Nitroglyzerin Blutdrucksenkende Substanzen Heparin	intravenös	kardiovaskulären Erkrankungen Thrombose, Embolie, Infarkt
Prostaglandine Fibrinolytika Ozon	intraarteriell, lokal	Thrombose, Atherosklerose, peripheren Durchblutungsstörungen
Antithalassämika Tokolytika	intravenös	Thalassämie gestörte Schwangerschaft
Antibiotika	lokal (fokal)	chronischer Osteomyelitis
Aids-Medikamente	intravenös	Aids
Aminosäure, Kohlenhydrate, Fette, Spurenelemente	intravenös	parenterale Ernährung
Notfallmedikamente aller Art, z.B. Bronchodilatatoren, Kortikoide, Herz-Kreislauf-Mittel, Antiepileptika, Sedativa	bei Bedarf intravenös	Erkrankungen mit einer akut einsetzenden pharmakologisch behebbaren vitalen Bedrohung

Teil II: Onkologie

3 Das Portsystem
in der systemischen i.v. Chemotherapie

E. SCHMOLL

Nach mehr als 10 Jahren Erfahrung mit dem Portsystem ist dieses in der sachgemäßen Anwendung als sicher zu bezeichnen und als dauerhafter Katheter anderen Systemen vorzuziehen. Innerhalb der Hämatologie/Onkologie sind die Portsysteme weltweit am häufigsten eingesetzt worden, und für einen in diesem Fach tätigen Arzt ist eine Therapie von Tumorpatienten ohne den Einsatz dieser Katheter bei der Verwendung heutiger Medikamentenkombinationen und -schedules nur schwer vorstellbar. Dabei hat sich auch die Indikation zur Implantation nicht nur auf Patienten mit schlechten Venenverhältnissen vor oder unter Zytostatikagabe beschränkt, sondern zunehmend auf Patienten ausgeweitet, bei denen eine systemische Chemotherapie in zyklischen Intervallen vorgesehen ist, die einen zentralvenösen Zugang erfordern. Bei dieser letzteren Indikation sollte noch unterschieden werden, ob bei dieser Therapie supportive Maßnahmen wie Antibiotika-, Antimykotika- oder parenterale Cyclosporingaben bzw. parenterale Ernährung zu erwarten sind. In einem solchen Falle ist der Einsatz von Doppelkammersystemen vorzuziehen.

Im folgenden wird ein Überblick über eigene Ergebnisse im Umgang mit dem intravenösen Portsystem sowie Erfahrungen aus 26 Literaturstellen mit mehr als 2500 implantierten Systemen gegeben. Nach der Literatur wird eine durchschnittliche Liegezeit von 247 Tagen (1–1676) bei einer durchschnittlichen Komplikationsrate von 22% (3–81) und Explantationsrate von 11% (1–21) erreicht. Berechnet auf 1000 Kathetertage bedeutet dies nur 0,9 Komplikationen und 0,5 Explantationen.

Die häufigste Komplikation ist mit 30% die Infektion (0,3 auf 1000 Kathetertage), die aber in 75% durch eine Antibiotikatherapie via Port saniert werden kann. In 20% der Fälle findet sich ein Katheterverschluß, der in mehr als der Hälfte durch Instillation von Heparin der Urokinase erfolgreich wieder beseitigt werden kann. Die Venenthrombose findet sich mit 3% ebenso häufig wie das Medikamentenparavasat. Diese 4 Typen bilden zahlenmäßig die häufigsten Komplikationsarten. Im 1%-Bereich liegen Probleme der Implantation, Wundheilungsstörung und Katheterdislokation. Fast alle Autoren beschreiben einen Lerneffekt, d.h. mit zunehmender Erfahrung im Umgang mit dem System nimmt die Komplikationsrate deutlich ab, insbesondere wenn nur ein kleiner, erfahrener Personenkreis mit Implantation und Benutzung betraut ist. Die in der Abteilung Hämatologie/Onkologie bei 157 implantierten Portsystemen in einem Beobachtungszeitraum von 6 Jahren ermittelten Langzeitergebnisse ergeben gegenüber der Literatur eine höhere durchschnittliche Liegedauer mit 382 Tagen (2–1950). Bei 21 Portsystemen wurde eine Liegedauer von mehr als 2 und bei 3 Kathetern sogar von mehr als 5 Jahren erreicht.

Die bevorzugte Zugangsvene war in 65% die V. cephalica rechts und in 19% die V. cephalica links. Bei 17 Patienten wurden nach komplikationsbedingten Explantationen insgesamt noch 25 Portsysteme erneut implantiert, bei Infektionsbedingten Katheterentfernungen in der Regel nach einem Monat. In der Regel wurde das System 1 Woche nach Implantation benutzt, bei Notwendigkeit auch direkt nach Implantation. Mit einer Infusionspumpe wurden unter 0,25 bar in allen Systemen bei Einsatz von 0,9%iger Kochsalzlösung und einer 22G-Nadel maximale Flußraten von 950 bis 999 ml/Stunde erreicht. Die durchschnittlich ermittelten Punktionen pro System lagen bei 43 (2–750) in insgesamt 6725 gezählten Ereignissen. Die Frequenz von 750 Punktionen wurde bei dem 5 Jahre liegenden Port erreicht. Auf den ersten Blick erscheint das wenig, aber unter der mittleren Liegedauer von 3 (2–21) Tagen bei insgesamt 20000 Benutzertagen ist der hohe Anteil an stationären Patienten zu erkennen, die alternativ einen konventionellen zentralvenösen Katheter bekommen hätten. Die subjektive Akzeptanz bei den von uns befragten Patienten war sehr positiv. 90 von 99 Befragten waren sehr zufrieden mit dem System, 5 waren mäßig zufrieden und nur 4 Patienten gaben ihre Unzufriedenheit zu erkennen, obwohl sie keine Alternative anzugeben wußten.

Die inzwischen von verschiedensten Autoren bestätigte Anwendungssicherheit wird besonders deutlich, wenn man zum einen die Liegezeit des Ports der des sog. Hickman-Katheters mit durchschnittlich 247 (1–1676) versus 92 (1–875) Tagen (Faktor 2,7) und zum anderen die Infektionshäufigkeit mit 30% versus 75% gegenüberstellt (Faktor 2,5). Auf 1000 Kathetertage berechnet finden sich beim Port 0,3 und für den getunnelten Zugang mit externem Katheterteil 2,2 infektiöse Komplikationen (Faktor 7,3!). Die Fakten sind klar und rechtfertigen den Einsatz des sogenannten Hickmann-Katheters nur bei der Knochenmarktransplantation wo wegen der Cyclosporingabe (getrennte Kanäle für Gabe und Spiegelkontrolle) mit dreilumigen Kathetern und der langen Zeit der Zellsubstitution und Antibiotika-/Antimykotikagabe gute Erfahrungen gemacht wurden und der Katheter vor Entlassung prophylaktisch gezogen wird.

Gerade bei den intensiven Chemotherapien der Lymphome und soliden Tumoren mit kurativem Ansatz ist die zeitgerechte Fortführung der Kurse anzustreben. Unter dem Einsatz von Wachstumsfaktoren wir die Rekonstitution der Leukozyten absehbarer, und unter der selektiven Darmdekontamination sind weniger Infektionen in den Zyklusintervallen zu beobachten, so daß zur zeitlichen Einhaltung des Chemotherapiezyklus die Vorteile eines subkutan implantierten Kathetersystems hilfreich sein können. Der Patient mit Portsystem wird zur Hydratation am Vorabend so gut wie schmerzfrei punktiert. Bei einwandfreier Zweiwegfunktion ist sogar auf die beim herkömmlichen zentralvenösen Katheter notwendige Thoraxaufnahme zur Lagekontrolle zu verzichten. Da diese radiologische Lagekontrolle oftmals im Liegen und nur in einer Ebene erfolgt, ist der diagnostische Wert hinsichtlich intrapulmonaler Infiltration in der Regel deutlich eingeschränkt. Ein weiterer Vorteil ist die Vermeidung eines Pneus, der bei perkutaner Katheteranlage und chemotherapeutisch vorbehandelten Patienten nicht zu vermeiden ist.

Wichtig ist, daß der Umgang mit dem System ein geschultes Arzt- und Pflegepersonal voraussetzt und – wie so oft in der Medizin – das System nur so gut und so lange funktioniert, wie adäquat damit umgegangen wird. In der Regel sind die in der Routine auftretenden Komplikationen bei entsprechender Information des Patienten im Bewegungsverhalten während der Infusion und dem Einsatz im Umgang mit Ports erfahrener Personen vermeidbar. Es ist eine allgemeine Erfahrung, daß bei größerer personeller Fluktuation z.T. mit Dienstärzten in der Versorgung auf den Stationen die Komplikationsrate größer ist als in einer Infusionszone, wo ein Team in der personellen Zusammensetzung konstanter ist und infolgedessen mehr Erfahrung aufbauen und wegen der besseren Überschaubarkeit eines Raumes wachsamer sein kann. Hilfreich wäre im stationären Bereich sicher die Einrichtung von speziellen Pflegeteams, wie sie auch in anderen Bereichen üblich sind.

Im ambulanten Bereich nehmen Medikamentenkombinationen und -applikationen zu, die einen sicheren und – zur Vermeidung von Thromboplebitiden – zentralen Zugang erfordern, wie z.B. kontinuierliche Chemotherapeutikagaben in Kombination mit Zytokinen. Zirkadiane Therapieschedules, die zunehmend Interesse finden, werden unter der Verwendung eines Portsystems erst möglich.

Entgegen den Befürchtungen beim Einsatz des Ports bei Patienten mit Antikörpermangelsyndrom, T-Zell-Defekt oder Dauermedikamentation von Immunsupressiva, die ärztlicherseits aufgrund theoretischer Überlegungen zu Recht bestanden, zeigt die praktische Erfahrung überraschend akzeptabel geringe Komplikationsraten, die akzeptabel sind.

Gegenüber der vorsichtigen Anfangsphase bei dem Einsatz des Ports ist die Akzeptanz des Kathetersystems bei Patient und Arzt inzwischen erstaunlich hoch. Das läßt sich auch daran ablesen, daß der Patient, wenn es wegen einer persistierenden Infektion oder eines Paravasats zu einer Portexplantation kommt und ein zuverlässiger Venenzugang weiterhin notwendig ist, einer Portneuimplantation in der Regel zustimmt, selbst wenn es das 3. oder 4. System im Verlauf einer langjährigen Krankheitsgeschichte sein sollte. Im Ausland, besonders in Frankreich, wird das Kathetersystem häufiger als bei uns eingesetzt, was die Akzeptanz dieses Katheters noch unterstreicht.

Interessant sind neue Entwicklungen von subkutan liegenden Kathetersystemen, die zur Implantation nicht unbedingt einen Chirurgen und einen Operationssaal erfordern sondern von jedem Arzt eingebracht werden können, der Zugang zu einem Bildwandler hat und sich dies zutraut. Sie sind kleiner als herkömmliche Portsysteme und werden nicht subkavikulär, sondern am Oberarm plaziert. Dieses System soll nicht das Port ersetzen, sondern könnte eine Bereicherung im Einsatz bei ambulanten Therapieformen sein. Hier sind die Erfahrungen zwar noch gering, doch die ersten Ergebnisse zeigen eine geringe thrombotische Komplikationsrate.

Literatur

Abraham JL, Mullen JL (1982) A prospective study of prolonged central venous access in leukemia. JAMA 248/21:2868–2873

Anderson AJ, Krasnow SH, Boyer MW, Cutler DJ, Jones BD, Citron ML, Ortega LG, Cohen MH (1989) Thrombosis: The major Hickman catheter complication in patients with solid tumor. Chest 95/1:71–75

Andrews JC, Walker-Andrews SC, Ensminger WD (1990) Long-term central venous access with a peripherally placed subcutaneous infusion port: initial results. Radiology 176/1:45–47

Baldwin B, Rose N, Zagoren AJ (1985) Implantable drug delivery systems for long-term vascular access: clinical evaluation. J Am Osteo Ass 85/7:438–442

Berdel WE, Schmid J, Schick HD, Fromm M, Lange J, Kovacs J, Schroeck R, Fink U, Theiss W, Siewert JR, Raststetter J (1988) Implantierbares Infusionssystem für Krebspatienten. Münch med Wschr 130/7:103–105

Bland KI, Woodcock T (1984) Totally implantable venous access system for cyclic administration of cytotoxic chemotherapy. Am J Surg 147:815–816

Bothe A, Piccione W, Ambrosino JJ, Benotti P, Lokich JJ (1984) Implantable central venous access system. Am J Surg 147:565–569

Brincker H, Saeter G (1986) Fifty-five patient years experience with a totally implanted system for intravenous chemotherapy. Cancer 57:1124–1129

Brothers TE, von Moll LK, Niederhuber JE, Roberts JA, Walker-Andrews SC, Ensminger WD (1988) Experience with subcutaneous infusion ports in three hundred patients. Surg Gyn Obst 166:295–301

Broviac JW, Cole JJ, Scribner BH (1973) A silicon rubber atrial catheter for prolonged parenteral alimentation. Surg Gyn Obst 136:602–606

Carde P, Cosset-Delaige MF, Laplanche A, Chareau I (1989) Classical external indewelling central venous catheter versus totally implanted venous access systems for chemotherapy administration: a randomised trial in 100 patienten with solid tumors. Eur J Cancer Clin Oncol 26:939–944

Champault G (1986) Totally implantable catheters for cancer chemotherapy: French experience on 325 cases. Cancer Drug Delivery 3/2:131–137

Claessen KA, de Vries JTh, Huisman SJ, Dubbelman R, Van Rheenen CMF, Can Dam FS, De Graaf PW (1990) Long-term venous access with Hickman catheter: complication and patient satisfaction. Netz J Surg 42/2:47–49

Dauplat J, Condat P, Giraud B (1985) Totally implantable venous access system in longterm chemotherapy. Int Surg 70:251–252

Defraigne JO, Closon M, Bruyninx L, Dewandre JM, Hourlay P, Meurisse M, Honore P, Bury J, Beguin Y (1989) Experience with a totally implantable catheter in adult patients: a single institution retrospective study ov 114 cases. Eur J Surg Oncol 15:61–64

Fletcher JP, Stretch JR, Little JM, McGurgan M (1985) Long–term central venous access catheters: review of 134 catheters inserted in 100 patients. Aust N Z J Surg 55:545–550

Fuchs R, Schroeder M, Rühlmann U, Westerhausen M (1986) Erfahrungen mit einem permanenten zentralvenösen Zugang bei 48 Patienten mit fortgeschrittenem Tumorleiden. Krebsmed 7:38–39

Greene FL, Moore W, Strickland G, McFarland J (1988) Comparison of a totally implantable access device for chemotherapy (Port-A-Cath) and longterm percutaneous catheterisation (Broviac). South Med J 81/5:580–583

Guenier C, Ferreira J, Pector JC (1989) rolonged venous access in cancer patients. Eur J Surg Oncol 15:553–555

Gyves JW, Ensminger WD, Niederhuber JE, Liepman M, Cozzi E, Doan K, Dakhil S, Wheeler R (1983) Totally implanted systems for intravenous chemotherapy in patients with cancer. Am J Med 73:841–845

Gyves JW, Ensminger WD, Niederhuber JE, Dent T, Walker S, Gilbertson S, Cozzi E, Saran P (1984) A totally implanted injection port system for blood sampling and chemotherapy administration. JAMA 251/19:2538–2541

Hall P, Cedermark B, Swedenborg J (1989) Implantable catheter system for long-term intravenous chemotherapy. J Surg Oncol 41:39–41

Harvey WH, Pick T, Reed K, Solenberg RI (1989) A prospective evaluation of the Port-A-Cath implantable venous access systems in chronical ill adults and children. Surg Gyn Obst 169:495–500

Howard L, Claunch Ch, McDowell R, Timchalk M (1989) Five years of experience in patients recieving home parenteral nutrition support with the implanted reservoir: a comparison with the external catheter. IPEN 13/5:478–483

Laffer U, Dürig M, Bloch HR, Zuber M, Stoll HR (1989) Implantierbare Kathetersysteme: Erfahrungen bei 205 Patienten. DMW 114/17:655–658

Lokich JJ, Bothe A, Benotti P, Moore CH (1985) Complications and management of implanted venous access catheters. J Clin Oncol 3/5:710–717

Lorenz M, Hottenrott C, Seufert RM, Kirkowa-Reimann M, Encke A (1986) Dauerhafter intravenöser oder intraarterieller Zugang mit einer subcutan liegenden implantierbaren Infusionskammer. DMW 111/20:772–779

Lorenz M, Hottenrott C, Seufert RM, Encke A (1988) Total implantierbarer dauerhafter zentralvenöser Zugang; Langzeiterfahrung mit subcutanen Infusionskammern. Langenbecks Arch Chir 373:302–309

May GS, Davis C (1988) Percutaneous catheter and totally implantable access systems. J Intrav Nurs 11/2:97–103

Niederhuber JE, Ensminger WD, Gyves JW, Liepman M, Doan K, Cozzi E (1982) Totally implanted venous and arterial access system to replace external catheters in cancer treatment. Surgery 92/4:706–712

4 Operative venöse Implantation

R. Raab

Ziel der Implantation eines venösen Portsystemes ist es, einen möglichst lange und möglichst häufig zu gebrauchenden zentralvenösen Zugang zu schaffen. Da es sich häufig um immungeschwächte Patienten handelt ist die Gefahr einer Infektion mit der sich daraus ergebenden Notwendigkeit, das System wieder zu entfernen, relativ groß. Alle Bestrebungen müssen daher auf die Vermeidung einer solchen Infektion gerichtet sein, d.h.:

- peinlichste Einhaltung der Sterilität im Operationssaal, Abdecken mit selbstklebenden Einmaltüchern, etc;
- gewebeschonendes Operieren (eine „selbstverständliche" Forderung, die aber in diesem Zusammenhang besonderer Betonung bedarf);
- perioperative Antibiotikaprophylaxe, in der Regel als Einmalgabe.

Die häufigsten Indikationen zur Portimplantation sind die systemische Chemotherapie und die längerfristige parenterale Ernährung, z.B. beim Kurzdarmsyndrom. Eine Indikation kann aber auch in jedem anderen Fall gegeben sein, wenn im Rahmen einer chronischen Krankheit ein wiederholter Zugang zum Venensystem notwendig ist, die peripheren Venen aber bereits „erschöpft" sind. Allgemeine Operabilität vorausgesetzt, ist die floride Sepsis aus chirurgischer Sicht die einzige absolute Kontraindikation. In manchen Fällen – z.B. bei Knochenmarksdepression infolge vorausgegangener Chemotherapie – kann allerdings die Wahl des Operationszeitpunktes für den Erfolg entscheidend sein (s. unten).

Wahl des Portsystems

Bei steigender Zahl der Anbieter und anhaltender Tendenz zur Differenzierung der Produktpalette besteht schon heute ein sehr reichhaltiges Angebot venös implantierbarer Portsysteme. Diese unterscheiden sich u.a. hinsichtlich des Kathetermaterials, der Art der Verbindung zwischen Portkammer und Katheter, Membrandicke und -verankerung sowie auch im Hinblick auf das für die Portkammer verwendete Material (Kunststoff, Titan, Edelstahl). Teilweise bestehen erhebliche Preisunterschiede. Nach unserer Erfahrung sind venöse Portsysteme unabhängig vom verwendeten Material sehr komplikationsarm. Da die Vorteile anderer Materialien bislang nicht erwiesen sind, genügen also für den normalen Gebrauch die meist preiswerteren Kunststoffports. Bei der Auswahl des Portsystems ist zu berücksichtigen, daß es ver-

Operative venöse Implantation

schiedene Möglichkeiten der Konnexion zwischen Portkammer und Katheter gibt:

- einteilige Systeme mit fester Verbindung zwischen Kammer und Katheter,
- zweiteilige Systeme mit integriertem Konnektor am proximalen Katheterende,
- zweiteilige Systeme mit einem Auslaßstutzen an der Portkammer, auf den das proximale Katheterende geschoben und mit einem Sicherungsring oder einer Schraube fixiert wird.

Bei den beiden ersten Systemen muß der Katheter jeweils vor dem Einführen an seinem distalen Ende auf die erforderliche Länge gekürzt werden, während dies bei dem dritten am proximalen Ende geschehen kann. Letzteres ist als Vorteil zu werten, weil die u.U. unregelmäßige distale Schnittfläche Thrombosen begünstigen kann. Zweiteilige Systeme bieten zudem den Vorteil, daß sie bei Bedarf in Seldinger-Technik eingeführt werden können (s. unten).

In der Regel genügt *ein* Standardsystem den Anforderungen. Bei kachektischen Patienten kann man auf kleinere Modelle bzw. auf die von einigen Firmen angebotenen „Kindersysteme" ausweichen. In einzelnen Fällen kann es auch notwendig sein, Doppelsysteme zu verwenden, die über zwei getrennte Portkammern und einen doppellumigen Katheter verfügen. Für Portkatheter mit einem Ventil an der Spitze gibt es im venösen Bereich keine Begründung.

Präoperative Maßnahmen

Die häufigste Indikation für venöse Portsysteme ist die Chemotherapie. Dabei sollte die Implantation – wenn möglich – relativ lange, d.h. 2 oder mehr Wochen vor Therapiebeginn erfolgen. Die Wahl des Operationszeitpunktes verlangt in jedem Fall eine enge Abstimmung mit den betreuenden Internisten bzw. Onkologen. In ungünstigen Fällen, z.B. bei Knochenmarksdepression durch schon vorausgegangene Chemotherapie, muß u.U. zunächst die Erholung der Thrombozyten- und Leukozytenzahlen abgewartet werden.

Bei der präoperativen körperlichen Untersuchung läßt sich die V. cephalica als Hauptimplantationsort nicht beurteilen. Um so mehr Beachtung gilt deshalb der V. jugularis externa, einerseits weil sie die alternative Implantationsstelle ist, andererseits weil hier eine Stauung als möglicher Hinweis auf evtl. vorausgegangene Thrombosen im Subklavia-/Jugularisbereich deutlich hervortritt. Nur in einem solchen – seltenen – Fall kann eine präoperative Röntgenkontrastdarstellung des Venensystems indiziert sein. Die Implantation erfolgt auf der „besseren" Seite, d.h. dort, wo die V. jugularis externa ggf. kräftiger ausgeprägt ist, wo bislang weniger zentralvenöse Katheter lagen bzw. wo dies länger zurückliegt und – Hauptkriterium – möglichst auf einer Seite, wo bisher nicht operiert wurde. Bietet insgesamt keine Seite einen Vorteil, so sollte bei Patienten, die das Portsystem selbst anpunktieren (z.B. bei parenteraler Ernährung zu Hause) die der bevorzugten Hand kontralaterale Seite gewählt werden, also bei Rechtshändern die linke, bei Linkshändern die rechte Seite. Dies erleichtert dem Patienten den späteren Umgang mit dem Port.

Als Prinzip gilt, daß die Seitenwahl bei Indikationsstellung erfolgt, wobei dann bis zur Operation auf dieser Seite keine zentralvenösen Katheter gelegt und nach Möglichkeit Venenpunktionen überhaupt vermieden werden.

Operationsschritte

Lagerung und Abdeckung

Der Patient liegt auf dem Rücken mit zumindest auf der Operationsseite angelagertem Arm, eine EKG-Überwachung ist wünschenswert. Zur besseren Venenfüllung kann eine leichte Kopftieflage eingestellt werden, sofern dies hinsichtlich der kardialen Situation möglich ist. Zweckmäßigerweise verwendet man im Schulter-Hals-Bereich Einmalabdecktücher mit selbstklebendem Rand. Die Abdeckung sollte so erfolgen, daß dann, wenn das Gefäß der ersten Wahl, die V. cephalica, nicht verwendbar ist, auf V. jugularis externa oder V. jugularis interna übergegangen werden kann.

Anästhesie

In der Regel ist eine Lokalanästhesie zur Portimplantation ausreichend, am besten unter sterilen Kautelen, nach Hautdesinfektion und Abdecken unmittelbar vor Operationsbeginn. In einzelnen Fällen, z.B. bei Patienten, die wegen Tumorschmerzen nicht längere Zeit ruhig liegen können oder bei sehr stark erhöhter Infektgefahr (insbesondere, wenn eine lange subkutane Tunnelierung geplant ist), besteht aber durchaus die Indikation zu einer Allgemeinnarkose.

Hautschnitt

Am günstigsten ist eine ca. 4–5 cm lange Inzision in Verlaufsrichtung des Sulcus deltoideopectoralis, d.h. direkt über dem Sulkus oder leicht nach medial versetzt (Abb. 1). Gegenüber anderen Schnittführungen hat dies den Vorteil, daß für die Porttasche in der Regel keine zusätzliche Inzision notwendig ist und daß der Schnitt problemlos nach kranial erweitert werden kann, wenn z.B. die Vene in ihrem distalen Anteil ein zu kleines Kaliber aufweist. Haut und Unterhaut werden scharf durchtrennt, nicht stumpf und nicht mit dem Diathermiemesser, um das Gewebe möglichst wenig zu traumatisieren. Ebenso sollte beim Einsetzen eines Wundspreizers darauf geachtet werden, daß die Haut nicht zu sehr gedehnt wird.

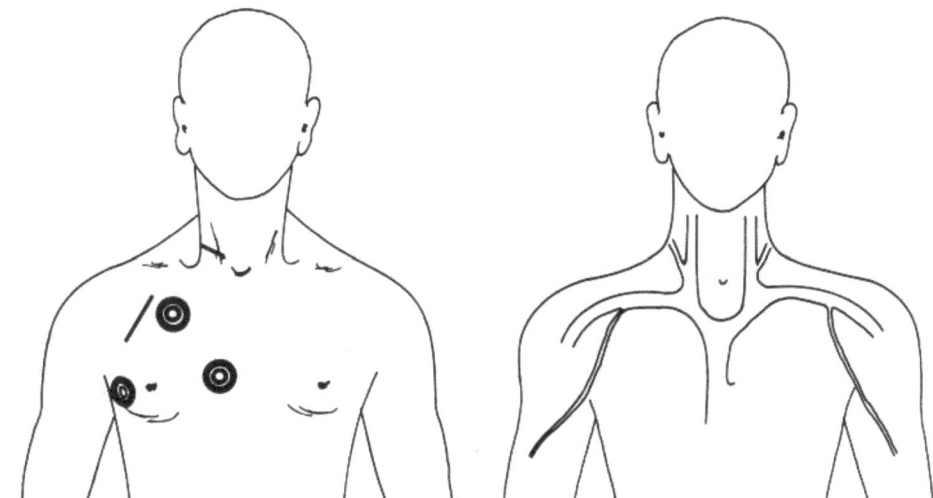

Abb. 1 *(links).* Schnittführung und Plazierungsmöglichkeiten der Portkammer bei der Implantation venöser Portsysteme

Abb. 2 *(rechts).* Schematische Darstellung des Venenverlaufes im Schulter-Hals-Bereich

Präparation der Vena cephalica

Wie zum venösen Einbringen eines Herzschrittmachers ist auch für die Portimplantation die V. cephalica dextra oder sinistra das Gefäß der Wahl (Abb. 2). Von der lateralen Bizepsfurche kommend, verläuft diese Vene im Sulkus zwischen M. deltoideus und M. pectoralis major. Infraklavikulär, wo sich der Sulcus zum Trigonum deltoideopectorale erweitert (von außen als Mohrenheim-Grube zu sehen und zu tasten) tritt sie in der Tiefe durch die Fascia clavipectoralis und mündet in V. axillaris bzw. V. subclavia (Abb. 3). Unter normalen Umständen ist der Sulkus am unterschiedlichen Faserverlauf von

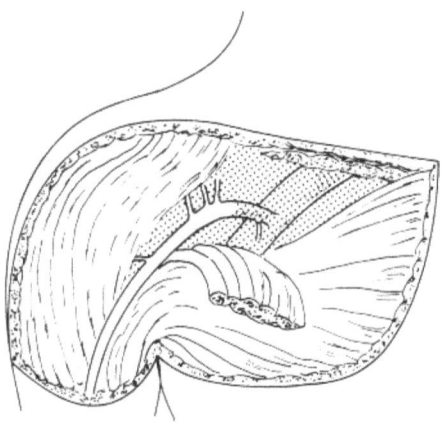

Abb. 3. Verlauf der V. cephalica im Schulterbereich mit Einmündung in die V. axillaris (M. pectoralis zur besseren Darstellung partiell abgelöst, F. clavipectoralis *gepunktet*)

M. deltoideus und M. pectoralis major relativ gut zu erkennen, er ist bis zu einem halben Zentimeter breit und enthält oft etwas Fett. Läßt sich der Sulkus – in Ausnahmefällen – nicht eindeutig darstellen, ist die Entscheidung für einen anderen Zugangsweg (s. unten) besser als ein gewebetraumatisierendes „Suchen" im Muskel.

Nach Eingehen in den Sulkus und ggf. leichtem Auseinanderdrängen der Muskeln wird die V. cephalica über ca. 3 cm freipräpariert. Dabei können seitlich einmündende Äste (meist von lateral) durchtrennt und ligiert werden. Mit resorbierbarem Nahtmaterial (4–0) wird die V. cephalica nach distal ligiert und nach proximal angezügelt. Auch der zur Ligatur verwendete Faden wird zunächst lang gelassen, um die Vene bei der Kathetereinführung durch Zug an diesem Faden straffen zu können. Sowohl bei der Ligatur als auch beim Anzügeln ist speziell darauf zu achten, daß es nicht zu einem Verdrehen der Vene mit nachfolgenden Problemen bei der Einführung des Katheters kommt.

Vorbereitung des Portsystems und Einführen des Katheters

Erst nach der Präparation der Vene wird das Portsystem aus der sterilen Verpackung entnommen und vorbereitet. Bei zweiteiligen Systemen ohne integrierten Konnektor bleibt der Katheter zunächst ungekürzt, er wird mit seinem proximalen Ende über eine Knopfkanüle gestülpt und mit Heparin-Kochsalzlösung (100 E/ml) durchgespült. Systeme mit integriertem Konnektor und solche, bei denen Katheter und Kammer fest miteinander verbunden sind, werden mit Hilfe einer speziellen, möglichst nicht-stanzenden Kanüle orthograd mit Heparin-Kochsalz-Lösung durchgespült bzw. gefüllt, wobei in der Portkammer keine Luftblase zurückbleiben sollte. Bei diesen Systemen ist es empfehlenswert, den Katheter nach Abschätzen der benötigten Länge (durch Auflegen auf die Thoraxwand) am distalen Ende zu kürzen, da anderenfalls im Subkutangewebe Schleifen gebildet werden müssen, mit der Gefahr des Abknickens und bei Fehlpunktion auch der Katheterverletzung. Um eine möglichst glatte Schnittfläche zu erzielen, wird der Katheter nicht mit der Schere, sondern mit einem scharfen (d.h. unbenutzten) Skalpell unter leichten Zug auf einer harten Unterlage durchtrennt.

Über eine quere Venotomie proximal der Ligatur wird der vorbereitete Katheter in das Gefäß eingeführt (Abb. 4 und 5). Die korrekte Lage der Katheterspitze in der oberen Hohlvene muß durch intraoperative Bildwandlerkontrolle überprüft werden. Falls erforderlich, erfolgt eine entsprechende Korrektur unter Durchleuchtung. Erst danach wird der Katheter durch Knoten des 2. Fadens fest eingebunden.

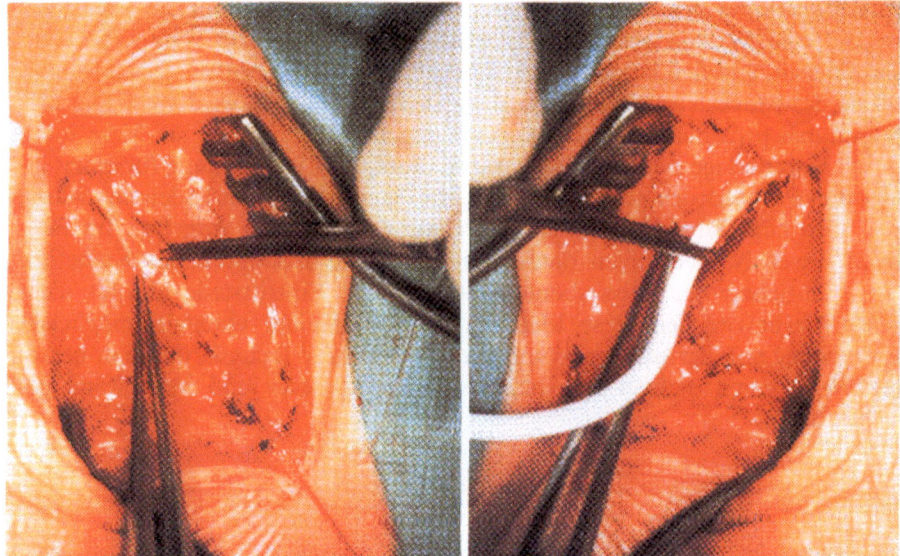

Abb. 4 *(links)*. V. cephalica angeschlungen und eröffnet
Abb. 5 *(rechts)*. Einführen des Katheter in die V. cephalica

Alternative Zugangswege

Nicht immer ist der Standardzugang über die V. cephalica möglich. Die Vene kann völlig fehlen oder obliteriert sein (in unserem Krankengut in ca. 10% der Fälle) und es gibt Patienten, bei denen aus unterschiedlichen Gründen ein Vorschieben des Katheters bis in die V. cava superior nicht gelingt. In solchen Fällen kann – die Verwendung eines zweiteiligen Systems vorausgesetzt – alternativ zunächst versucht werden, mit Hilfe entsprechender Einführungsbestecke in Seldinger-Technik die V. subclavia von der Wunde aus zu punktieren und den Katheter auf diesem Weg direkt einzubringen. Auch mit dieser Methode hat man jedoch nicht immer Erfolgt zudem birgt sie das Risiko eines Pneumothorax und/oder einer Blutung und ist damit bei erhöht blutungsgefährdeten Patienten kontraindiziert. Dann muß auf die V. jugularis externa bzw., wenn auch das nicht möglich ist, auf die V. jugularis interna ausgewichen werden.

Die V. jugularis externa läßt sich über eine quer zu ihrem Verlauf gerichtete 2–3 cm lange Inzision seitlich am Hals (1–2 Querfinger oberhalb der Klavikula) darstellen. Das Einführen des Katheters, der zuvor über einen subkutanen Tunnel von der ersten Inzision aus durchgezogen wird, erfolgt wie bei der V. cephalica nach distaler Ligatur und proximalem Anschlingen (Cave: Abknicken des Katheters in seinem haarnadelförmigen Verlauf vor dem Eintritt in das Gefäß).

Zur Präparation der V. jugularis interna wird der Hautschnitt am Hals nach ventral zum M. sternocleidomastoideus hin verlängert. Die Vene kann dann sowohl zwischen den beiden Muskelbäuchen als auch – besser – nach Mobilisation des Muskels von dorsal her dargestellt werden. Sie wird vorsichtig umfahren und proximal und distal angeschlungen. Vor Eröfnung der Vene sollte durch Kopftieflage oder, bei Vollnarkose durch PEEP-Beatmung für einen intravasalen Überdruck gesorgt werden. Mit einem monofilen Faden der Stärke 6–0 wird eine Tabaksbeutelnaht (Durchmeser 0,5–1 cm) vorgelegt. Im Zentrum dieser Naht erfolgen dann Venotomie und Einführen des Katheters. Nach Zuziehen der Tabaksbeutelnaht muß die Eintrittstelle absolut dicht sein. Wir bevorzugen diese Methode gegenüber einer ebenfalls möglichen Einführung von der offenen Wunde aus in Seldinger-Technik, da sie in besserer Weise einen dichten Abschluß zwischen Katheter und Venenwand gewährleistet.

Porttasche

Für die Portkammer wird im allgemeinen eine subkutane Tasche medial des Sulcus deltoideopectoralis gebildet, wo sie mit nicht resorbierbarem Nahtmaterial in der Unterlage, d.h. der Pektoralisfaszie, fixiert wird. Bei sehr mageren bzw. kachektischen Patienten empfiehlt es sich, die Portkammer unter die Faszie oder unter den Muskel, d.h. direkt auf die Thoraxwand zu legen, denn in diesen Fällen kann die subkutane Lage leicht zu Drucknekrosen der Haut führen. Für Patienten, die sich selbst Infusionsnadeln legen, wird durch eine weiter kaudal und evtl. auch weiter medial gelegene Portkammer die Handhabung erleichtert (s. Abb. 1). Im Gegensatz zur normalen Plazierung erfordert dies aber einen zusätzlichen Hautschnitt mit Tunnelierung des Katheters. Manche Patientinnen empfinden die Position der Kammer an der ventralen Thoraxwand kosmetisch als sehr störend. Unter Inkaufnahme einer etwas schlechteren späteren Handhabung kann in diesen Fällen eine mehr laterale Anlage gewählt werden.

Wundverschluß

Nach Fixieren der Portkammer wird die Wunde ausgiebig gespült. Im allgemeinen läßt sich völlige Bluttrockenheit erreichen, so daß keine Wunddrainage erforderlich ist. Die Porttasche kann – insbesondere bei adipösen Patienten – durch adaptierende Nähte verschlossen werden. Nach der Hautnaht erfolgt eine abschließende Funktionskontrolle des Portsystems durch Anspritzen mit Heparin-Kochsalz-Lösung. Zur Dokumentation der korrekten Katheterlage sollte postoperativ eine Thoraxröntgenaufnahme angefertigt werden.

Entfernen eines Portsystems

Die Indikation zum Entfernen eines venösen Portsystems ist gegeben:
- bei offensichtlicher oder vermuteter Infektion,
- bei einer Thrombose der V. subclavia (bzw. V. jugularis) und/oder der V. cava,
- wenn das System nicht mehr funktionsfähig ist und über dieselbe oder die kontralaterale Seite ein neues System implantiert werden soll.

Hingegen besteht in der Regel keine Notwendigkeit, ein nicht mehr benötigtes Portsystem zu explantieren. Dies ist auch dann nicht zwingend, wenn das System nicht mehr funktionsfähig ist, aber weder eine Infektion noch eine Venenthrombose besteht. Zum Teil wird von einer Liegedauer des Systems über mehr als 5 Jahre abgeraten, weil nach dieser Zeit die Silikonelastizität abnehmen kann.

Die Inzision erfolgt im Bereich der alten Narbe. Der Katheter sollte möglichst bis zu seiner Eintrittsstelle in das Gefäß verfolgt werden. Diese wird nach dem Herausziehen des Katheters umstochen, sie eignet sich nicht gut zur Einführung eines neuen Katheters. Auch vom Wechsel des Katheters über einen Führungsdraht ist abzuraten; bei Vorliegen einer Infektion oder einer Thrombose ist diese Maßnahme streng kontraindiziert. Bei einem Wechsel wird das neue Portsystem besser über die kontralaterale Seite eingebracht. Dies muß bei einer Infektion zweizeitig geschehen, d.h. erst wenn die Infektion beherrscht ist bzw. mit einer Mindestlatenzzeit von einem Tag. In allen übrigen Fällen kann synchron vorgegangen werden, wobei man aber auch im Rahmen einer solchen „synchronen" Operation zunächst das alte System entfernt, bevor man das neue implantiert. Ein Wechsel der Portkammer allein ist nur indiziert, wenn das aufgetretene Problem sicher auf die Portkammer beschränkt ist und eine Infektion ausgeschlossen werden kann.

Literatur

Brincker H, Saeter G (1986) Fifty-five patient years' experience with a totally implanted system for intravenous chemotherapy. Cancer 57:1124–1129

Bland KI, Woodcock T (1984) Totally implantable venous access system for cyclic administration of cytotoxic chemotherapy. Am J Surg 147:815–816

Brothers TE, von Moll LK, Niederhuber JE, Roberts JA, Walker-Andrews S, Ensminger WD (1988) Experience with subcutaneous infusion ports in three hundred patients. Surg Gynecol Obstet 166:295–301

Fuchs R, Leimer L, Koch G, Westerhausen M (1987) Klinische Erfahrungen mit bakteriell kontaminierten Port-Systemen bei Tumorpatienten. Dtsch Med Wochenschr 112:1615–1618

Gyves JW, Ensminger WD, Niederhuber JE et al. (1984) A totally implanted injection port system for blood sampling and chemotherapy administration. JAMA 251:2538–2541

5 Perkutane venöse Implantation

G. Rauthe

In der Therapie chronischer Erkrankungen sind in einigen Teilgebieten der Medizin erhebliche Fortschritte gemacht worden. Sie verlangt jedoch oft eine systemische – häufig intravenöse – Applikation von Medikamenten, Flüssigkeiten sowie Blutkomponenten, wobei zusätzliche Blutentnahmen zur Therapiekontrolle notwendig sind. Die wiederholten Venenpunktionen und die teilweise das Endothel irritierenden Substanzen führen aber zur Rarefizierung der oberflächlichen peripheren Venen. Dadurch entstehen schließlich für Arzt und Patient erhebliche Schwierigkeiten, die die Fortführung der Behandlung bedrohen können.

Die vollständig implantierbaren zentralvenösen Portkathetereinheiten bieten für dieses Problem einen einfachen, sicheren und den Patienten in seiner Lebensqualität wenig beeinträchtigenden Ausweg. Ältere Systeme mit ihren teilweise gravierenden Nachteilen sind dadurch weitgehend abgelöst worden. Schon bei der Therapieplanung sollte der Einsatz eines Ports bedacht werden, um dessen Vorteile besser zu nutzen.

Die Technik der Portimplantation ist einfach. Der Eingriff kann, besonders bei Erwachsenen, in Lokalanästhesie und ggf. ambulant vorgenommen werden.

Die präoperative Diagnostik sollte das kleine Blutbild und die Gerinnungsfaktoren umfassen, ggf. erfolgen Korrekturen. Nach Literaturangaben stellen jedoch auch Thrombozytopenien von $50\,000/mm^2$ und Granulozytenwerte von $100/mm^2$ und weniger keine Kontraindikationen für eine Implantation dar (Gyves et al. 1984). Eine mit staphylokokkenwirksamen Präparaten durchgeführte perioperative Prophylaxe kann möglicherweise Frühinfektionen während des Eingriffes verhindern (Peters et al. 1981; Peters 1988).

In der Regel enden die Portkatheter unmittelbar vor der Mündung der V. cava superior in den rechten Vorhof. Für diese Plazierung gibt es mehrere Wege. Der wohl am häufigsten beschrittene ist der über die V. subclavia direkt oder indirekt in die V. cephalica. Während die V. subclavia – wegen ihres günstigeren Verlaufes meistens die rechte – perkutan punktiert werden kann, muß die V. cephalica zuerst operativ freigelegt werden. Der Vorteil bei der Punktion der V. subclavia ist in der Verkürzung des Eingriffes zu sehen, Nachteile in den möglichen Komplikationen, wie besonders der Verletzung der Pleura (Pneumothorax) oder der Gefäße (Wile 1986). Die Präparation der V. cephalica ist dagegen wohl mit weniger Komplikationen behaftet, jedoch kann dieses Gefäß bei adipösen Patienten schwierig aufzufinden oder obliteriert sein, oder sein ungünstiger Einmündungswinkel in die v. subclavia verhindert das Vorschieben des Katheters in die großen Venen (Cohen u. Wood 1982). Eine allgemeingültige Empfehlung für eine Vorgehensweise ist nicht möglich und unterliegt wohl auch subjektiven Gesichtspunkten des jeweiligen Operateurs.

Seltener wird der Katheter über V. jugularis interna bzw. externa oder V. axillaris eingeführt. Bei Kindern scheint die V. facialis Vorteile zu bieten (McGovern et al. 1985; Ross et al. 1988). Der Zugang über andere Venen gehört zu Ausnahmen, die durch besondere Situationen bedingt sind (Brothers et al. 1988).

Zur Lokalisation der Portkammer ist folgendes zu beachten: Der Port sitzt auf dem M. pectoralis major, wobei der darunterliegende knöcherne Thorax bei der Punktion als Widerlager dient. Er sollte in einem Gebiet mit intakter Haut, ohne Bestrahlungsfolgen, Narben, Ödem oder Tumorinfiltrate liegen. Bei einer geplanten Bestrahlung darf sich der Port nicht im voraussichtlichen Strahlengang befinden. Im Fall einer mehr lateralen Implantation kann der besonders bei mageren Patienten prominente Port durch die Kleidung und bei Frauen durch den Mammaansatz besser kaschiert werden. Dagegen ist hier die mechanische Beanspruchung des Systems bei Armbewegungen stärker, was spätere „Katheterkomplikationen" besonders begünstigen kann. Bei der mehr sternumnahen Plazierung bewirkt die größere Nähe zu den Rippen eine bessere Stabilität, und da der Port hier auch dichter unter der Hautoberfläche liegt, ist bei adipösen Patienten die Punktion erleichtert. Auf die Lage der Portkammer sollte beim präoperativen Aufklärungsgespräch mit dem Patienten unbedingt eingegangen werden.

Wählt man den Weg über die V. subclavia, wird nach sorgfältiger Desinfektion und Abdecken des Operationsgebietes nach Lokalanästhesie und einer Stichinzision die V. subclavia zunächst mit einer dünnen Nadel punktiert. Durch die Engstelle zwischen Klavikula und 1. Rippe in der Nähe des Sternoklavikulargelenkes kann der Portkatheter gequetscht werden (Noyen et al. 1987). Um einer dadurch hervorgerufenen Materialermüdung mit nachfolgendem Katheterbruch vorzubeugen, wird die Punktion lateral der Medioklavikularlinie propagiert (Aitken u. Minton 1984). Der Patient sollte sich dabei nach Möglichkeit in leichter Kopftieflage befinden.

Kann man bei dem gewählten Portmodell den Katheter von seiner dazugehörigen Kammer trennen, gibt es für das weitere Vorgehen 2 Möglichkeiten.

1. Unter Bildwandlerkontrolle wird durch die liegende Kanüle ein Seldinger-Draht in die V. cava plaziert. Nach Entfernung der Kanüle wird über den Führungsdraht ein Dilatator geschoben, durch den man – nach Entfernung des Drahtes – dann den Portkatheter in die obere Hohlvene einlegt. Die Verwendung des Dilatators ist besonders bei den – im Vergleich zu Polyurethankathetern – weicheren Silikonkathetern unabdingbar.
2. Nach Entfernen der Punktionskanüle wird eine größerlumige Kanüle – man kann auch spaltbare Kanülen verwenden – in die V. subclavia plaziert. Die Richtung der vorangegangenen Probepunktion soll dabei einge-

halten werden. Nach Vorschieben des Katheters durch die Kanüle in die V. cava unter Bildwandlerkontrolle wird die Kanüle über den Katheter her ausgezogen.

Der Katheter soll vor dem Einführen in das Gefäßsystem mit heparinisierter Kochsalzlösung (100 IE Heparing/1 ml 0,9% NaCl) gefüllt sein. Ist der Katheterverlauf bei der Durchleuchtung nur schlecht zu erkennen, ist die Injektion von Röntgenkontrastmittel hilfreich.

Nach der sicheren Plazierung des Katheters wird dieser mit einer Klemme verschlossen und anschließend nach Lokalanästhesie ein 4–5 cm langer Schnitt kaudal der kutanen Katheterdurchtrittstelle parallel zum Klavikulaverlauf gelegt. Es wird bis zur Muskelfaszie präpariert und zwischen Faszie und subkutanem Fett stumpf eine Tasche zur Aufnahme der Portkammer angelegt, die sich etwa in der Höhe der 3.–4. Rippe befinden sollte. Durch einen subkutanen Tunnel wird der Katheter in die Porttasche gezogen und unter Bildwandlerkontrolle auf die richtige Länge gekürzt, so daß er sich vor dem rechten Vorhof in der V. cava superior befindet. Danach wird die Verbindung zwischen Katheter und dem mit heparinisierter Kochsalzlösung entlüfteten Port mit äußerster Sorgfalt hergestellt und durch Zug am Katheter überprüft. Anschließend wird die Portkammer so in der Tasche versenkt, daß die spätere Narbe nicht über der Portmembran zu liegen kommt. Knickbildungen im Katheterverlauf sind unbedingt zu vermeiden. Mindestens 3 Nähte aus nichtresorbierbarem Material sollen die Kammer auf der Muskelfaszie fixieren, um ein Verdrehen oder Abrutschen des Ports zu verhindern. Eine dünnlumige Drainage ist für 1–2 Tage anzuraten. Nach sehr sorgfältiger Blutstillung wird dann die Wunde durch Subkutan- und Hautnaht verschlossen.

Wählt man die V. jugularis als Eintrittspforte für den Katheter, muß ein längerer subkutaner Tunnel stumpf von der supraklavikulär gelegenen Einstichstelle bis zur Porttasche geschaffen werden. Besonders bei diesem Vorgehen ist auf einen spannungsfreien Katheterverlauf zu achten, der Bewegungen ermöglicht.

Bei Ports mit fester, nicht lösbarer Kammer-Katheter-Verbindung ist die Gefahr einer späteren Diskonnektion mit ihren fatalen Folgen nicht gegeben. Allerdings sind auch eine Kürzung des Katheters unter Bildwandlerkontrolle und die exakte Plazierung der Katheterspitze nicht möglich. Bei der Entscheidung für ein solches System muß das Vorgehen variiert werden:

Wenn man nicht den „offenen Zugang" mit Freilegung der V. cephalica wählt, wird zunächst wieder die V. subclavia punktiert. Danach wird die Porttasche wie oben beschrieben gebildet und von dort der Katheter durch einen subkutanen Tunnel zur Punktionsstelle geleitet. Der nach Abschätzung bereits auf seine endgültige Länge gekürzte Katheter wird in die V. subclavia vorgeschoben und die Kanüle beim Herausziehen zerteilt. Das weitere Vorgehen entspricht dem oben Geschilderten.

Die perkutane Punktion des Ports, der röntgenologische Nachweis des ungehinderten Abflusses durch Injektion von Röntgenkontrastmittel und das Setzen eines „Heparinblocks" mit 3 ml heparinisierter Kochsalzlösung

(100 IE Heparin/1 ml 0,9% NaCl) nach Spülen des Systems mit 10 ml Kochsalzlösung beenden den Eingriff.

24 h nach dem Eingriff ist der Ausschluß eines Pneumothorax auch bei fehlender Symptomatik röntgenologisch empfehlenswert.

Obwohl prinzipiell die sofortige Benutzung des Ports möglich ist, scheint ein etwa einwöchiges Abwarten der Wundheilung sinnvoll zu sein (Lorenz et al. 1986).

Literatur

Aitken DA, Minton JP (1984) The „pinch-off-sign" – A warning of inpending problems with permanent subclavian catheters. Am J Surg 148:633–636

Brothers TE, von Moll LK, Niederhuber JE, Roberts JA, Walker–Andrews S, Ensminger WD (1988) Experience with subcutaneous infusion ports in three hundred patients. Surg Gynecol Obstet 166:295–301

Cohen AM, Wood WC (1982) Ion von technique for placement of long term central venous silicone catheters. Surg Gynecol Obstet 154:721–724

Gyves J, Ensminger WD, Niederhuber JE et al. (1982) Totally implanted system for intravenous chemotherapy in patients for cancer. Am J Med 73:841–845

Gyves JW, Ensminger WD, Niederhuber JE et al. (1984) A totally implanted injection port system for blood sampling and chemotherapy administration. JAMA 251:2538–2541

Lorenz M, Hottenrott C, Seufert RM, Kirkowa-Reimann M, Encke A (1986) Dauerhafter intravenöser oder intraarterieller Zugang mit einer subkutan liegenden implantierbaren Infusionskammer. Dtsch Med Wochenschr 111:772–779

Niederhuber JE, Ensminger W, Gyves JW, Liepman M, Doan K, Cozzi E (1982) Totally implanted venous and arterial access system to replace external catheters in cancer treatment. Surgery 92:706–712

McGovern B, Solenberger R, Reed K (1985) A totally implantable venous access system for long-term chemotherapy in children. J Pediatr Surg 20:725–727

Noyen J, Hoorntje J, de Langen Z, Leemslang JW, Sleijfer D (1987) Spontaeous fracture of the catheter of a totally implantable venous access port: case report of a rare complication. J Clin Oncol 5:1295–1299

Peters G (1988) „Plastikinfektionen" durch Staphylokokken. Dtsch Ärztebl 85:B234–B239

Peters G, Pellverer G. Locci R (1981) Bakteriell infizierte Venenkatheter. Dtsch Med Wochenschr 106:822–823

Ross MD, Haase GM, Poole MA, Burrington JD, Odom LF (1988) Comparison of totally implanted reservoirs with external catheters as venosu access devices in pediatric oncologic patients. Surg Gynecol Obstet 167:141–144

Wile AG (1986) Technique for placement of an implantable venous access system. Am J Surg 152:543–544

6 Arterielle Chemotherapie von Lebermetastasen kolorektaler Karzinome

E. Schmoll

Lebermetastasen sind die Hauptursache für Morbidität und Mortalität bei Patienten mit gastrointestinalen Karzinomen. 50–75% der Patienten mit fortgeschrittenem kolorektalem Karzinom entwickeln Lebermetasen. Die arterielle Therapie der Leber hebt die relative Zytostatikakonzentration in den Tumorzellen gegenüber Normalzellen an, da Lebermetastasen überwiegend arteriell von der Leberarterie versorgt werden, während Hepatozyten über die V. portae versorgt werden. Außerdem ist die Leber in der Lage, verschiedene Zytostatika zu metabolisieren, so daß relativ hohe Dosen ohne Gefahr für den Körper verabreicht werden können. In erster Linie war Fluorodesoxyuridin (FUDR) interessant, da es zu 94–99% im sog. „first pass" extrahiert wird, während 5-Fluorouracil zu 19–55% detoxifiziert wird. Die hohe Extraktionsrate von FUDR war das ausschlaggebende Argument dafür, es in der arteriellen Therapie einzusetzen. Anfang der 70er Jahre wurden die ersten klinischen Studien mit regionaler Chemotherapie via perkutan plaziertem Katheter und extern angeschlossener Pumpe durchgeführt. Die mittlere Ansprechrate lag bei 51%. Die Therapie war aber aus verschiedenen Gründen für Ärzte und Patienten nicht durchsetzbar: Die Patienten waren immobilisiert und hospitalisiert. Bei häufig wiederholter Kathetereinlage traten arterielle Thrombosen, instabile Katheterlage sowie lokale Blutungen auf. Die Entwicklung von Port- und Pumpensystemen setzte eine Reihe klinischer Untersuchungen mit arterieller Therapie in Gang.

Die ersten Studien mit implantierbarer Pumpe und kontinuierlicher FUDR-Therapie von Lebermetastasen kolorektaler Karzinome zeigten hohe Responseraten. Die mediane Response in einer Zusammenstellung von 10 nicht randomisierten Studien mit einer Gesamtzahl von 437 Patienten liegt bei 48% und einem medianen Überleben von 17 Monaten, ca. 50% der Patienten hatten eine vorausgegangene systemische Chemotherapie (Tabelle 1).

Die Monoaktivität von 5-FU ist vergleichbar mit einer medianen Responserate von 57% und einem Überleben von 14 Monaten (5 Studien, Tabelle 2).

Randomisierte Studien mit FUDR i.a. versus FUDR i.v.

Um den Stellenwert der regionalen Therapie in der Behandlung von Patienten mit Lebermetastasen zu etablieren, wurden randomisierte Studien initiiert. Eine grundlegende und große Patientenzahlen einschließende Studie wurde von Kemeny et al. am Memorial Sloan Kettering Cancer Center (MSK

Tabelle 1. FUDR-Monoaktivität regional (nicht randomisierte Studien)

	Patienten (n)	Vorbehandelte Patienten (%)	Response	CEA-Abfall (%)	Überlebenszeit (Monate)
Weiss et al. (1983)	17	85	29	57	31
Cohen et al. (1983)	50	36	51	–	–
Niederhuber et al. (1984)	70	45	83	91	25
Kemeny et al. (1987)	41	43	42	51	12
Johnson u. Rivkin (1985)	40	–	47	–	12
Schwartz et al. (1983)	23	–	15	75	18
Shepard et al. (1985)	53	42	32	–	17
Balch u. Krigt (1986)	50	40	–	83	26
Quagliuolo et al. (1987)	60	–	26	–	17
Rougier et al. (1990)	16	–	53	–	15
Chang et al. (1987)	32	–	62	–	15

Tabelle 2. 5-FU-Monoaktivität in nichtrandomisierten Studien

	Patienten (n)	Response (%)	Überlebenszeit (Monate)
Grage et al. (1987)	31	34	13
Berger	30	57	–
Denck (1984)	50	58	14
Schlag et al. (1988)	37	72	14
Rougier et al. (1990)	43	56	14

CC) durchgeführt. In einer prospektiv randomisierten Studie verglichen die Autoren FUDR bei gleicher Verabreichungsweise (14 Tage kontinuierliche Infusion in einer implantierbaren Pumpe) in einer intraarteriell (HAI) und einer intravenös behandelten Gruppe. Entsprechend dem unterschiedlichen Applikationsweg war auch die Dosis adaptiert, in der intraarteriellen Gruppe 0,3 mg/kg/Tag und in der systemisch behandelten Gruppe 0,125 mg/kg/Tag. Alle Patienten wurden explorativ laparotomiert und nur im Rahmen der Studie behandelt, wenn extrahepatische Metastasen ausgeschlossen worden waren bzw. nichtresektable Lebermetastasen vorlagen. Vor der Randomisierung fand noch eine Stratifikation nach Leberbefall und LDH-Wert statt. 163 Patienten wurden randomisiert, von denen aber aus den erwähnten Gründen nur 99 behandelt wurden. Von den 45 evaluierbaren Patienten in der intraarteriell behandelten Gruppe (HAI) fand sich in 2 Fällen eine komplette und in 23 Fällen eine partielle Response, was einer objektiven Responserate von 53% entspricht. In der systemisch behandelten Gruppe fand sich bei 10 von 48 evaluierbaren Patienten eine partielle Remission (21%), so daß die Remissionsrate statistisch signifikant ist (p = 0,001). Da diese Studie im Crossover-Design angelegt ist, ist die Zahl der unter systemischer Therapie progredienten Patienten interessant, die eine regionale Therapie erhielten: Von den 45 Patienten waren es 31 (60%), die verbleibenden 14 Patienten (40%) hatten bei intraarteriell implantiertem Portsystem keine ausreichende Katheterfunktion. Von den 31 Patienten wiesen 52% eine partielle Remission und 60% einen Abfall des CEA-Wertes auf. Wie zu erwarten, unterscheidet sich bei beiden Behandlungsarten die Toxizität. In der HAIGruppe dominieren in 42% der Leberenzymanstieg als Ausdruck der lokalen Nebenwirkung wie auch die Entwicklung einer sklerosierenden Cholangitis bei 4 Patienten (8%). Eine weitere häufige Nebenwirkung waren Gastritis und Magenulkus in 25%. Unter der systemischen FUDR-Therapie hatten 70% der Patienten eine Diarrhöe, wobei bei 9% eine intravenöse Hydratation notwendig wurde. Immerhin hatten 25% der Patienten auch in dieser Behandlungsmodalität einen Leberenzymanstieg zu verzeichnen, 8% entwickelten Symptome einer Gastritis oder eines Ulkus.

Das mediane Überleben ist mit 17 Monaten in der HAI-Gruppe und 12 Monaten in der systemischen (p = 0,424) nicht signifikant unterschiedlich, aber die Interpretation dieser Daten ist schwierig, wenn 60% der Patienten aus der systemischen in die regionale Gruppe gewechselt sind, nachdem sie nicht mehr von der systemischen Therapie profitierten. Vergleicht man das Überleben der Crossover-Gruppe mit 18 Monaten gegenüber 8 Monaten bei Patienten, die wegen fehlender Katheterfunktion nicht anschließend regional behandelt werden konnten, wird der Unterschied signifikant (p = 0,04). Die Charakteristika in beiden Behandlungsarten waren ausgeglichen.

Eine ähnlich randomisierte Studie der Northern California Cooperative Cancer Group (NCOG) verabfolgte FUDR intraarteriell und systemisch, aber in reduzierten Dosen; 0,02 mg/kg/Tag in der HAI-Gruppe und 0,075 mg/kg/Tag in der systemischen. Im Unterschied zur Studie des MSKCC wurden die Patienten der systemischen Gruppe nicht explorativ laparotomiert, und in der HAI-Gruppe wurden auch Patienten mit extrahepatischem Tumor therapiert und in die Überlebenszeitberechnung aufgenommen. Analog zur geringer verabreichten Dosis ergeben sich niedrigere Remissionszahlen mit 37% in der HAI- und 10% in der systemischen Gruppe (p = 0,002), aber dennoch irreversible Toxizität im biliären Trakt mit 22% (zusätzlich 4% reversibel). Diarrhöe Grad 2 und größer findet sich in der systemischen Gruppe nur in 40%. Seitens des Protokolls war kein Crossover nach Versagen der systemischen Therapie vorgesehen, so daß das mediane Überleben mit 17 Monaten in der HAI- und 16 Monaten in der systemischen Gruppe verwundert. Die unter intravenöser Therapie progredienten Patienten erhielten in 43% eine HAI-Therapie. Für diese betrug das mediane Überleben 22 Monate versus 12 Monate der verbleibenden 57%, es erreicht somit wieder Signifikanz. In der medianen progressionsfreien Zeit findet sich eine Verlängerung um Faktor 2 mit 396 Tagen in der HAI-Gruppe versus 201 Tagen unter systemischer Therapie (p = 0,009).

Eine Studie des National Cancer Instituts (NCI) verfolgte einen vergleichbaren Weg und randomisierte 64 Patienten in einer FUDR-HAI- und einer FUDR-systemischen Gruppe. Die regionale Therapie erhielten aber nur 21 und die systemische Behandlung 29 Patienten. Von den 21 Patienten hatten 8 (33%) positive hepatische Lymphknoten. Die Responseraten waren signifikant für HAI mit 62% versus 17% (p = 0,003). Die Toxizität war ähnlich wie in der MSKCC-Studie: Chemische Hepatitis in 79%, sklerosierende Cholangitis in 21%, Gastritis in 21% und Ulkus in 17% der Fälle. Unter der systemischen Therapie war einzig die Diarrhöe WHO-Grad 2 und 59% der Fälle erwähnenswert. In der systemischen Gruppe wurden 10% der Patienten nicht behandelt und hatten ein medianes Überleben von 12 Monaten. In der Subgruppe mit negativen hepatischen Lymphknoten fand sich ein signifikantes Zweijahresüberleben von 47% in der HAI versus 13% in der systemisch behandelten Gruppe (p = 0,03).

FUDR i.a. versus 5-FU i.v.

In einer randomisierten Studie der Mayo-Klinik werden bei 69 Patienten arterielle FUDR-Gabe mit 0,3 mg/kg/Tag mit der systemischen Bolusgabe von 5-FU 500 mg/m2 IV × 5 Tage verglichen. Die Responserate betrug 48% in der HAI- und 21% in der systemisch behandelten Gruppe (p = 0,01). Das mediane progressionsfreie Intervall ist mit 14 gegenüber 7 Monaten doppelt so lang (p = 0,001). Es wurde kein Crossover vorgenommen, nur symptomatische Patienten wurden aufgenommen. Das mediane Überleben liegt bei diesem Kollektiv mit klinisch schlechter Prognose bei 13 versus 10,5 Monaten für die HAI- und die systemische Gruppe (p = 44). Dabei ist anzumerken, daß 5 von den 33 Patienten (15%) der HAI-Gruppe niemals Therapie erhielten, 7 (21%) eine extrahepatische Metastasierung, 3 (9%) eine Thrombose der A. hepatica und 2 (6%) eine Fehlfunktion der Pumpe hatten. Alle diese Patienten wurden in die Überlebensberechnung eingeschlossen. Zugleich berichten die Autoren daß das Überleben der Patienten mit extrahepatischer Tumormasse signifikant kürzer ist als das der Patienten ohne extrahepatische Tumormasse (p = 0,04).

Alternative symptomatische Behandlung

In der Untersuchung einer multizentrischen französischen Studie wurden 163 evaluierbare Patienten zu 81 Patienten in konventionelle FUDR-i.a.-Therapie 0,3 mg/kg/Tag versus 41 Patienten zur 5-FU-i.v.-Therapie 500 mg/m^2 × 5 Tage und 41 Patienten mit alleiniger symptomatischer Therapie randomisiert. Die Responserate war vergleichbar mit der der Mayo-Klinik-Studie, ebenso das mediane Überleben mit 14 versus 10 Monaten (Zweijahresüberleben 22% versus 10%, p = 0,02).

Bewertung der randomisierten Studien

In allen 5 randomisierten Studien zeigt sich eine signifikant höhere Responserate unter der intrahepatischen Infusion gegenüber der systemischen Therapie von Lebermetastasen kolorektaler Karzinome. Aufgrund des guten Ansprechens unter intrahepatischer Infusion gab es in zwei Studien ein Crossover für Patienten, die unter der systemischen Therapie progredient waren. Vielleicht ist aus diesem Grunde das Überleben in diesen Studien unter der alleinigen intraarteriellen Therapie statistisch nicht signifikant. Die einzige Studie, die statistische Signifikanz zeigt, ist die französische. Alle Studien zeigen aber einen Überlebensunterschied zwischen den Patienten, die arterielle Therapie erhielten, und denen, die sie nicht erhielten. Man kann den Eindruck gewinnen, daß die intraarterielle Therapie erst notwendig ist, wenn es zu einem Versagen unter der systemischen kommt. Gegen diese Sichtweise ist zu argumentieren, daß die Nebenwirkungen unter der systemischen Therapie ausgeprägter sind und der Patient nach dem Versagen der systemischen Therapie oft für eine Operation mit Kathetereinlage zu krank ist.

Die Responseraten sind überzeugend höher unter der intraarteriellen Infusion. Es gilt nun Therapieansätze zu verfolgen, die eine weitere Steigerung der Response und evtl. auch der Überlebenszeit ermöglichen und die gleichzeitig lokale und systemische Toxizität reduzieren.

Intraarterielle Kombinationstherapien

Erweiterungen der Fluoropyrimidine um ein weiteres Chemotherapeutikum, wie Mitomycin, Cisplatin oder Carboplatin, scheinen die Remissionsraten nicht zu verbessern. Die Modulation von 5-FU mit Folinsäure ist schon in der systemischen Therapie belegt. Dies gilt auch für die regionale Therapie.

Eigene Erfahrungen an 41 Patienten ergaben 76% objektive Remissionen bei einem Ein- und Zwei-Jahresüberleben von 85 und 47% unter der Kombination von 5-FU/Folinsäure über 120 min, Tag 1-5, Wiederholung Tag 22. Vergleichbare Remissionszahlen erzielten Kemeny et al. mit 72% bei der kontinuierlichen Gabe von FUDR/Folinsäure über 7 Tage bei einem Überleben der Patienten von 75% nach einem und 66% nach 2 Jahren. Die Therapien unterscheiden sich in dem Nebenwirkungsspektrum: Während es unter 5-FU/Folinsäure überwiegend zu einer gastrointestinalen Toxizität WHO Grad 1 und 2 kommt, ist die hepatische Toxizität unter FUDR/Folinsäure noch höher als unter FUDR-Mono.

Ein anderer Weg, das Auftreten und die Intensität von Lebertoxizität zu reduzieren, ist der alternierende Einsatz von FUDR i.a. und 5-FU i.a. Stagg et al. führen eine Phase-II-Studie durch, in der FUDR i.a. über 7 Tage mit 0,1 mg/kg/Tag gegeben wurde mit anschließender wöchentlicher Gabe von 5-FU IA 15 mg/kg/Tag 15, 22, 29 mit Wiederholung an Tag 36. Die Responserate ist mit 51% der FUDR-Therapie vergleichbar, und es mußte nur bei 14 von 69 Patienten (8 wegen Lebertoxizität und 6 wegen systemischer Toxizität)

Tabelle 3. Randomisierte Studien. Intrahepatische versus systemische Chemotherapie bei Lebermetastasen

	Cross-over	Patienten	Intrahepatisch Medikament	Resonse (%)	Systemisch Medikament	Response (%)	p =
Kemeny et al. (1992)	ja	163	FUDR	50	FUDR	20	.001
Hohn et al. (1989)	ja	143	FUDR	37	FUDR	10	.002
Chang et al. (1987)	ja	164	FUDR	62	FUDR	17	.–
Martin et al. (1990)	nein	174	FUDR	54	5-FU	21	.01
Rougier et al. (1990)	nein	163	FUDR	41	5-FU	14	–

eine Dosismodifikation vorgenommen werden. Die Überlebenszeit lag bei 23 Monaten.

Am MSKCC wurde zur Toxizitätsreduktion in einer randomisierten doppelblinden Studie die alleinige Gabe von FUDR gegen die Kombination mit Dexamethason geprüft. Bei 5 evaluierbaren Patienten wurde zwar bis auf den 5. Monat keine signifikante Dosiserhöhung erreicht, aber die Responseraten unterschieden sich mit 40% für FUDR-Mono und 71% für RFUDR/Dexamethason (p = 0,03). In bezug auf die Bilirubinerhöhung findet sich ein Trend für die FUDR-Dexamethason-Kombination (9% gegen 32%, p = 0,07), ebenso bei der Überlebenszeit mit 15 versus 23 Monaten (p = 0,06).

Die Universität Ulm führte eine randomisierte Studie mit FUDR 0,2 mg/kg/Tag arteriell gegen FUDR 0,3 mg/kg/Tag kombiniert i.a. und i.v. (0,21 mg/kg/Tag i.a. und 0,09 mg/kg/Tag i.v.) durch. 71 Patienten wurden randomisiert, 34 in der i.a.-Gruppe und 37 in der kombinierten Gruppe. Die objektive Response unter i.a-Therapie lag bei 59% und unter kombinierter Behandlung bei 57%. Gastritis und Ulkus wurden in 18%, chemische Hepatitis in 47% und sklerosierende Cholangitis die in knapp der Hälfte reversibel war, in 23% festgestellt. Das mediane Überleben liegt bei 24 Monaten ohne statistische Signifikanz zwischen den beiden Therapiegruppen (i.a. 27 und i.a./i.v. 17 Monate, p = 0,9). Statistisch signifikant war das extrahepatisch krankheitsfreie Überleben (p < 0,01).

Zirkadiane Modifizierungen von FUDR i.a. sollen gegenüber der kontinuierliche Gabe auch die Lebertoxizität reduzieren. Die Universität von Minnesota verglich dazu 50 Patienten in einer nichtrandomisierten Studie. Bei chronobiologischer Applikation konnte die FUDR-i.a.-Dosis fast auf das Doppelte angehoben (0,79 mg/kg/Tag gegenüber 0,46 mg/kg/Tag) und die hepatische Toxizität reduziert werden (46% gegen 16% ohne Zeichen einer hepatischen Nebenwirkung). Eine Aussage zur Responserate findet sich nicht.

Literatur

1. Balch CM, Urist MM (1986) Intraarterial chemotherapy for colorectal liver metastasis and hepatomas and hepatomas using a totally implantable drug infusion pump. Recent Results Cancer Res 100:123-147
2. Breedis FA, Young C (1954) The blood supply of neoplasms in the liver. Am J Pathol 30:969-972
3. Chang AE, Schneider PD, Sugarbaker PH (1987) A prospective randomized trial of regional versus systemic continuous 5-fluorodeoxyuridine chemotherapy in the treatment of colorectal liver metastases. Ann Surg 206:685-693
4. Chen HSG, Gross JF (1980) Intraarterial infusion of anticancer drugs: theoretic aspects of drug delivery and review of responses. Cancer Treat Rep 64:31-40
5. Cohen AM, Kaufmann SD, Wood WC (1983) Regional hepatic chemotherapy using an implantable drug infusion pump. Am J Surg 145:529-533
6. Coller FA (1956) Cancer of the colon and rectum. Cancer
7. Denck H (1984) Ergebnisse einer intraarteriellen intermittierenden Chemotherapie mit 5-FU bei Metastasenleber sowie inoperablen Tumoren des Gastrointestinal- und Urogenitaltraktes. Onkologie 7:167-176
8. Ensminger WD, Rosowsky A, Raso V (1978) A clinical pharmacologicalevaluation of hepatic arterial infusions of 5-fluoro-2-deoxy-uridine and 5-fluorouracil. Cancer Res 38:3784-3792
9. Ensminger WD, Niederhuber J, Dakhil S (1981) Totally implanted drug delivery system for hepatic arterial chemotherapy. Cancer Treat Rep 65:393-396
10. Grage T, Vassilopoulos P, Shingleton W, Jubert A, Elisas E, Aust J, Moss SE (1978) Results of a prospective randomized study of hepatic arterial infusion with 5-fluorouracil versus intravenous 5-fluorouracil in patients with hepatic metastases from colorectal cancer: a Central Oncology Group Study. Surg 86:550-555
11. Hohn D, Stagg R, Friedman M, Ignoffo R, Rayner A, Hannigan J, Lewis B (1989) The NCOG randomized trial of intravenous (iv) vs hepatic arterial (ia) FUDR for colorectal cancer metastatic to the liver. J Clin Oncol 7:1646-1654
12. Johnson LP, Rivkin SE (1985) The implanted pump in metastatic colorectal cancer of the liver. Risk versus benefit. Am J Surg 149:595-598
13. Kemeny N (1987) Role of chemotherapy in the treatment of colorectal carcinoma. Sem Surg Oncol 3:190-214
14. Kemeny N, Daly J, Reichman B, Geller N, Botet J, Oderman P (1987) Intrahepatic or systemic infusion of fluorodeoxyuridine in patients with liver metastases from colorectal carcinoma. Ann Int Med 107:459-465
15. Kemeny N, Daly J, Öderman P, Niedzwiecki D, Shurgot B (1989) Prognostic variables in patients with hepatic metastases from colorectal cancer. Cancer 63:742-747
16. Kemeny N, Cohen A, Bertino JR, Sigurdson ER, Botet J, Oderman P (1990) Continuous intrahepatic infusion of floxuridine and leucovorin through an implantable pump for the treatment of hepatic metastases from colorectal carcinoma.Cancer 65:1885-1893
17. Kemeny N, Seiter K, Niedzwiecki D et al. (1992) A randomized trial of intrahepatic infusion of fluorodeoxyuridine with dexamethasone versus fluorodeoxyuridine alone in the treatment of metastastic colorectal cancer. Can 69:327-334
18. Martin JK Jr, O'Connell MJ, Wieand HS, Fitzgibbons RJ Jr, Mailliard JA (1990) Intraarterial floxuridine vs systemic fluorouracil for hepatic metastases from colorectal cancer. A randomized trial. Arch Surg 125:1022
19. Niederhuber JE, Ensminger W, Gyves·J (1984) Regional chemotherapy of colorectal cancer metastatic to the liver. Cancer 53:1336-1339
20. Quagliuolo V, Bignami P, Doci R, Civalleri D, Cosimelli M (1987) Continuous artery infusion of floxuridine for metastatic colorectal cancer. Proc ECCO 4:179
21. Rougier PH, Lasser PH, Elias D et al. (1987) Intra-arterial hepatic chemotherapy (IAHC) for liver metastases (LM) from colorectal (CR) origin. Proc ASCO 6:94

22. Rougiere PH, Hay JM, Ollivier JM et al. (1990) A controlled multicentric trial of intrahepatic chemotherapy (IHC) vs standard palliative treatment for colorectal liver metastases. Proc ASCO 9:104
23. Safi F (1992) Continuous Silmutaneus intra-arterial (ia) and intra-venous (iv) therapy of liver metastases of colorectal carcinoma. Results of a prospective randomized trial. Proc ASCO 11:169
24. Schlag P, Hohenberger P, Schwarz V, Herfarth C (1988) Intraarterielle 5-Fluorouracil-Chemotherapie bei Lebermetastasen kolorektaler Karzinome. Med Klin 83:705–709
25. Schwartz SI, Jones LS, McGune CS (1983) FUDR hepatic arterial infusion via an implantable pump for treatment of hepatic tumors. Proc Am Soc Clin Oncol 2:119
26. Shepard KV, Levin B, Karl RC (1985) Therapy for metastatic colorectal cancer with hepatic artery infusion therapy using a subcutaneous implanted pump. J Clin Oncol 3:161
27. Stagg RJ, Venook AP, Chase JL et al. (1991) Alternating hepatic intraarterial floxuridine and fluorouracil: a less toxic regimen for treatment of liver metastases from colorectal cancer. J Natl Cancer Inst 83:423–428
28. Tandon RN, Bunnel IL, Copper RG (1973) The treatment of metastatic carcinoma of the liver by percutaneus selective hepatic artery infusion of 5-fluorouracil. Surgery 73:118–120
29. Weiss GR, Garnick MB, Osteen RT (1983) Longterm arterial infusion of 5-fluorodeoxyuridine for liver metastases using an implantable infusion pump. J Clin Oncol 1:337–344

7 Operative arterielle Implantation

R. RAAB

Die Anfänge der regionalen Therapie der Leber liegen schon etwa 30–40 Jahre zurück (Bierman et al. 1950; Miller u. Griman 1961). Eine breitere Anwendung wurde aber erst mit der Einführung vollständig implantierbarer Systeme (Port- oder Pumpensysteme) möglich (Blackshear 1979; Niederhuber et al. 1982; Balch u. Urist 1983). Es handelt sich also um ein in seiner Entwicklung noch junges Gebiet mit vielen nicht endgültig beantworteten Fragen, die z.T. die Indikationsstellung und auch das chirurgische Vorgehen betreffen, z.B.:

1. Regionale Therapie auch bei Gefäßanomalien?
2. Regionale Therapie auch bei vorbestehender Pfortaderthrombose?
3. Intraportale (oder intraperitoneale) Therapie bei vorbestehender A.-hepatica-Thrombose?
4. Regionale Therapie auch bei extrahepatischem Tumornachweis?
5. Regionale Therapie auch bei resektablen Tumoren?

Zu 1: Bis zur Klärung der Frage, ob und unter welchen Bedingungen die regionale Therapie ein längeres Überleben gewährleistet, erscheint es in der Regel nicht gerechtfertigt, einen ausgedehnten chirurgischen Eingriff zur Kompensation einer aberrierenden Blutversorgung (z.B. Einlage mehrerer Portsysteme oder Gefäßrekonstruktionen) vorzunehmen, denn dies führt zu einer Steigerung der Komplikationsrate (insbesondere zur Zunahme der Gefäßthrombosen).

Zu 2 und 3: Wegen des Thromboserisikos sollte auch kein arterieller Katheter bei präexistentem Pfortaderverschluß implantiert werden und umgekehrt kein portalvenöser Katheter bei A. hepatica-Verschluß. Dagegen ist eine intraperitoneale Therapie bei A.-hepatica-Thrombose durchaus möglich.

Zu 4: Eine regionale Therapie bei nachgewiesener extrahepatischer Tumormanifestation kann im individuellen Fall sinnvoll sein, wenn die Symptomatik hauptsächlich durch den Leberbefall bedingt ist und eine systemische Therapie erfolglos war.

Zu 5: Im Gegensatz zur regionalen Therapie mit den gegenwärtig eingesetzten Substanzen ermöglicht die (R0-)Resektion primärer oder sekundärer Lebermalignome einem Teil der Patienten ein Langzeitüberleben. Dies gilt bei kolorektalen Tumoren auch für synchrone und/oder multiple Metastasen (Fünfjahres-Prognose nach R0-Resektion insgesamt 27%, mediane Überlebenszeit 35 Monate) (Ringe et al. 1990). Die Resektion ist deshalb z. Z. das Therapieverfahren der ersten Wahl; nur wenn diese nicht möglich ist, sollte eine Port- oder Pumpenimplantation erwogen werden.

Ob eine adjuvante regionale Therapie nach potentiell kurativer Leberresektion vorteilhaft ist, wird gegenwärtig in randomisierten Studien untersucht.

Zusammenfassend besteht aus heutiger Sicht eine Indikation zur Portimplantation also nur bei auf die Leber beschränktem irresektablen Tumor und normaler Lebergefäßversorgung.

Arterielle Blutversorgung der Leber

Die Leberarterien zeigen in ihrem Verlauf eine relativ große Variabilität, deren Kenntnis Voraussetzung für die Portchirurgie ist. Zwei Grundtypen können unterschieden werden (Lippert u. Pabst 1985): zum einen die Versorgung ausschließlich aus dem Truncus coeliacus (76% aller Fälle) (Abb. 1a–g), zum anderen die partielle oder vollständige Versorgung aus der A. mesenterica superior (24% aller Fälle) (Abb. 2a–h). Es kommen dystope (aberrierende) Leberarterien vor, die insgesamt einen abweichenden Verlauf haben, und akzessorische Leberarterien, die zusätzlich zu normalverlaufenden auftreten. Diese Differenzierung ist von praktischer Bedeutung, da die Unterbindung dystoper Leberarterien genauso zu Lebergewebenekrosen führt wie die Unterbindung einer normal verlaufenden A. hepatica dextra oder sinistra, während akzessorische Leberarterien in der Regel gefahrlos unterbunden werden können. Dies gilt aber nicht für solche – vermeintlich akzessorische – Arterien, die die hauptsächliche arterielle Versorgung des betreffenden Leberanteils gewährleisten bei gleichzeitigem Vorhandensein einer kleinkalibrigen normalverlaufenden Arterie.

Die A. gastroduodenalis entspringt nach Untersuchungen von Daly (Daly et al. 1984) nur in ca. 77% proximal einer A.-hepatica-propria-Bifurkation, in ca. 8% liegt ihr Abgang distal der Bifurkation, und in ca. 15% hat sie einen separaten Ursprung (meist wegen einer dystopen A. hepatica dextra oder sinistra), nur ausnahmsweise ist sie überhaupt nicht angelegt.

Eine Portimplantation in typischer Weise (s.u.) ist nur möglich, wenn rechte und linke Leberarterie aus einem gemeinsamen Stamm entstehen und der A.-gastroduodenalis-Abgang proximal dieser Bifurkation liegt. Unter der Voraussetzung, daß alle akzessorischen Leberarterien zweifelsfrei als solche erkannt und daher unterbunden werden können, trifft dies in der Unterteilung nach Lippert u. Pabst (1985), die in Abb. 1a–g und Abb. 2a–h wiedergegeben ist, für die Varianten 1a, b, c, f und 2b (sowie mit Einschränkungen für 2c bis e) zu; insgesamt entspricht das etwa 80% aller Fälle.

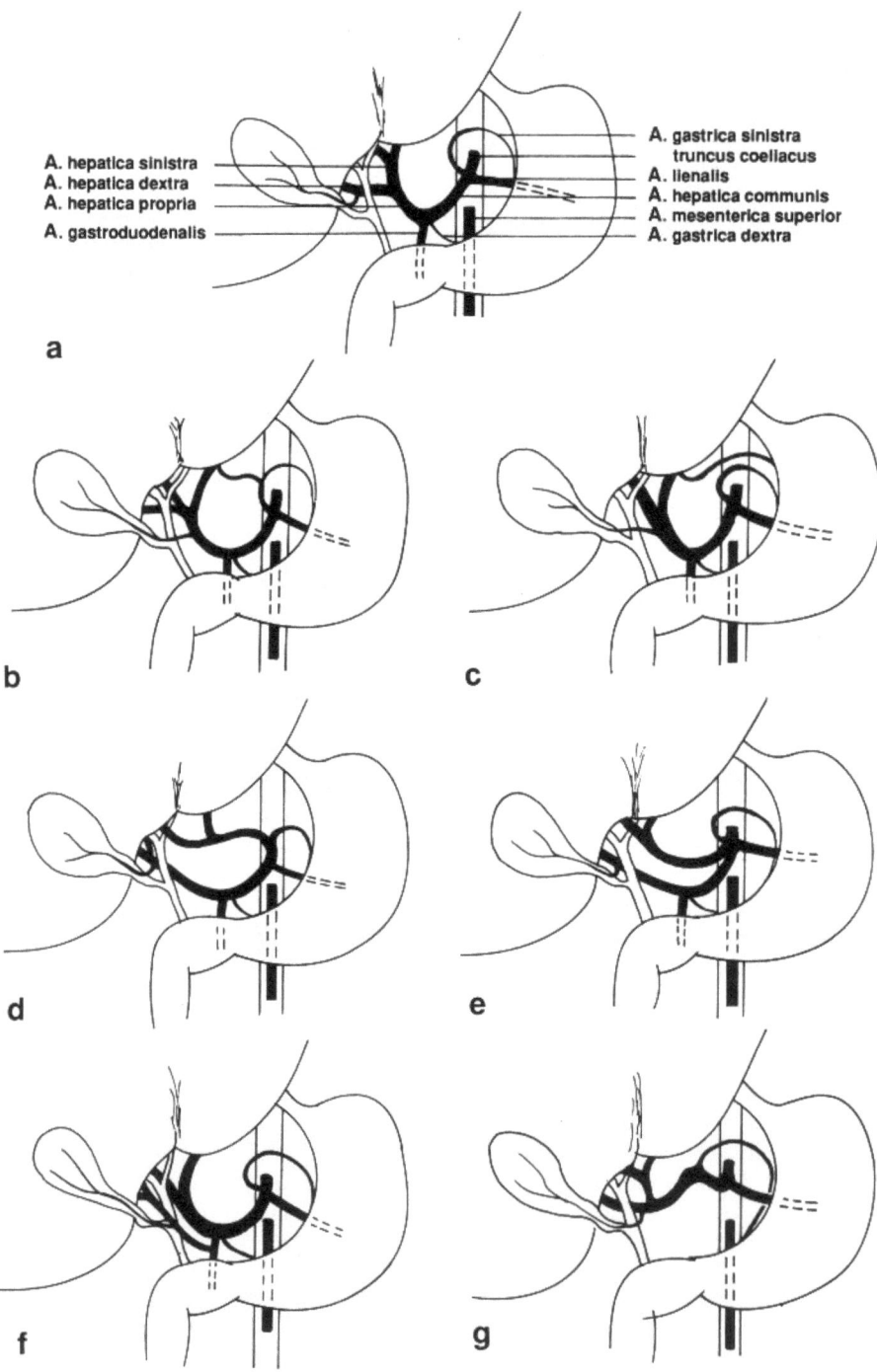

Tabelle 1. Präoperative Diagnostik bei geplanter arterieller Portimplantation

Obligat:	Computertomographie des Abdomens
	Sonographie des Abdomens
	Thorax-Röntgen in 2 Ebenen
	arterielle Angiographie
Fakultativ:	Computertomographie des Thorax
	Duplexsonographie
	Immunszintigraphie
	Knochenszintigraphie

Präoperative Diagnostik

Neben den üblichen operationsvorbereitenden Maßnahmen dient die vor einer arteriellen Portimplantation durchzuführende Diagnostik (Tabelle 1) folgenden Zielen:

- einer möglichst genauen Einschätzung der Resektabilität bzw. Irresektabilität,
- dem möglichst sicheren Ausschluß extrahepatischer Tumormanifestationen,
- dem Erkennen von Varianten der arteriellen Leberversorgung,
- dem Ausschluß einer Pfortaderthrombose.

Zur Beurteilung der fraglichen Resektabilität von Lebertumoren sowie evtl. zum Nachweis extrahepatischen Tumorwachstums (und nicht zuletzt auch als Ausgangsbefund für die Therapiekontrolle) ist eine Computertomographie erforderlich. Diese sollte bei Metastasen kolorektaler Karzinome auch den Bereich des Primärtumors erfassen. Die abdominale Sonographie kann die Computertomographie ergänzen, nicht aber ersetzen. Lungenmetastasen können durch Röntgenübersichtsaufnahmen des Thorax in 2 Ebenen mit hinreichender Sicherheit erkannt werden. Eine Computertomographie des Brustraumes ist nur in Zweifelsfällen indiziert. Bei metachronen Metastasen kolo-

◀───

Abb. 1a–g. Arterielle Versorgung der Leber ausschließlich aus dem Truncus coeliacus (76% aller Fälle). (Nach Lippert u. Papbst 1985). **a** Sogenannter Normaltyp (50% aller Fälle). **b** Akzessorische linke A. hepatica aus der A. gastrica sinistra (12% aller Fälle). **c** Akzessorische A. gastrica sinistra aus der A. hepatica sinistra (7% aller Fälle). **d** A. hepatica sinistra vollständig aus der A. gastrica sinistra (3% aller Fälle). **e** Akzessorische A. hepatica aus dem Truncus coeliacus oder direkt aus der Aorta oder separater Ursprung von rechter und linker Leberarterie (2% aller Fälle). **f** Akzessorische A. hepatica aus der A. gastroduodenalis (2% aller Fälle). **g** A. hepatica communis aus der A. gastrica sinistra (weniger als 1% aller Fälle)

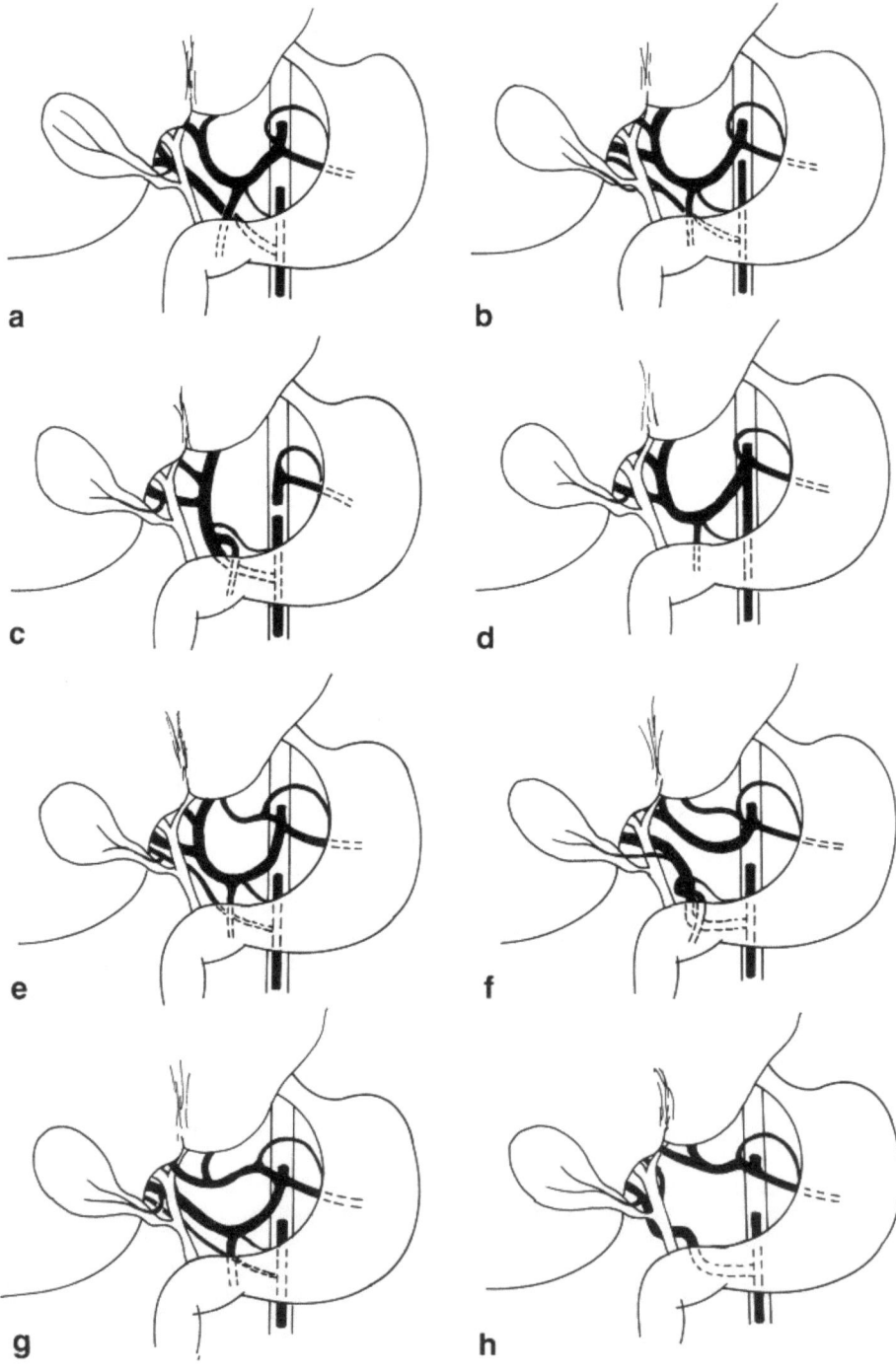

rektaler Karzinome wird eine Koloskopie zum Ausschluß eines intraluminären Rezidives sowie eines Zweittumors vorgenommen.

Zur Feststellung der individuellen Gefäßanatomie ist die arterielle Angiographie mit selektiver Darstellung des Truncus coeliacus und der A. mesenterica superior sowie indirekter Darstellung der Pfortader die wichtigste Maßnahme. Die Durchgängigkeit der Pfortader kann alternativ durch eine Duplexsonographie beurteilt werden.

Immunszintigraphie und Knochenszintigraphie finden nur fakultativ Anwendung, wenn ein begründeter Verdacht auf extrahepatisches Tumorwachstum (z.B. Lokalrezidiv oder ossäre Metastasierung) durch andere Verfahren nicht ausreichend sicher bestätigt oder entkräftet werden kann.

Wahl des Portsystems

Bei der arteriellen Implantation ist die Auswahl des geeigneten Portsystems von größerer Bedeutung als bei der venösen Implantation (vergl. S. 22f.): Die Portkammer sollte aus einem Material bestehen, das möglichst wenig Artefakte bei computertomographischen Verlaufsbeobachtungen hervorruft, also besser aus Kunststoff oder Titan als aus Edelstahl. Zweiteilige Systeme, bei denen Portkammer und Katheter erst intraoperativ konnektiert werden, sind gegenüber einteiligen zu bevorzugen; sie erlauben einen separaten Austausch der Portkammer bei Komplikationen in diesem Bereich (z.B. bei Membranluxation oder Membranundichtigkeit).

Mehrere Gründe sprechen für die Verwendung von Kathetern mit einem Ventil am distalen Ende:

- eine geringere Thrombosierungsrate des Katheters,
- die Vermeidung einer arteriellen Blutung bei Membranluxation, Membranundichtigkeit, Diskonnektion zwischen Kammer und Katheter oder bei Katheterverletzung, z.B. durch Fehlpunktion,

---

Abb. 2a–h. Arterielle Versorgung der Leber teilweise oder ausschließlich über die A. mesenterica superior (24% aller Fälle). (Nach Lippert u. Pabst 1985). **a** Dystope A. hepatica dextra aus der A. mesenterica superior; A. gastroduodenalis kann fehlen (10% aller Fälle). **b** Akzessorische A. hepatica dextra aus der A. mesenterica superior (5% aller Fälle). **c** A. hepatica communis aus der A. mesenterica superior = Truncus hepatomesentericus (3% aller Fälle). **d** A. hepatica communis aus einem gemeinsamen Truncus mit der A. mesenterica superior = Truncus gastrohepatosplenomesentericus (3% aller Fälle). **e** Akzessorische A. hepatica dextra aus der A. mesenterica superior und akzessorische A. hepatica sinistra aus der A. gastrica sinistra (1% aller Fälle). **f** Dystope A. hepatica dextra aus der A. mesenterica superior und akzessorische A. hepatica sinistra aus der A. gastrica sinistra (1% aller Fälle). **g** Akzessorische A. hepatica dextra aus der A. mesenterica superior und dystope A. hepatica sinistra aus der A. gastrica sinistra (weniger als 1% aller Fälle). **h** Dystope A. hepatica dextra aus der A. mesenterica superior und dystope A. hepatica sinistra aus der A. gastrica sinistra; A. gastroduodenalis entweder aus der A. hepatica dextra oder aus der A. hepatica sinistra oder völlig fehlend (weniger als 1% aller Fälle)

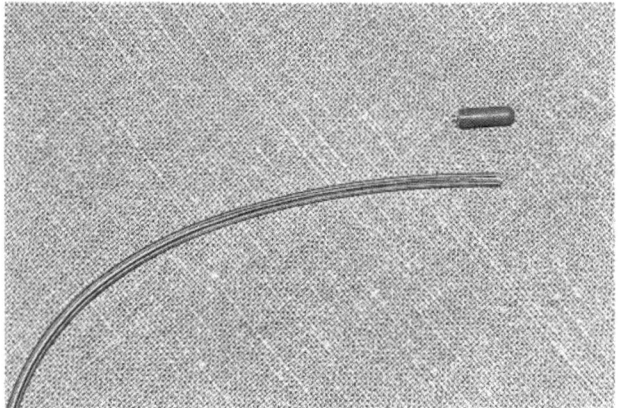

Abb. 3. Katheter eines Portsystems mit Ventil. Das nicht verschweißte, sondern nur aufgesteckte und geklebte Ventil dislozierte intraoperativ

- die Vermeidung eines Refluxes (bzw. einer Blutung) bei liegender Nadel und versehentlich offen gelassenem Dreiwegehahn oder bei unbemerkter Diskonnektion zwischen Punktions-Nadel und externem Infusionssytem.

Allerdings sind an ein „ideales Ventil" relativ hohe Anforderungen zu stellen:

- Es muß – conditio sine qua non – absolut sicher mit dem Katheter verbunden sein, um das Risiko einer Ablösung mit nachfolgender arterieller Embolisation zu vermeiden (Abb. 3 zeigt ein System, bei dem diese Komplikation schon beim ersten Anspritzen intraoperativ auftrat; das Ventil konnte glücklicherweise folgenlos wieder geborgen werden),
- ein Reflux sollte nach Möglichkeit vollständig verhindert werden;
- dabei sollte der Öffnungsdruck möglichst niedrig sein;
- bei geplanter Embolisationstherapie muß das Ventil einen problemlosen Durchtritt des Embolisats erlauben.

Da diese Bedingungen nur schwer in Einklang zu bringen sind und z.Z. von keinem System optimal erfüllt werden, bleibt die Verwendung eines Katheters mit Ventil – trotz der genannten Vorteile – eine Ermessensfrage.

Insgesamt gilt für die arterielle Implantation wie für die venöse, daß *ein* Standardsystem für die meisten Fälle ausreicht.

Operationstechnik

Perioperative Maßnahmen und Schnittführung

Die präoperativen Maßnahmen und die Schnittführung richten sich danach, ob eine Portimplantation allein oder (z.B. beim kolorektalen Karzinom) synchron mit der Primärtumoroperation geplant ist bzw. ob der Tumorbefund in der Leber fraglich doch resektabel ist. Bei alleiniger Portimplantation besteht in der Regel kein Transfusionsbedarf, d.h. bei normalem Ausgangs-Hb-Wert und sicher anzunehmender Irresektabilität ist die Bereitstellung von Blutkonserven nicht notwendig. Die Schnittführung erfolgt bei synchroner Operation als großzügige mediane Laparotomie, sonst als Rippenbogenrandschnitt rechts, erforderlichenfalls auch als quere Oberbauchlaparotomie, wobei jeweils eine Fortsetzung in der Medianlinie bis zum Xyphoid vorgenommen werden kann.

Eine perioperative Antibiotikaprophylaxe (als Einmalgabe) ist in jedem Fall ratsam.

Intraoperative Exploration

Nach Eröffnen des Abdomens muß zunächst das Vorliegen extrahepatischen Tumorwachstums bestmöglich, u.U. durch Schnellschnittuntersuchung, ausgeschlossen werden. Bei Metastasen kolorektaler Karzinome wird man speziell nach einem (extraluminären) Lokalrezidiv suchen.

Die nächste und wichtigste Maßnahme ist die genaue Überprüfung einer angenommenen Irresektabilität (durch Inspektion, Palpation und evtl. intraoperative Sonographie), ggf. wird die Operationstaktik geändert.

Zumindest bei kolorektalen Metastasen und hepatozellulären Karzinomen ist das makroskopische Bild (in Verbindung mit der präoperativen Diagnostik) meist eindeutig. Wegen des Risikos einer intraabdominalen Tumordissemination sollte eine histologische Diagnosesicherung echten Zweifelsfällen vorbehalten sein. Dagegen ist die routinemäßige Entnahme mindestens eines Lymphknotens vom Leberhilus auch bei unverdächtigem Befund zu empfehlen. Dies erleichtert die spätere Bewertung des Verlaufes bzw. der Therapieergebnisse.

Bei synchronen Operationen (arterieller Port im Rahmen der Primäroperation eines kolorektalen Karzinoms) wird aus Gründen der Infektprophylaxe stets zuerst die gesamte Portimplantation (einschließlich Fixieren der Portkammer in der subkutanen Tasche und probeweisem Anspritzen des Systems) durchgeführt. Erst danach und nach zusätzlichem Abdecken des Operationsbereiches im rechten Oberbauch erfolgt der Darmeingriff in üblicher Weise.

Cholozystektomie

Als Folge einer intraarteriellen Therapie der Leber können akute Cholezystitiden auftreten (Lafon et al. 1985; Hohn et al. 1986). Obwohl davon hauptsächlich FUDR-behandelte Patienten betroffen waren, ist eine prophylaktische Cholezystektomie generell zu empfehlen, denn:

- ein (wenngleich geringeres) Risiko ist auch bei 5-FU-Behandlung nicht auszuschließen;

- zum Zeitpunkt der Operation steht meist noch nicht endgültig fest, mit welchen Medikamenten der Patient im weiteren Verlauf behandelt werden wird, für manche selten eingesetzte Substanzen läßt sich das Risiko nicht abschätzen;
- bei Leberarterienthrombose – einer relativ häufigen Komplikation – kann eine Gallenblasennekrose auftreten;
- eine Cholezystektomie bedeutet keine wesentliche Steigerung des Operationsrisikos.

Die Cholezystektomie wird in typischer Weise vorgenommen. Sie erfolgt vor der Katheterimplantation. Bei blandem Befund, d.h. Fehlen von Entzündungszeichen und Cholelithiasis, sind intraoperative Cholangiographie und Manometrie nicht notwendig.

Präparation der Arteria hepatica

Die Fehlperfusion von Magen, Duodenum und Pankreas kann im Verlauf einer regionalen Zytostatika-Applikation zu schweren Komplikationen führen (Narsete et al. 1977; Wells et al. 1985). Deshalb ist besondere Sorgfalt darauf zu verwenden die A. hepatica communis und die gesamte A. hepatica propria freizupräparieren. Neben der im Ursprung und im Verlauf variablen A. gastrica dextra – sie entspringt meist von der A. hepatica propria, kann aber auch von der A. hepatica communis oder von der A. hepatica dextra abgehen – können weitere kleine Arterienäste vorkommen, die alle ligiert und durchtrennt werden müssen (Pettavel 1988). Die Freilegung der A. hepatica ist mit einer Überprüfung des präoperativen Angiographiebefundes verbunden, gezielt wird nach zusätzlichen Arterien gesucht. Falls solche vorhanden sind, dürfen sie nur dann ligiert werden, wenn sie zweifelsfrei akzessorisch sind. Dies kann durch intermittierendes Abklemmen und ggf. durch Präparation über die A.-hepatica-propria-Bifurkation hinaus verifiziert werden.

Die A. gastroduodenalis wird von ihrem Ursprung ausgehend – ebenfalls unter Durchtrennung kleiner Seitenäste – über 2–3 cm isoliert und mit 2 polyfilen, nicht resorbierbaren Fäden (3–0) angeschlungen.

Vorbereitung des Portsystems und Einführen des Katheters

Portkammer und Katheter werden entlüftet, d.h. mit Heparin-Kochsalz-Lösung (100 E/ml) durchgespült und gefüllt. Bei „einteiligen" Systemen wird zu diesem Zeitpunkt auch die subkutane Porttasche gebildet und der Katheter von außen nach innen durch die Bauchmuskulatur geführt, bei „zweiteiligen" Systemen erfolgt dies von innen nach außen und zu einem späteren Zeitpunkt.

Die A. gastroduodenalis wird nach distal ligiert. Anschließend wird der Katheter über eine quere Arteriotomie retrograd in das Gefäß eingeführt,

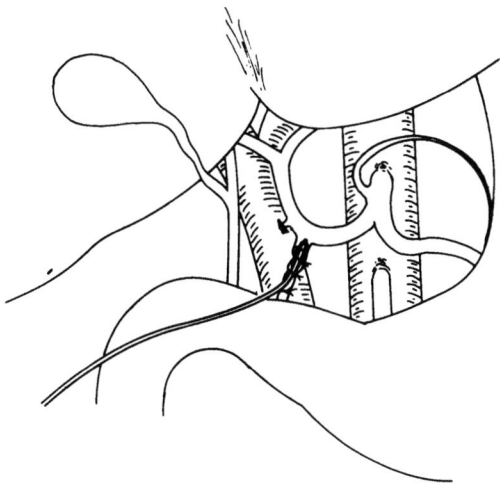

Abb. 4. Schematische Darstellung des Situs nach Katheterimplantation

und zwar so weit, daß seine Spitze bis an die A. hepatica heranreicht; dies kann palpatorisch leicht überprüft werden. Eine mehr distale Lage ist ebenso wie ein zu weites Vorschieben in die A. hepatica hinein mit einem höheren Thromboserisiko verbunden. Nach Erreichen der korrekten Position wird der Katheter durch Knoten des zweiten vorgelegten Fadens und durch eine weitere Ligatur (!) im Gefäß fixiert (Abb. 4).

Bereits intraoperativ sollte eine Perfusionskontrolle erfolgen, um die homogene Verteilung applizierter Substanzen in der Leber zu sichern und die Perfusion extrahepatischer Strukturen auszuschließen. Dazu wurden die Injektion einer 5%igen Fluoreszeinlösung über den Katheter mit Beobachtung des Situs unter ultraviolettem Licht (Watkins et al. 1970; Daly et al. 1984) oder die intraoperative Szinitigraphie (1 mCi Technetium[99]) mit einer mobilen γ-Kamera (Niederhuber u. Ensminger 1983) empfohlen. Nach unserer Erfahrung ist es aber ebenso ausreichend, eine Farbstofflösung (z.B. Indigocarmin) in das System zu injizieren und die Verfärbung der Leberoberfläche bzw. der Magen- oder Duodenalwand zu beobachten.

Implantation über die Arteria gastroepiploica dextra

Alternativ zu der oben beschriebenen Standardtechnik mit Arteriotomie wenige Zentimeter distal des A.-gastroduodenalis-Abganges kann der Katheter auch über die A. gastroepiploica dextra eingeführt werden. Dabei wird die Arterie an der großen Kurvatur aufgesucht und nach distal ligiert. Auch in diesem Fall muß der Katheter allerdings so weit vorgeschoben werden, daß seine Spitze an die A. hepatica heranreicht, und er muß trotzdem durch eine an typischer Stelle um die A. gastroduodenalis gelegte Ligatur fixiert werden (Miller u. Griman 1961; Ariel u. Pack 1965; Bengmark et al. 1988). Abgesehen von der Verhinderung eines Reflux entlang des Katheters, einer ohnehin relativ seltenen Komplikation, bietet der alternative Gefäßzugang keine Vorteile. Zudem kann das Vorschieben des Katheters unter dem Duodenum hindurch problematisch sein, so daß das Verfahren für den Regelfall nicht zu empfehlen ist.

Porttasche und Wundverschluß

Für die Portkammer wird eine subkutane Tasche gebildet. Dies kann in aller Regel von einem Wundrand aus geschehen, eine gesonderte Inzision ist nicht erforderlich. Bei adipösen Patienten sollte eine Lage oberhalb des Rippenbogens gewählt werden, um ein ausreichendes Widerlager zu haben, während bei schlanken Patienten mit wenig Unterhautfettgewebe und straffen Bauchdecken die Implantation unterhalb des Rippenbogens zu bevorzugen ist. Pumpen werden wegen ihres größeren Gewichtes und Durchmessers im Bereich des rechten Unterbauches plaziert (Balch u. Urist 1984).

Vor der Fixierung erfolgt bei zweiteiligen Systemen das Durchführen des Katheters von innen nach außen durch die Bauchmuskulatur und die Konnektion mit der (ebenfalls mit Heparin-Kochsalz-Lösung gefüllten) Kammer. Diese wird dann mit mindestens 2 Nähten an die darunterliegende Faszie geheftet. Dabei ist zu beachten, daß es im Bereich der Katheterdurchtrittsstelle nicht zu einer Abknickung oder Verdrehung kommt. Die Porttasche wird durch resorbierbare Nähte verschlossen. Nach Bauchdeckenverschluß und Hautnaht muß das System perkutan anpunktiert und abschließend nochmals auf einwandfreie Funktion überprüft werden, d.h. Anspritzen mit Heparin-Kochsalz-Lösung (100 E/ml).

Vorgehen bei Variationen der Gefäßversorgung

Patienten mit atypischer Gefäßversorgung sollten nach gegenwärtigem Kenntnisstand nicht mit einem Port versorgt werden. Erscheint dies unter Inkaufnahme der zusätzlichen Risiken dennoch indiziert, so bietet sich aus chirurgischer Sicht folgende Möglichkeiten:

- Dystope linke Leberarterien können über die ligierte A. gastrica sinistra mit einem zweiten Portsystem versorgt werden (Niederhuber u. Ensminger 1983).
- Auch in dystope rechte Leberarterien kann ein zusätzliches Portsystem implantiert werden. Die Einführung in das Gefäß muß, wenn keine geeigneten Seitenäste vorhanden sind, durch Arteriotomie und nachfolgende Gefäßnaht direkt erfolgen. Dazu wird, um das Lumen nicht vollständig zu verlegen, ein spezieller Katheter mit am distalen Ende verringertem Durchmesser empfohlen (Niederhuber u. Ensminger 1983).

Eine denkbare Alternative ist die Durchtrennung von dystoper rechter Leberarterie und normal verlaufender A. gastroduodenalis mit nachfolgender Anastomosierung zwischen distaler A. hepatica dextra und proximaler A. gastroduodenalis, entsprechend der Rekonstruktion einer „normalen" A.-hepatica-propria-Bifurkation (Watkins et al. 1970). Der Katheter müßte dann, da die A. gastroduodenalis nicht mehr zur Verfügung steht, über die ligierte A. lienalis eingebracht werden.
- Wenn der A.-gastroduodenalis-Abgang distal der Bifurkation liegt bzw. wenn A. hepatica dextra und sinistra einen getrennten Ursprung aus dem Truncus coeliacus haben, so kann die Implantation ebenfalls über die A. lienalis erfolgen (Watkins et al. 1970; Niederhuber u. Ensminger 1983). Die A. gastroduodenalis muß in diesem Fall wie alle anderen Seitenäste ligiert werden.

Postoperative Diagnostik

In der frühen postoperativen Phase (zwischen dem 5. und 10. Tag) sollte eine szintigraphische Kontrolle der Leberperfusion erfolgen. Dadurch läßt sich beurteilen, ob die Leber über das Portsystem vollständig und homogen erreicht wird, ob es zu einer Aktivitätsanreicherung im extrahepatischen Gewebe kommt und ob intrahepatische (besonders intratumoröse) arteriovenöse Shunts bestehen.

Eine angiographische Darstellung des Portsystems (am besten durch DSA) ist immer bei Verdacht auf Katheterdislokation oder arterielle Thrombose indiziert; z.T. wird das Verfahren auch zur Routinekontrolle nach Portimplantation eingesetzt (Rauber et al. 1987).

Literatur

Ariel IM, Pack GT (1965) Intra-arterial chemotherapy for cancer metastatic to liver. Arch Surg 91:851–862
Balch CM, Urist MM (1983) Vollständig implantierbare Infusionspumpe. Dtsch Med Wochenschr 108:1008–1013
Balch CM, Urist MM (1984) Intraarterielle Chemotherapie mit einer implantierbaren Infusionspumpe bei Lebermetastasen colorectaler Tumoren und Hepatomen. Chirurg 55:485–493
Bengmark S, Jeppson B, Tranberg KG (1988) Das chirurgische Arsenal. Chir Gastroenterol 4:53–64
Bierman HR, Byron RL, Miller ER, Shimkin MB (1950) Effects of intra-arterial administration of nitrogen mustard (abstract). Am J Med 8:535
Blackshear PJ (1979) Implantable drug-delivery systems. Sci Am 240:52–59
Daly JM, Kemeny N, Oderman P, Botet J (1984) Long-term hepatic arterial infusion chemotherapy. Arch Surg 119:936–941
Hohn DC, Rayner AA, Economou JS, Ignoffo RJ, Lewis BJ, Stagg RJ (1986) Toxicities and complications of implanted pump hepatic arterial and intravenous Floxuridine infusion. Cancer 57:465–470

Lafon PC, Reed K, Rosenthal D (1985) Acute cholecystitis associated with hepatic arterial infusion of Floxuridine. Am J Surg 150:687–689

Lippert H, Pabst R (1985) Arterial variations in man. Bergmann, München

Miller TR, Griman OR (1961) Hepatic artery catheterization for liver perfusion. Arch Surg 82:423–425

Narsete T, Ansfield F, Wirtanen G, Ramirez G, Wolberg W, Jarrett F (1977) Gastric ulceration in patients receiving intrahepatic infusion of 5-Fluorouracil. Ann Surg 186:734–736

Niederhuber JE, Ensminger WD (1983) Surgical considerations in the management of hepatic neoplasia. Sem Oncol 10:135–147

Niederhuber JE, Ensminger W, Gyres JW, Liepman M, Doan K, Cozzi E (1982) Totally implanted venous and arterial access system to replace external catheters in cancer treatment. Surgery 92:706–712

Pettavel J (1988) Infusionstherapie bei Lebertumoren (Mit besonderer Berücksichtigung der Metastasen kolorektalen Ursprungs). Chir Gastroenterol 4:31–40

Rauber K, Lorenz M, Kirkowa-Reimann M, Hottenrott C, Reimann H (1987) Digitale Subtraktionsangiographie zur Kontrolle subkutan implantierter Katheter zur regionalen Chemotherapie isolierter Lebermetastasen. Tumordiagn Ther 8:11–15

Ringe B, Bechstein WO, Raab R, Meyer HJ, Pichlmayr R (1990) Leberresektionen bei 157 Patienten mit kolorektalen Metastasen. Chirurg 61:272–279

Sterchi JM (1985) Hepatic artery infusion for metastatic neoplastic disease. Surg Gynecol Obstet 160:477–489

Watkins E Jr, Khazei AM, Nahra KS (1970) Surgical basis for arterial infusion chemotherapy of disseminated carcinoma of the liver. Surg Gynecol Obstet 130:581–605

Wells JJ, Nostrant TT, Wilson JAP, Gyves JW (1985) Gastroduodenal ulcerations in patients receiving selective hepatic artery infusion chemotherapy. Am J Gastroenterol 80:425–429

8 Perkutane arterielle Implantation

J. Stumpf, H. D. Piroth, M. Patyánik, S. Varga und N. Taleb

In den letzten 10–15 Jahren hat sich innerhalb der Radiologie die „interventionelle Radiologie" entwickelt. Die radiologische Implantation arterieller Katheter ist eine der chirurgischen Technik vergleichbare Vorgehensweise, unter verschiedenen Sichtweisen sogar besser [2, 6]. Die meisten interventionellen Radiologen führen aber nur Kurzzeitinfusionen mit Zytostatika durch, da die Arterien die Angiographiekatheter nur zeitlich begrenzt vertragen. So ist es erstrebenswert, bei den häufig verwendeten Katheterisierungsorten implantierbare Kathetersysteme einzusetzen, um die mit der Langzeitkatheterisierung verbundenen Komplikationen zu vermeiden [3, 4, 7, 10, 12]. Eigene Erfahrungen erstrecken sich auf 38 Patienten mit 42 implantierten Kathetersystemen mit einer Liegedauer von mehr als 4000 Kathetertagen und geringer Komplikationsrate.

Perkutan liegende Therapiekatheter

Beim Einsatz perkutaner intraarterieller Katheter für Kurzzeit- und kontinuierliche Infusionen ist die Gefahr lokaler Blutungen gegeben (Abb. 1a). Für eine Verweildauer von mehreren Tagen sind die Kathetermaterialien im allgemeinen nicht gewebefreundlich genug. Entsprechend ihrem diagnostischen Verwendungszweck sind die Katheter relativ rigide, so daß sich die arteriellen Gefäßwände nicht immer dicht um den Katheter schließen können, in erster Linie bei älteren Menschen. Um die Blutungsgefahr zu minimieren und eine Dislokation zu verhindern werden in der Regel die perkutanen Katheter in der Nähe der Punktionsstelle der Haut fixiert, dennoch kann es bei der Dislokation der Katheterspitze zu einer unerwünschten Verteilung der Zytostatika mit den entsprechenden Nachteilen kommen [1]. Um diese Katheter offen zu halten, ist eine Heparinisierung anzustreben. Eine weitere Gefahr besteht in der Infektion der Punktionsstelle und von da aus entlang dem Katheter in der Bildung multipler Mikro- und Makroembolie [5] (Abb. 1b). In unserem eigenen Patientengut haben wir auch Thrombozytenaggregationen an der äußeren Katheterwand beobachtet, die relativ häufig zu arteriellen Thrombosen führten [11].

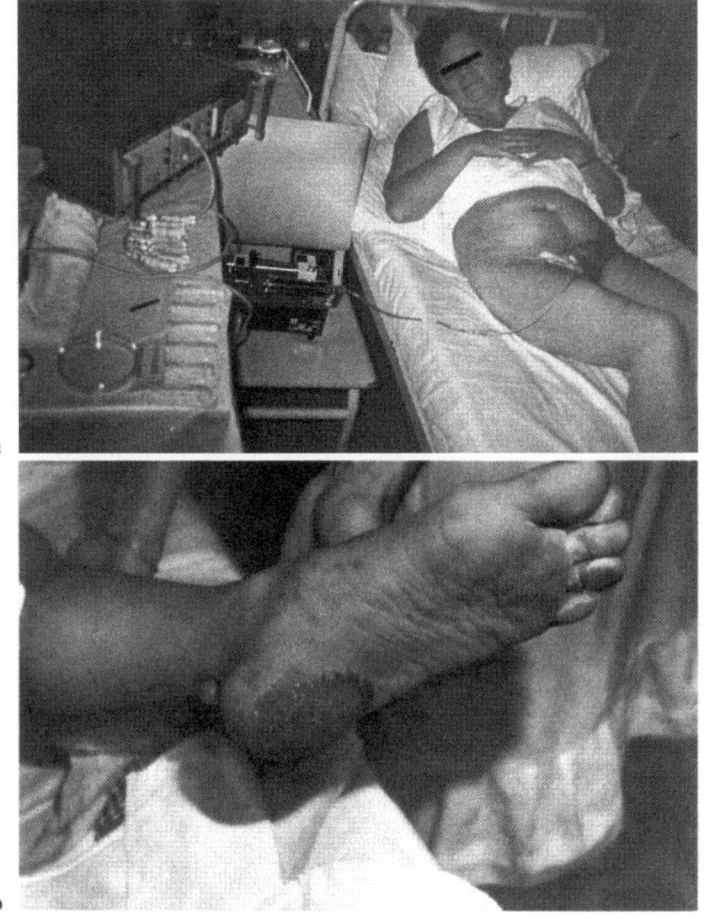

Abb. 1. a „Offene Systeme". Die Zytostatika werden durch einfache Angiographiekatheter verabreicht. **b** Abszesse nach multiplen infizierten Mikroembolien. Vollkommene Restitution nach chirurgischer und gezielter Antibiotikatherapie

Perkutan implantierte Kathetersysteme

Demgegenüber bieten die subkutan implantierbaren Kathetersysteme Vorteile, da das Kathetermaterial aus gewebefreundlichen Polyurethan besteht und die Dislokationsgefahr verringert wird, so daß die Bewegungsfreiheit der Patienten nach einigen Tagen nicht mehr eingeschränkt ist. Eine Blutung nach der Implantation beobachteten wir nie, und die Infektionsgefahr ist bei steriler Handhabung minimal. Nur bei Patienten mit ungünstiger Anatomie oder fehlender Kooperation ist häufiger mit einer Infektion zu rechnen (Abb. 2). Ein Heparin-Kochsalz-Block ist nur nach Ende jeder Infusion sinnvoll (*Cave:*

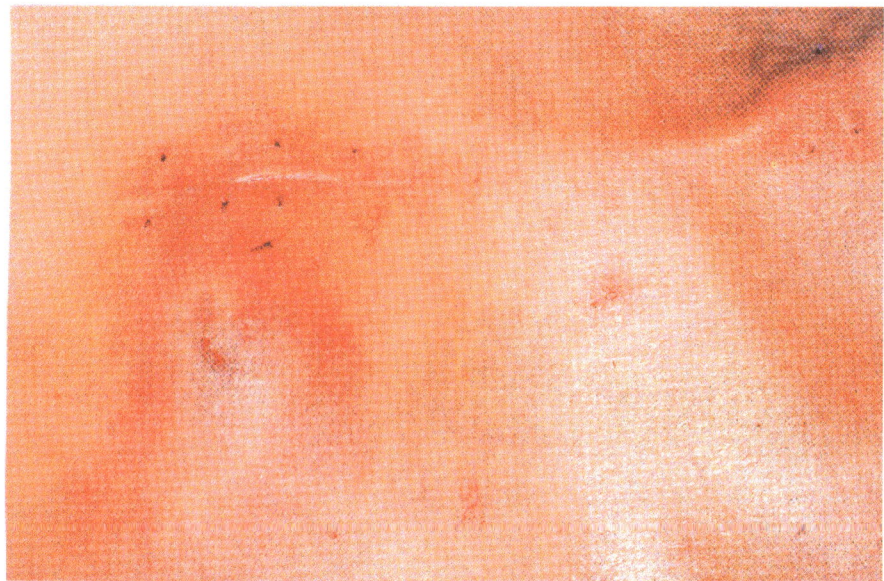

Abb. 2. Infizierter Port

bei Infusionen mit Anthrazyklinen wegen der Kompatibilität nur Kochsalz verwenden). Für die lange Funktionsfähigkeit der Systeme ist eine gute Kooperation zwischen Patient, Arzt und Pflegepersonal notwendig.

Technik der Implantation

Es empfiehlt sich, das Vorgehen in zwei Schritte zu trennen: Arteriographie und Implantation. Zur Arteriographie ist in der Regel ein dünnerer Katheter (F5) zu verwenden. Wird eine Schleuse oder ein dickerer Arteriographiekatheter verwandt, ist nach Einlage des dünneren Implantationskatheters mit einer vorübergehenden Blutung an der Punktionsstelle zu rechnen, die aber durch leichte Kompression kontrolliert werden kann.

Die Punktion ist unterhalb des Leistenbandes und in einem flachen Winkel vorzunehmen, vorzugsweise als Einwandpunktion. Die Rate lokaler thromboembolischer Komplikationen (Abb. 3a-c) geht auf erschwerte Gefäßpunktionen zurück. In der Arteriographie werden das endgültig zu sondierende Gefäß und die Tumorgefäße dargestellt (Abb. 4). Bei Tumoren im kleinen Becken erfolgt die Blutversorgung oft durch benachbarte Gefäße (parasitäre Blutversorgung), so daß die ursprünglich versorgende Arterie nur eine untergeordnete Rolle spielt.

Gerade für die Langzeittherapie ist zur Vermeidung einer Thrombose eine möglichst zentrale Plazierung des Katheters anzustreben. In Abhängigkeit von den verwandten Substanzen treten weniger Gefäßwandveränderungen

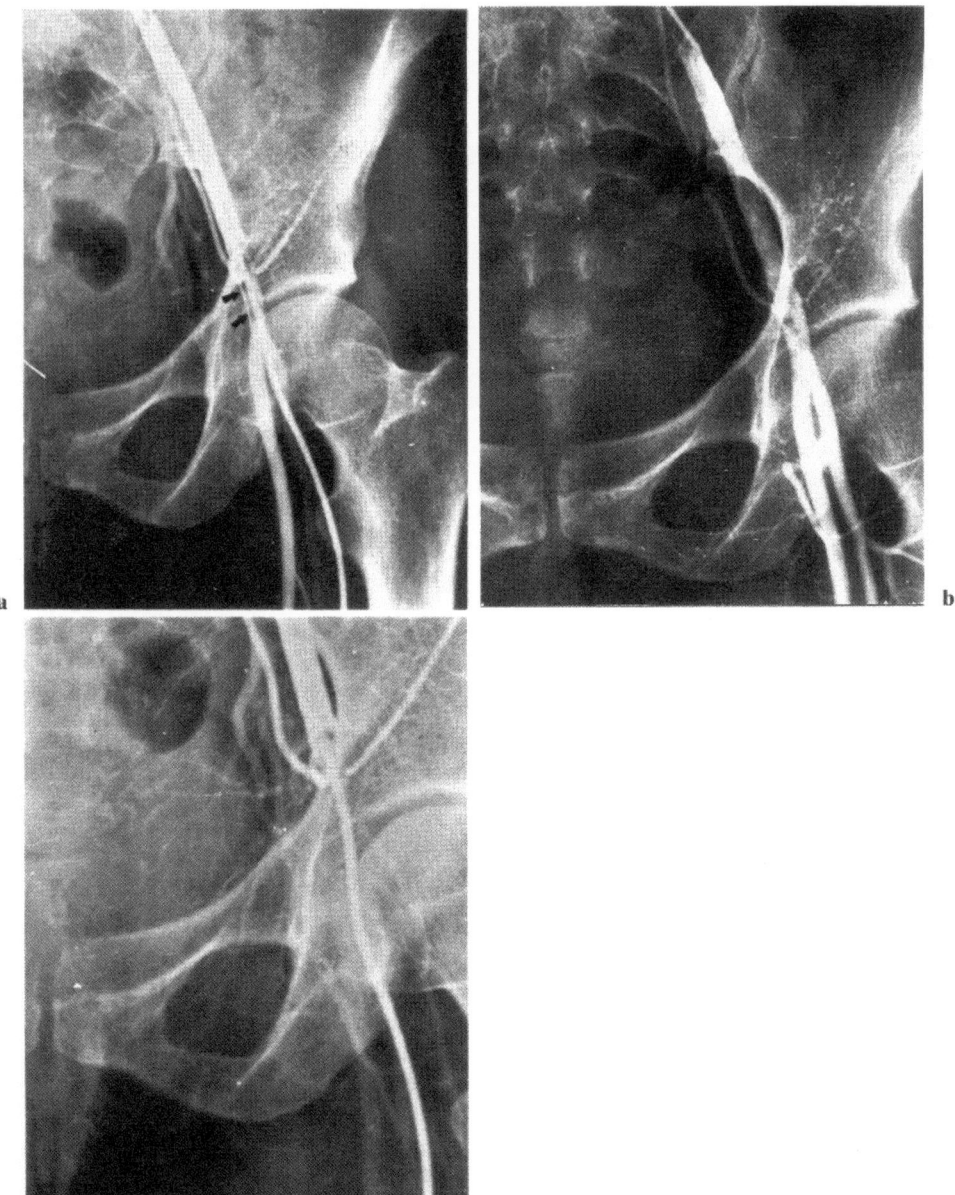

Abb. 3. a Thrombose an der Punktionsstelle. **b** Kompletter Verschluß. **c** Nach gezielter Anwendung von Streptokinase

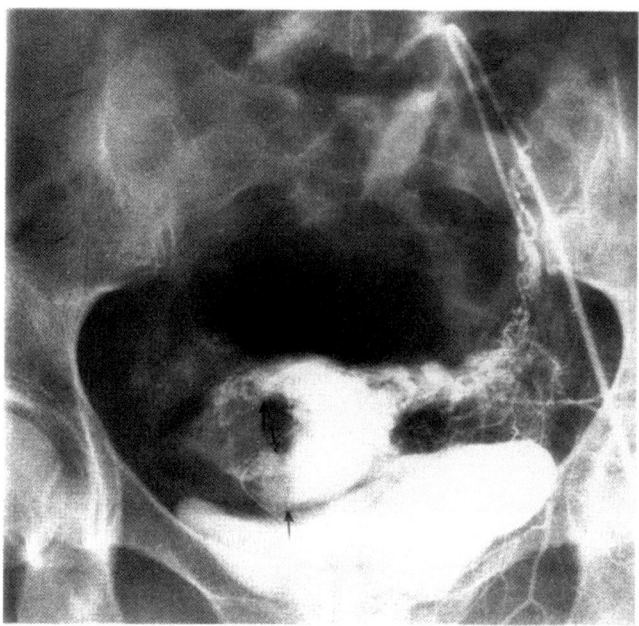

Abb. 4. Endometriumtumor

auf, wenn es zu einer guten Durchmischung von Blut und Medikament kommt.

Ideal ist es, nur über die zum Tumor führende Arterie Zytostatika zu verabreichen, z.B. im Fall eines Tumors im kleinen Becken mit der Versorgung über den viszeralen Ast der A. hypogastrica (Abb. 5). In ca. 80% der Fälle ist die Vasoanatomie für die Katheterplazierung aber nicht ideal. Dabei kann die Embolisation peripherer Tumorgefäße hilfreich sein, um den Blut- und damit den Zytostatikafluß in die gewünschte Region zu erhöhen (Abb. 6). In dieser Vorgehensweise liegt der große Vorteil der Radiologie, da die Blutversorgung gut beurteilt und entsprechend den individuell vorliegenden Verhältnissen für eine möglichst ideale Zytostatikaperfusion beeinflußt werden kann.

Zur Plazierung des Therapiekatheters wird ein teflonbeschichteter Führungsdraht mit J-förmiger Spitze verwendet und in eine kleine Arterie des viszeralen Astes eingeführt. So hat der Draht eine stabile Position und disloziert während des Katheterwechsels nicht so leicht. Der Polyurethankatheter ist relativ weich, so daß ggf. die Dilatation an der Punktionsstelle empfehlenswert ist. Im Falle einer Blutung ist die Punktionsstelle zu komprimieren. Für die Positionierung der Katheterspitze ist die J-förmige Spitze hilfreich, da man das Katheterende am Aufrichten des J erkennt. Nach Entfernen des Führungsdrahts kann der Katheter mit Kontrastmittel zur Dokumentation dargestellt werden. Es empfiehlt sich, den Katheter etwas weiter in der Arterie zu belassen, da er bei der Konnektion an die Portkammer etwas heraus-

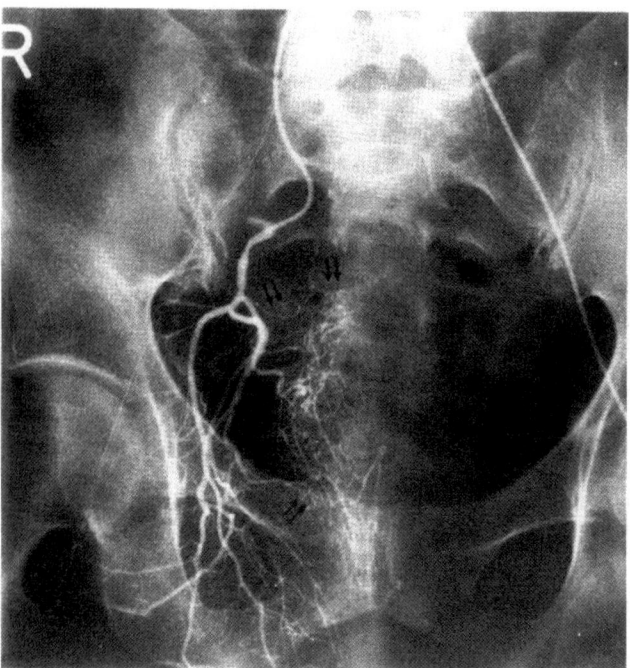

Abb. 5. Parasitäre Blutversorgung eines Rektumrezidivs (verschiedene Äste des Ramus Visceralis)

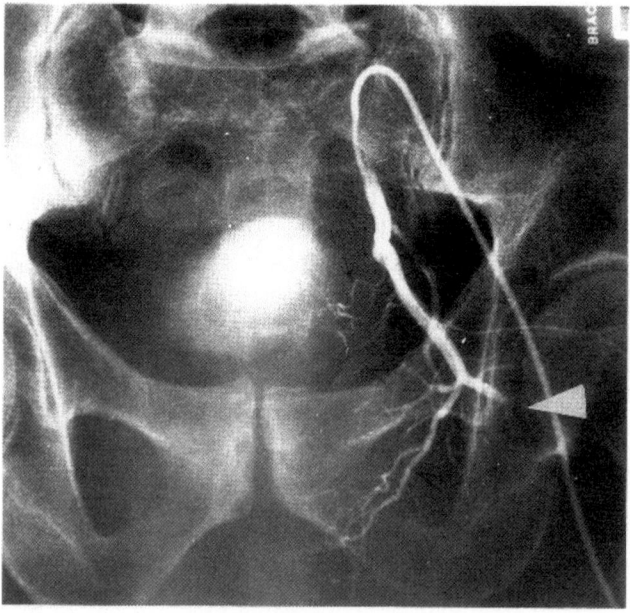

Abb. 6. Präventive Embolisation

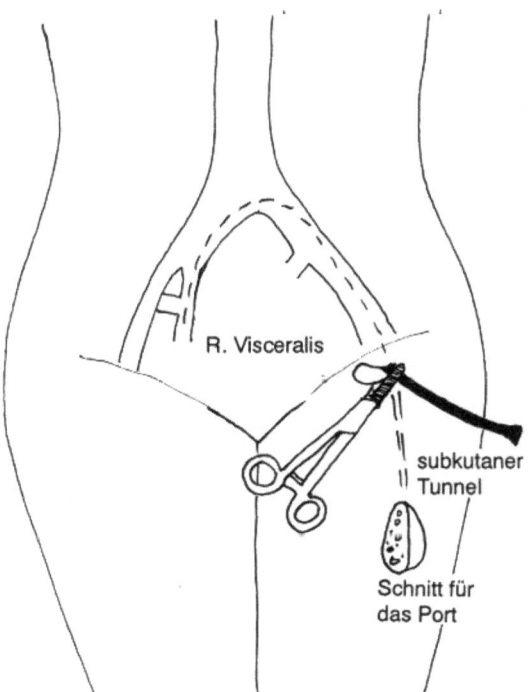

Abb. 7. Situation vor dem Durchziehen des Katheters

rutschen kann. Vor Beginn der Präparation ist der Katheter mit einem sog. Bulldog nach Schutz mit einem Silikonschlauch zu fixieren (Abb. 7).

Präparation des Tunnels und der subkutanen Tasche

Die Lage des Ports ventral auf dem Quadrizepsmuskel bietet sich an. Vorzugsweise sollte ein konnektierbares Port vewandt werden, so daß ca. 10 cm unterhalb des Leistenbandes ein Schnitt gemacht wird, der Tunnel (Abb. 8a, b). und die Tasche für die Portkammer stumpf präpariert wird (nur so groß wie notwendig). Insbesondere bei adipösen Patienten muß die Faszie nicht freigelegt werden, das einfache Einlegen der Portkammer subkutan ist ausreichend. Zur Blutstillung ist in der Regel keine Elektrokoagulierung notwendig, vorübergehendes Abklemmen reicht aus.

Beim „Durchziehen" des Katheters ist darauf zu achten, daß der Katheter sich im Verlauf der Schlingenbildung nicht verlegt und nicht bricht. Anschließend wird die Fixierung mit dem Bulldog entfernt, mit Kontrastmittel die Katheterlage überprüft, evtl. korrigiert und der Bulldog erneut am proximalen Rand des Schnittes angelegt. Das Port wird konnektiert und ohne Krümmung des Katheters implantiert, um einer späteren Dislokation oder Verlegung des Katheterlumens vorzubeugen. Der Verschluß der Schnittwunde

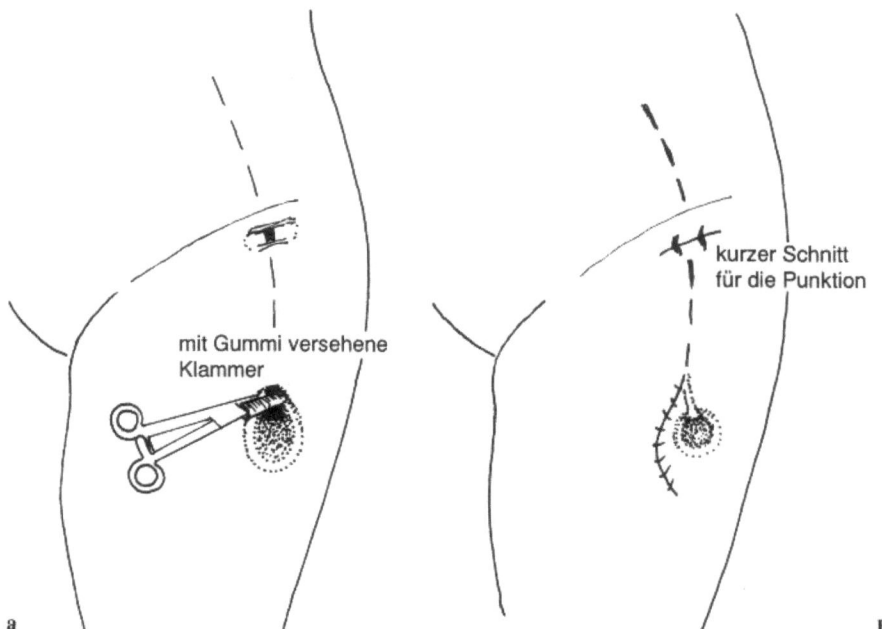

Abb. 8. a Situation nach dem Durchziehen des Katheters. **b** Situation nach Implantation. Katheter und Port schon an Ort und Stelle

erfolgt entweder mit Nähten oder mit Klammern. Abschließend Kontrolle der Katheterlage und Auffüllen des Systems mit einem Heparin-Kochsalz-Block (100 IE/1 ml NaCl 0,9%).

Pflege des Systems

Da die verwandten Kathetersysteme nicht mit einem endständigen Ventil versehen sind, müssen sie bei Nichtbenutzung immer mit einer Heparin-Kochsalz-Lösung gefüllt sein. Damit an der Katheterspitze kein Blut zurückläuft, ist es beim Setzen des Heparin-Kochsalz-Blocks wichtig, die Nadel unter Druck aus dem Port herauszuziehen. Falls dennoch eine Okklusion des Systems auftritt, ist in jedem Fall der Versuch einer Lyse des Thrombus mit Streptourokinase oder rTPA sinnvoll.

Explantation des subkutan implantierbaren Kathetersystems

Die Entfernung des Systems verläuft im allgemeinen auch nach monatelanger Liegedauer problemlos. Im Bereich des ehemaligen Schnittes wird die Haut geöffnet, die Portkammer mobilisiert und während des Katheterziehens die

Punktionsstelle leicht komprimiert. Nach Entfernung wird wie üblich 15–20 min fest komprimiert. Steht die Blutung sicher, wird die Schnittwunde vernäht oder geklammert. Bei Einlage einer Drainage über 24 h ist eine anhaltende arterielle Blutung leicht zu erkennen.

Komplikationen

Bei ungünstig anatomischen Gefäßverläufen (z.B. kurzer viszeraler Ast) oder Krümmung des Katheters kann es zur Dislokation des Katheters kommen (selten). Liegt der Katheter in einem kleinen Gefäß, kann er durch die Gefäßwand brechen, und die Zytostatikainfusion kann ins Peritoneum erfolgen. Aus diesem Grund empfiehlt sich die regelmäßige radiologische Kontrolle mit Kontrastmittel.

An der Katheterspitze kann es als Folge der Zytostatikainfusionen auch zu Endothelirritationen mit anschließender Thrombose kommen, so daß ein Versuch mit Streptourokinase angezeigt erscheint. Eine Thrombose an der Punktionsstelle ist sehr selten. Wenn sie jedoch auftritt, ist eine Heparinisierung, eine Lyse oder eine Thrombektomie zu erwägen.

Eine Dislokation der Membran oder eine Katheterdislokation kommt selten und praktisch nur nach Implantations- und Bedienungsfehlern auf, kann aber im Rahmen einer Revision unter Lokalanästhesie korrigiert werden. Eine Lokalinfektion tritt nur sehr selten auf und ist immer auf eine nicht ausreichend sterile Punktion zurückzuführen.

Literatur

1. Falappa PG, Turriziani A, Trodella L, Cotroneo AR, DeCinque M, Caiazza A, Vincenzoni M (1986) Continous arterial infusion with cytostatics in the carcinoma of the cervix. Ann Radiol 29:196–199
2. Flüchter SH, Bichler KH, Laberke HG, Wilbert DM (1988) Neoadjuvant local treatment of locoregional advanced bladder cancer. Reg Cancer Treat 1:50–54
3. Kavanagh JJ (1984) Regional chemotherapeutic approaches to the managment of pelvic malignancies. Cancer Bull 36:52–55
4. Logothetis CJ, Samuels ML (1984) Intra-arterial chemotherapy for malignant urothelial tumors. Cancer Bull 36:47–52
5. Meyer P, Reizine D, Merland JJ, Guérin JM (1988) Nosocomial septicemia and therapeutic angiography. Report of four cases. Ann Radiol 31:34–36
6. Patt YZ, Charnsangavej C, Boddie A et al. (1989) Treatment of hepatocellular carcinoma with hepatic arterial fluoxuridine, doxorubicin and mitomycin C (FUDRAM) with or without hepatic artery embolisation: factors associated with longer survival. Reg Cancer Treat 2:98–104
7. Scarabelli C, Tumolo S, de Paoli A et al. (1987) Intermittent pelvic arterial infusion with Peptichemio, Doxorubicin and Cisplatin for locally advanced and recurrent cancer of the uterine cervix. Cancer 60:25–30
8. Stephens FO, Waugh RC (1986) Comparison of radiological and surgical placment of cannulas for intra-arterial chemotherapy, 14th Int Cancer Congress 6:213–219 (Abstract)

9. Stumpf J, Vadon G, Németh G (1985) Radiotherapy combined with intraarterial chemotherapy in advanced tumors of the uterine cervix. Prog Radiooncol 4:235–241 (Abstract)
10. Stumpf J, Vadon G, Németh G (1986) The role of intra-arterial chemotherapy in the management of uterine tumors with a complex modality treatment. Proceedings of a Radiotherapysymposium, Vienna, pp 41–46 (Abstract)
11. Stumpf J, Nemeth G, Boijsen E (1988) Suggestion for an international collaboration in the complex treatment of advanced uterine tumors. Prog Radiooncol 4:97–99 (Abstract)
12. Wallace S, Chuang P, Samuels P, Johnson D (1982) Transcatheter intraarterial infusion of chemotherapy in advanced bladder cancer. Cancer 49:640–645

9 Portale Chemotherapie der Metastasenleber

H. WEIGAND

Die regionale Chemotherapie der inoperablen Lebermetastasen kolorektaler Tumoren gewinnt gegenüber der systemischen Zytostase zunehmend an Bedeutung. Verschiedene Zugangswege und -techniken stehen zur Verfügung.

Transarteriell:

- Operative Implantation eines Dauerkatheters in die A. gastroduodenalis in Verbindung mit einem subkutanen Port oder einer Pumpe zur kontinuierlichen Infusion.
- Transfemorale selektive Sondierung der A. hepatica zur intermittierenden Zytostaseinfusion.
- Transfemorale kathetertechnische Chemoembolisation.
- Extrakorporale Leberperfusion.

Transportal:

- Transumbilikale Sondierung (TUS) mit Implantation eines Dauerkatheters retrograd in die Pfortader in Verbindung mit einem subkutanen Port oder einer Pumpe zur Dauerinfusion.
- Operative Implantation eines Dauerkatheters über eine Kolon- oder Magenvene orthograd in die Pfortader in Verbindung mit einem Port oder einer Pumpe.

Transarteriell und transportal: Operative Implantation eines arteriellen und portalen Ports nach TUS oder Sondierung einer Kolon- oder einer Magenvene.

Die Bevorzugung des arteriellen Zugangs ist auf die Studien von Breedis u. Young (1954) sowie Taylor et al. (1979) zurückzuführen. Diese Autoren erbrachten den Nachweis, daß nahezu alle tumorösen Infiltrationen der Leber überwiegend arteriell versorgt werden. Als wesentliche Zusatzinformation wies Ackermann (1982) in den Tumorrandgebieten jeweils zahlreiche arterioportale Anastomosen nach. Diese Beobachtungen führten zwangsläufig zur Technik der trunkulären Ligatur oder Embolisierung der A. hepatica bzw. zur segmentalen Embolisierung einzelner tumorbezogener Leberarterien, um den Tumor trophisch zu stören. Die enttäuschenden Ergebnisse sind auf die beeindruckende Potenz der Leber zur Rearterialisierung zurückzuführen: Etwa 6 Wochen nach trunkulärer Ligatur oder Embolisierung der A. hepatica hat sich das Lebergewebe aus der gesamten Umgebung wieder vollständig rearterialisiert.

Daher kann es sich bei einer Embolisierung der A. hepatica zur Behandlung von nur um eine zeitlich befristete trophische Störung handeln. Außerdem kann die Blutzufuhr auch zusätzlich auf das portale System umgeschaltet werden. Dieser Vorgang ist um so verständlicher, als die Einschwemmung der Filiae bzw. der Tumorzellen über das portale System erfolgt und die Blutzufuhr in der Nidationsphase erst nach Tagen auf das System der A. hepatica umgeschaltet wird.

Aufgrund dieser Überlegungen wurden im Zentralinstitut für Röntgendiagnostik der Universitätskliniken Mainz seit 1979 sowie im Zentralinstitut für Röntgendiagnostik des Klinikums Wiesbaden seit 1983 neben arteriell implantierten Kathetern Dauerkatheter auch transumbilikal retrograd in die Pfortader implantiert. Da zum damaligen Zeitpunkt noch keine Ports in entsprechender Ausführung zur Verfügung standen, wurden die transumbilikalen Katheter ausschließlich an eine tragbare Pumpe angeschlossen.

Grundsätzlich bestand auch damals schon die Möglichkeit, subkutan implantierbare Pumpen zu verwenden. Da die TUS in Lokalanästhesie durchgeführt wird, erschien der Eingriff, zusätzlich eine Pumpe subkutan zu implantieren, als zu aufwendig.

Die vergleichende Auswertung des arteriellen Zugangs bei 22 Patienten mit Metastasenleber und des portalen Zuganges bei 23 Patienten mit nichtoperablen Lebermetastasen ergab nahezu deckungsgleiche Ergebnisse. Nach 12 Monaten waren noch 78%, nach 24 Monaten 44 und nach 36 Monaten 33% am Leben. Im Vergleich zu nicht behandelten Patienten ergeben beide Verfahrensweisen einen deutlichen palliativen Effekt.

Gegenüber der arteriellen Katheterimplantation lassen sich bei der portalen Sondierung folgende Vorteile nennen:

- Der transumbilikale Zugang nutzt einen anatomisch vorgegebenen Weg zum portalen Kreislauf.
- Die TUS wird in Lokalanästhesie durchgeführt.
- Der Zeitaufwand liegt bei ca. 1,5 h.
- Die Plazierung der Katheterspitze erfolgt unter Durchleuchtung.
- Nach dem Eingriff ist ein stationärer Aufenthalt von nicht mehr als 3 Tagen erforderlich.
- Der Katheter kann ggf. bei Dislokation oder Verschluß durch inkrustierte Rückstände der Zytostatika oder durch einen Thrombus beliebig oft gewechselt werden.
- Während und nach dem Eingriff sind bisher keine gravierenden Komplikationen oder Nebenwirkungen aufgetreten. Die Gefahr der Pfortaderthrombose besteht nur bei vorbestehender portaler Hypertension mit erheblicher Reduktion der Blutfließgeschwindigkeit.

Doviner (1954) und Gonzales-Carbalhaes (1959) beschrieben erstmals die Technik der transumbilikalen Pfortadersondierung. Sie wurde zunächst rein diagnostisch eingesetzt. Erste Versuche einer Langzeitkatheterisierung zur regionalen Chemotherapie unternahmen Wirbatz (1971) und Kissling et al. (1972). Schon damals erreichte man Katheterverweilzeiten von bis zu 330 Ta-

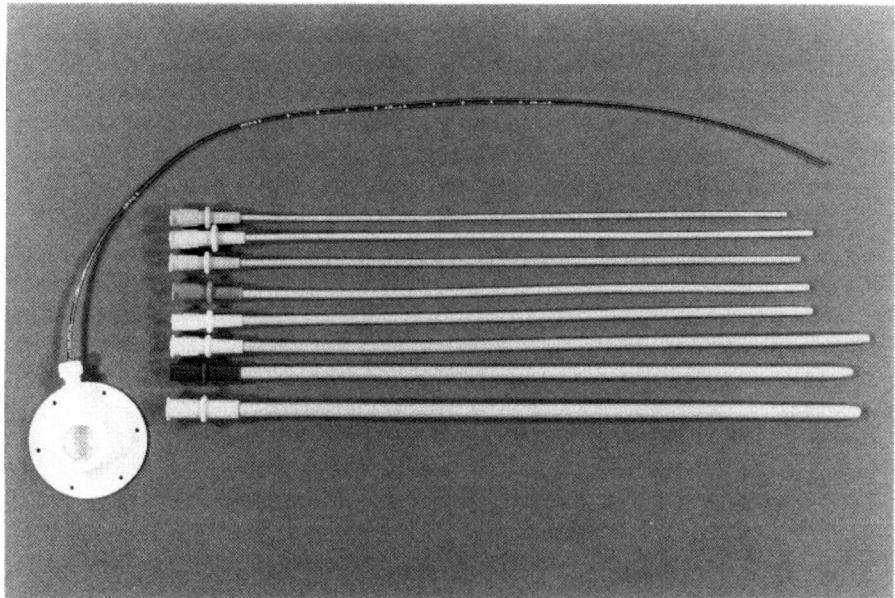

Abb. 1. Port mit konnektiertem Infusionskatheter sowie ein Set Dilatatoren zunehmender Größe mit einem Innenlumen, das für einen 0,38-Führungsdraht durchgängig ist, sowie Luerlock-Ansatz

gen. Von allen Autoren wurde der Eingriff als einfach und sicher beschrieben.

In Zusammenarbeit mit der Firma Braun-Melsungen wurde zur Implantation eines transumbilikal eingebrachten Ports zu Pfortaderinfusion im Zentralinstitut für Röntgendiagnostik des Klinikums Wiesbaden ein Instrumentarium entwickelt, das seit 1985 zur Verfügung steht (Abb. 1).

Anatomische Vorbemerkung

Die Implantation eines subkutanen Ports mit Zugang zum Pfortadersystem setzt eine TUS voraus, d.h. eine Desobliterierung der V. umbilicalis, die am Unterrand des Lig. teres hepatis verläuft, das zwischen Bauchwand retroumbilikal und der Leberunter- und oberfläche im Bereich der Inzisur segelförmig ausgespannt ist.

Die Umbilikale- oder auch Zentralvene (Baumgarten 1891) verläuft zu 2/3 extraperitoneal im präperitonealen Fett als fibröser Strang, der in Richtung Leberrand an Stärke zunimmt, etwa der Konsistenz eines Ureters oder eines Samenstranges entsprechend. Das proximale, lebernahe Drittel ist in eine Peritonealduplikatur eingehüllt und geht End-zu-End in den Ramus ventroflexus über, der seinerseits stummelförmig ca. 2–3 mm aus dem Ramus pricipa-

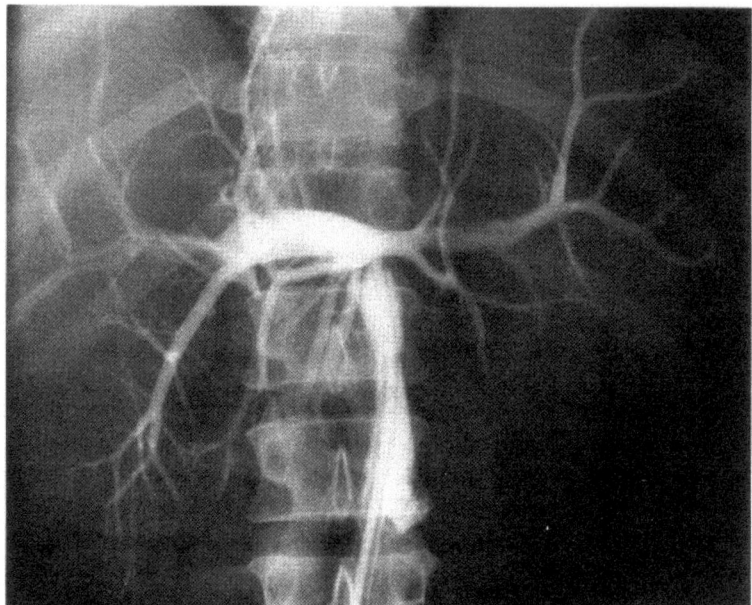
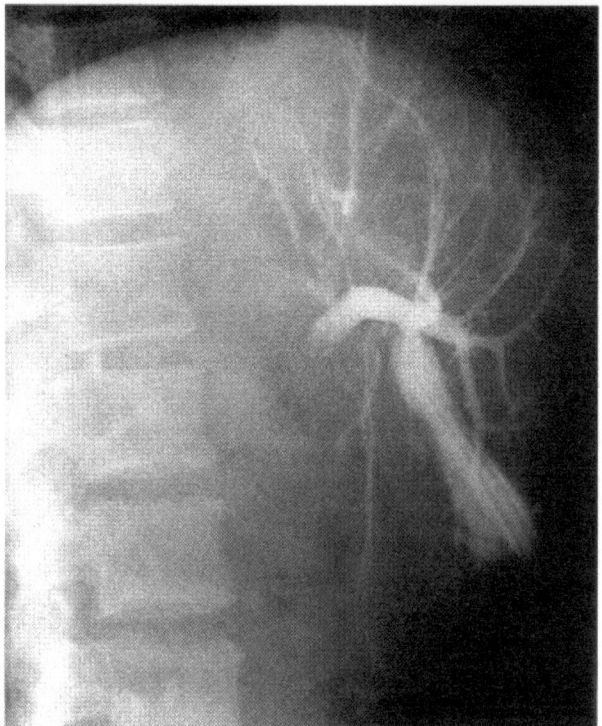

Abb. 2a, b. Aufsicht und Seitansicht des Ramus principalis sinister des Pfortadersystems nach Desobliteration der Zentralvene des Lig. teres hepatis. Innerhalb der einliegende Dilatator unmittelbar nach Perforation des segelartigen Sphinkters am Übergang zum Ramus ventroflexus lis sinister des Pfortadersystems aus dem linken Leberlappen herausragt. In Projektion auf die Bauchdecke verläuft das Ligament vom Nabel paramedian rechts in Richtung auf die Parasternalregion rechts. Nur bei massiver Lebervergrößerung kann es nach links verzogen sein.

Technik der transumbilikalen Portimplantation

Bei milder Sedierung des Patienten über einen venösen Zugang wird in Lokalanästhesie ein ca. 8 cm langer Oberbauchmittelschnitt angelegt, die Linea alba durchtrennt und durch sorgfältige Präparation des präperitonealen Fettes das Lig. teres hepatis in voller Länge freigelegt. Die Präparation erfolgt möglichst weit in Richtung auf den Leberhilus, extraperitoneal, während das distale Ende in Nabelhöhe durchtrennt wird. Der mutmaßliche Verlauf kann im CT oder auch im Ultraschall weitgehend geortet werden, soweit keine früheren Oberbauchoperationen vorausgegangen sind. Am Übergang vom fibrösen zum soliden Anteil des Ligamentes wird eine Querinzision vorgenommen und das Lumen der Zentralvene schrittweise desobliteriert.

Am Übergang zum Ramus ventroflexus befindet eine meist segelartige oder auch sphinkterartige Einengung, die mit etwas vermehrten Kraftaufwand eines angemessenen Dilatators überwunden werden kann (Abb. 2a, b).

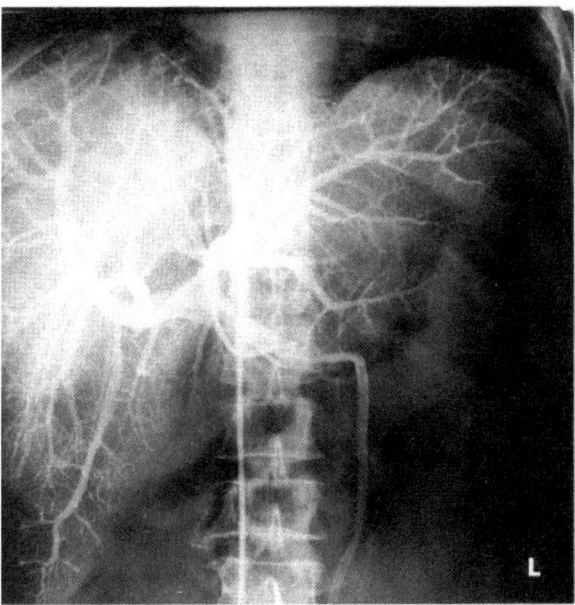

Abb. 3. Der eingewechselte cobrakonfigurierte 7-French-Katheter liegt mit der Spitze am Beginn der Pfortader. Zustand nach Kontrastmittelinjektion. Partieller Reflux des Kontrastmittels in die V. mesenterica inferior. Seitengleiche Kontrastierung des gesamten Pfortadersystems

Freier Blutrückfluß bzw. eine Kontrastmittelprobeinjektion bestätigen die Verbindung zum Pfortadersystem. In Seldinger-Technik findet die Spitze eines diagnostischen kobrakonfigurierten Katheters leicht den Weg retrograd in die Pfortader. Damit besteht die Möglichkeit einer direkten Kontrastierung aller intra- und extrahepatischen Pfortaderverzweigungen (Abb. 3). Aus strömungstechnischen Gründen erscheint es sinnvoll, die Spitze des Infusionskatheters in den proximalen Abschnitt der V. mesenterica superior zu plazieren. Mit Hilfe eines Führungsdrahtes läßt sich die Länge des zu plazierenden Katheters von der Porttasche bis hin zur endgültigen Position innerhalb der V. mesenterica superior bestimmen. Bei noch liegendem diagnostischem Katheter mit Führungsdraht folgt dann die Präparation der subkutanen Porttasche paramedian rechts oder links. Ebenfalls in Seldinger-Technik kann dann der endgültige Infusionskatheter in seine Zielposition gebracht und sein proximales Ende mit dem Port über einen Schraub-Klemm-Mechanismus verbunden werden. Bei kontrastgefülltem Port und Infusionskatheter bestätigt eine abschließende Übersichtsaufnahme die exakte Lage des Katheters und Sitz des Ports (Abb. 4). Katheter und Portkammer werden vom Kontrastmittel freigespült und anschließend mit einem Heparinblock gefüllt.

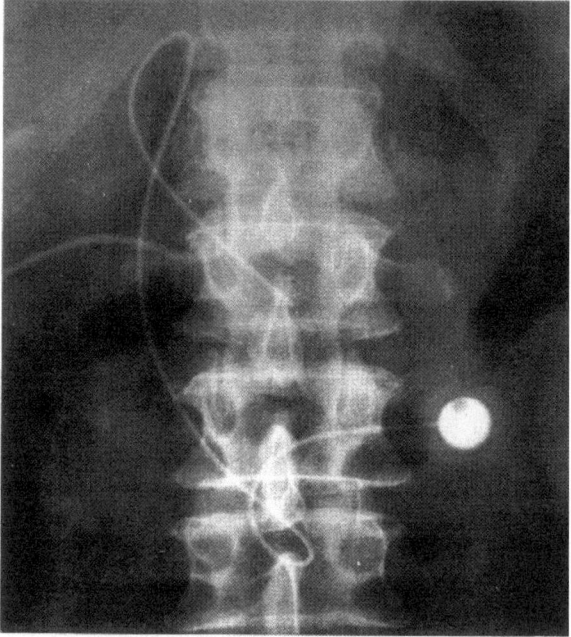

Abb. 4. Kontrastierung des transumbilikal eingelegten Portsystems. Die Spitze des Infusionskatheters liegt unmittelbar an der Mündungsstelle der V. mesenterica superior. Der im Bildrand *rechts* gelegene Silikonkatheter gehört zu einem früher eingelegten arteriellen Port

Portale Chemotherapie der Metastasenleber

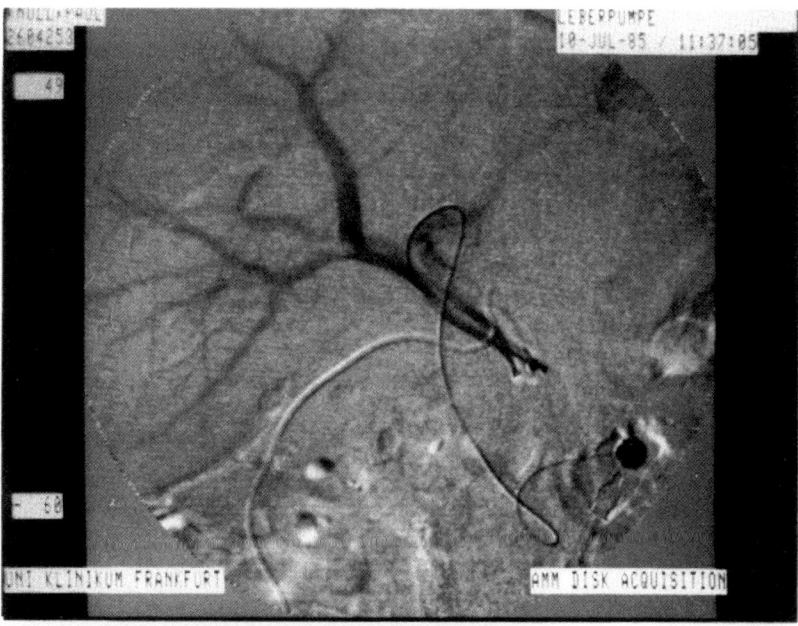

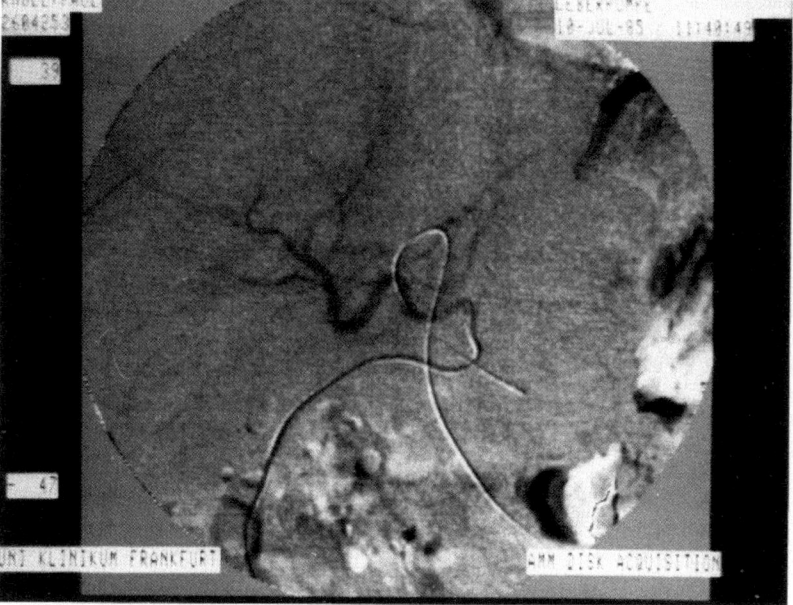

Abb. 5a, b. Gleicher Patient wie in Abb. 4. **a** Kontrollangiographie des Pfortadersystems über dem transumbilikal eingelegten Port. **b** Kontrastierung der A. hepatica über dem arteriell implantierten Port

Nach subtiler Blutstillung erfolgen Einlegen einer Redon-Drainage, schichtweiser Wundverschluß und Verband. Bei regelrechter Wundheilung per primam bleiben die Patienten im allgemeinen nicht mehr als 3 Tage stationär. Nach Abschluß der Wundheilung kann unmittelbar mit der Chemotherapie über den Port begonnen werden. Zwischen den Therapien werden in DSA-Technik von Zeit zu Zeit Lage und Durchgängigkeit des Ports sowie die Kontrastierung des Pfortadersystems überprüft (Abb. 5a, b).

Bis zum jetzigen Zeitpunkt sind außer umschriebenen kleineren Hämatomen im Bereich der Portkammer keine Komplikationen eingetreten, insbesondere keine Sekundärheilung. Auch wurden keine Katheterdislokationen festgestellt. In einem Fall kam es zu einer Diskonnektion am Port, in einer 2. Sitzung wurde der Katheter ausgewechselt. Es sei nochmals betont, daß die wesentlichen Vorteile des transumbilikalen Ports gegenüber anderen, insbesondere arteriellen Ports, darin besteht, daß der Eingriff bei kurzfristiger Hospitalisierung in Lokalanästhesie durchgeführt wird und zum anderen die Möglichkeit besteht, bei Diskonnektion, Thrombosierung oder Dislokation jederzeit einen Portwechsel vornehmen zu können.

Literatur

1. Ackermann NB (1982) The blood supply of liver metastases. In: Weiss I, Gilbert HA (eds) Liver metastases. Hall, Boston/MA, pp 96–125
2. Baumgarten PC (1891) Über die Nabelvene des Menschen und ihre Bedeutung für die Zirkulationsstörungen bei Leberzirrhose. Arb Pathol Anat Tübingen I:1–46
3. Breedis C, Young G (1954) The blood supply of neoplasms in the liver. Am J Pathol 30:969–977
4. Doviner DG (1954) Tes. dokl. nautsch. ses. St. i. Rost. med. Insitutow, 49–52
5. Gonzales-Carbalhaes O (1959) Hepatoportografia por via umbilical. Rev Sanid Milit (Mexico):42–47
6. Kissling J, Rieche K, Wirbatz W, Mateev B, Ziegenbein B (1972) Transumbilicale Blutuntersuchungen am Menschen aus der Vena portae. Acta Hepatogastroenterol 19:148–156
7. Taylor I, Bennet R, Bennet R, Sherriff S (1979) The blood supply of colorectal liver metastases. Br J Cancer 39:749–756
8. Wirbatz W (1971) Der transumbilicale Katheterismus der Vena portae und seine Bedeutung für die Onkologie. Promotionsschrift, Berlin

10 Peritoneale Chemotherapie mit operativem Zugang

P. H. Sugarbaker und P. S. Braly

Nicht alle Karzinomarten haben das gleiche Metastasierungsmuster. Bei Tumoren innerhalb von Körperhöhlen können lokoregionäre Rezidive entstehen. So treten im Abdomen nach chirurgischer Beseitigung gastrointestinaler und ovarieller Karzinome häufig Rezidive auf, die auf diesen anatomischen Bereich beschränkt sind. Einige der muzinartigen Tumore rezidivieren ausschließlich innerhalb des Abdomens und neigen selbst im Spätstadium der Erkrankung nicht zu hämatogener oder lymphatischer Streuung. Häufig sterben diese Patienten infolge eines großen Tumorvolumens innerhalb des Abdomens, ohne daß es zum Auftreten von Metastasen in der Leber oder in anderen Organen gekommen ist. Die vorliegende Arbeit will die Möglichkeiten einer Behandlung gastrointestinaler, ovarieller und anderer intraabdominalen Karzinome durch intraperitoneale Chemotherapie aufzeigen. Der peritoneale Zugang kann sowohl vor (neoadjuvant) oder unmittelbar nach größeren Eingriffen erforderlich sein. Derzeitig bestehen unterschiedliche Empfehlungen für die Anwendung intraperitonealer Chemotheraie in verschiedenen klinischen Situationen, die hier zusammengefaßt vorgestellt werden sollen.

Übersicht über derzeitige Verfahren des peritonealen Zugangs

Gegenwärtig gibt es 4 verschiedene Verfahren zur intraperitonealen Instillation chemotherapeutischer Mittel. Tabelle 1 gibt eine Übersicht über klinische Charakteristika der verschiedenen Verfahren. Im allgemeinen sind die vollständig implantierbaren Systeme schwieriger einzusetzen, dagegen besteht ein geringeres Infektionsrisiko im Vergleich zu transkutanen Kathetern. Katheter mit Dakronmanschetten sind schwer zu entfernen. Bei Verwendung von Doppelmanschetten ist eine Allgemeinnarkose zur Entfernung des Katheters erforderlich. Zum Abziehen größerer Flüssigkeitsmengen aus dem Peritonealraum ist ausschließlich der Tenckhoff-Katheter geeignet. Mit anderen Systemen sind Probeentnahmen instillierter Flüssigkeit möglich, eine komplette Drainage über das Portsystem ist jedoch schwierig. Bei früher postoperativer intraperitonealer Chemotherapie ist der Tenckhoff-Katheter erforderlich, um größere Volumina für Peritoneallavagen zu instillieren, dadurch können nach dem Eingriff Blut, Blutbestandteile und Gewebereste aus der Bauchhöhle entfernt werden. Falls eine Drainage intraabdominaler Flüssigkeit über längere Zeit erforderlich wird, entwickelt sich bei der Mehrzahl der Patienten mit Dauerkathetern eine „Drainageblockade". Nur durch wieder-

Tabelle 1. Möglichkeiten des peritonealen Zugangs für die intraperitoneale Chemotherapie

	Intestoplant	Port-A-Cath mit Tenckhoff-Katheter	Tenckhoff-Katheter	Wiederholte Paratzentese
Hautaustritt	nein	nein	ja	nein
Einführen	kompliziert	weniger kompliziert	kaum kompliziert	am wenigsten kompliziert, aber mehrfache Wiederholung
Medikamentenverteilung	mit der Zeit ungünstiger	mit der Zeit ungünstiger	mit der Zeit ungünstiger	kann mit der Zeit günstiger werden
Explantation	größerer Eingriff	mittlerer Eingriff	kleiner Eingriff	–
Drainage von peritonealer Flüssigkeit	normalerweise nicht möglich	normalerweise nicht möglich	möglich bei ca. 50% der Patienten mit Langzeitkathetern	meist bei allen Patienten möglich
Kosten	hoch	hoch	gering	gering

holte Parazentese können über längere Zeit größere Flüssigkeitsmengen aus dem Peritonealraum abgezogen werden.

Probleme mit dem peritonealem Zugang bei intraperitonealer Chemotherapie

Infektiöse Komplikationen

Infektionen bei Tenckhoff-Kathetern können auf den Hautbereich beschränkt sein oder im Peritoneum auftreten. Infektionen im Bereich des Hauttunnels oder sogar im Bereich der Dakronmanschette werden im allgemeinen durch Staphylococcus epidermidis verursacht. Diese Infektionen sind im allgemeinen mit örtlicher Wundversorgung oder systemischen Antibiotika zu beherrschen. Katheterbedingte Infektionen innerhalb des Peritoneums bedingen gravierende Komplikationen, weshalb im allgemeinen die Verabreichung von Chemotherapeutika unterbrochen und sogar der Katheter entfernt werden muß, um die Infektion zu beseitigen. Braly u. Hoff berichten, daß bei einer Gruppe von 140 Patienten mit implantierten peritonealen Kathetern zur intraperitonealen Chemotherapie während einer Gesamtdauer von 1586 Kathetermonaten bei 22 Patienten 25 Peritonitisfälle auftraten (umgerechnet 1 Peritonitisfall auf jeweils 63 Kathetermonate). 16 Peritonitisfälle wurden innerhalb von 40 Tagen nach einer Laparotomie diagnostiziert und waren offen-

Tabelle 2. Art des Eingriffs und Peritonitisrisiko

Art des Eingriffs	Anzahl der Eingriffe	Peritonitisfälle (%)
Kathetereinführung	20	2 (10)
Probelaparatomie	132	10 (8)
und Extirpation des Tumors		
mit Hysterektomie	16	2 (13)
mit Enterotomie	29	4 (14)
Gesamtzahl	197	16[a] 8%

[a] Bei 2 Patienten wurde sowohl eine Hysterektomie als auch eine Enterotomie ausgeführt.

sichtlich auf die Implantation zurückzuführen. Das Auftreten einer operationsbedingten Peritonitis beläuft sich auf 8–14% je nach ausgeführtem Eingriff (Tabelle 2). Bei 2 Patienten, bei denen sowohl eine Hysterektomie als auch eine Enterotomie oder Darmresektion vorgenommen wurde, wurden beide Eingriffe gezählt. Die Zeitspanne zwischen dem chirurgischen Eingriff und der Diagnose der Peritonitis variierte zwischen 1 und 38 Tagen (im Mittel 6 Tage), bis auf 2 Fälle wurden diese am 11. Tag nach dem Eingriff diagnostiziert, 9 Fälle (56%) in den ersten 7 Tagen nach dem Eingriff. Bei 11 dieser Patienten wurde eine Staphylokokkusspezies als Erreger isoliert und bei 5 Patienten entweder Escherichia coli, Klebsiella oder Bacteroides (bei einem Patienten waren sowohl Staphylokokken als auch gramnegative Organismen vorhanden). Bei 4 von 5 Patienten, bei denen die Darmflora bestimmt wurde, wurde gleichzeitig mit der Katheterimplantation eine Enterotomie oder Darmresektion ausgeführt, obgleich bei einem dieser Patienten (mit Staphylokokken und Coli) diese Infektion bis zu einer 6 Monate später erfolgten Laparatomie klinisch nicht erkannt werden konnte. Bei 3 Patienten war die Katheterexplantation erforderlich, um die Infektion zu beseitigen.

Bei 9 Patienten wurde über 40 Tage nach der Laparotomie eine Peritonitis festgestellt, die als nicht durch den Eingriff bedingt gewertet wurde. Bei 5 dieser Patienten wurde eine Staphylokokkusspezies isoliert, bei den restlichen 4 Patienten waren wahrscheinlich Klebsiella, Coli, Candida und Enterobacter beteiligt. In dieser Patientengruppe gab es hinsichtlich des Eingriffs oder der Katheterverwendung keine Risikofaktoren.

Bei 4 Patienten wurde zwischen dem 7. und dem 29. Tag nach der Diagnose der Peritonitis eine Laparotomie ausgeführt, um die Funktion des peritonealen Katheters zu überprüfen. Bei einem dieser Patienten konnte die Katheterfunktion durch Wiederaufnahme der intraperitonealen Chemotherapie wiederhergestellt werden. Bei den verbleibenden 3 Patienten wurde die Explantation der peritonealen Katheter nach einer Woche aufgrund einer bestehenen Peritonitis und nicht funktionsfähigem Katheter erforderlich (Tabelle 3).

Eine Peritonitis wird bei positiver Kultur nach peritonealen Lavagen diagnostiziert, die mit Temperatur und eventuellen Schmerzen im Bauchraum einhergehen. Routinemäßig wurden intraperitoneale Lavagen mit Kontroll-

Tabelle 3. Peritonitisfälle

	Erreger	Abheilung durch Antibiotika	Entfernen des Katheters
Durch Eingriffe bedingt	Staphylokokken (11)	3	8 (72%)
	Gramnegativ (4)	2	2 (50%)
	Beides (1)	0	1 (100%)
Gesamtzahl	(16)	5	11 (68%)
Nicht durch Eingriffe bedingt	Staphylokokken (5)	2	3 (60%)
	Gramnegativ (3)	1	2 (67%)
	Candida (1)	0	1 (100%)
Gesamtzahl	(9)	3	6 (67%)

kulturen durchgeführt, entweder vor einer Chemotherapiebehandlung oder nach klinischer Indikation bei Patienten, die keine derartige Behandlung erhielten. Zahlreiche positive Kulturen wurden nicht behandelt und heilten spontan, sofern sie nicht mit Temperatur und/oder Schmerzen im Bauchbereich verbunden waren.

Innerhalb des Untersuchungszeitraumes erweiterten wir die Behandlung der katheterbedingten Peritonitis vom Einsatz intravenös verabreichten Antibiotika auf die Kombination von intravenös und intraperitoneal verabreichter Antibiotika (im allgemeinen Zephalosporin und Tobramycin). 13 Peritonitisfälle wurden mit einer Reihe intravenös verabreichter Antibiotika entsprechend der Empfindlichkeit der identifizierten Organismen behandelt. Nur 2 Peritonitisfälle (15%) konnten mit intravenös verabreichten Antibiotika beseitigt werden, ohne daß die intraperitoneale Chemotherapie abgesetzt werden mußte. In den übrigen 11 Fällen war eine Explantation des Katheters erforderlich, um die Infektion zu beherrschen. Bei den verbleibenden 12 Peritonitisfällen wurde intravenös und intraperitoneal Cephalosporin und Tobramycin zugeführt. Bei 6 von 12 Patienten war die Behandlung erfolgreich, d.h. die vorhandenen Organismen (3mal Staphylokokken, 2mal Coli und 1mal Bacteroides) wurden beseitigt, und die intraperitoneale Chemotherapie konnte fortgeführt werden (Tabelle 4).

Derzeit empfehlen wir bei allen Eingriffen, bei denen ein Verweilkatheter implantiert werden soll oder bereits implantiert wurde, die prophylaktische Verarbreichung von Vancomycin oder Cephalosporin. Bei gleichzeitiger Darmresektion oder Enterotomie sollte erwogen werden, ob eine prophylaktische Antibiotikagabe angebracht ist. Obligatorisch sind sowohl eine entsprechende spezielle Krankenpflege als auch äußerste Sterilität beim Einlegen eines Katheters. Bei Langzeitkathetern ist es erforderlich, die Huber-Nadel 2mal wöchentlich zu wechseln und mit Sorgfalt zu verbinden.

Tabelle 4. Peritonitisbehandlung

Verabreichung i.v.-Antibiotika		
Erreger erforderlich	Ansprechen auf Antibiotika	Entfernen des Katheters
Staphylokokken 9	2	7
Gramnegativ 2		2
Beide 1		1
Candida 1		1
Gesamt 13	2 (15%)	11

Verabreichung i.v.- und i.p.-Antibiotika		
Erreger erforderlich	Ansprechen auf Antibiotika	Entfernen des Katheters
Staphylokokken 6	3	3
Gramnegativ 5	3	3
Beide 1	0	1
Gesamt 12	6 (50%)	6

Störungen bei der Infusion

Alle körperfremden Substanzen erzeugen im Körper eine entzündliche Reaktion, die akut oder chronisch verlaufen kann, je nach Art der für das Implantat verwendeten Substanz. Alle peritonealen Katheter rufen eine entzündliche Reaktion hervor und bewirken ein Wachstum von fibrösem Gewebe in der unmittelbaren Umgebung des Katheters. Wenn die Peristaltik des Dünndarms, die Instillation größerer Flüssigkeitsmengen und die Patientenbewegung den Katheter im Bauchraum mobil halten, hat diese chronische Reaktion nur geringe oder wenig nachteilige Auswirkungen auf die Katheterfunktion. Bei Infektionen (die okkult vorhanden sein können), intestinalen Verwachsungen aus früheren Eingriffen, Inaktivität des Patienten oder sklerosierender Chemotherapie und damit verbundener Immobilität des Katheters erfolgen fortschreitende fibröse Überwucherungen des intraabdominalen Teils des Katheters. Der Prozeß der vollständigen fibrösen Einkapselung schreitet bei den Patienten auf unterschiedliche Art und Weise fort. Der für die Behandlung zur Verfügung stehenden Raum verkleinert sich jedoch zusehends, so daß immer weniger Peritonealraum von dem Medikament erreicht wird. Wenn schließlich der Katheter vollständig von fibrösem Gewebe umschlossen ist, kann keine Flüssigkeit durch Schwerkraft infundiert werden. Die Instillation von Medikamenten unter hohem Druck sollte vermieden werden.

Sugarbaker zeigte, daß eine Infusionsstörung als Folge extensiver zytoreduktiver Eingriffe und nachfolgenden wiederholten Einsatzes von Chemotherapeutika auftrat. Nur bei 2 von 8 Patienten war die Katheterfunktion

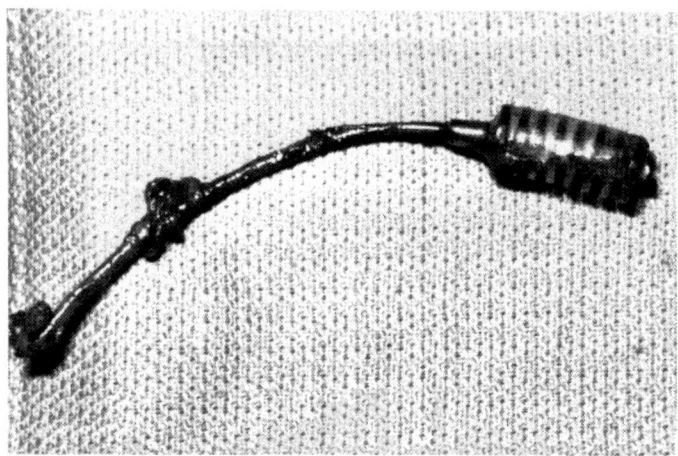

Abb. 1. Fibröse Ummantelung des Burron-Intestoplants bei einem Patienten nach zytoreduktivem Eingriff und anschließender intraperitonealer Chemotherapie

nach zytoreduktiven Eingriffen unbeeinträchtigt. Abbildung 1 zeigt die fibröse Ummantelung bei einer Nachoperation.

Drainageprobleme

Das erste Anzeichen einer voranschreitenden Katheterfibrose ist eine Drainageblockade oder eine extrem langsame Drainage. Dafür kommen meist zwei verschiedene Ursachen in Frage. Durch einen fibrösen Pfropf innerhalb des Katheterlumens wird eine Infusion verlangsamt, eine Drainage jedoch vollständig blockiert. In manchen Fällen ist es möglich, den Pfropf mit Hilfe eines speziellen flexiblen Führungsdrahtes zu entfernen (Abb. 2).

Der zweite Grund für eine Drainageblockade ist die partiell fibröse Ummantelung der Katheteroberfläche. Dadurch entsteht ein Kugelventileffekt, d.h. Flüssigkeit kann instilliert, aber nicht drainiert werden. In einigen Fällen stellen sich bei Kathetern mit Drainageblockade mit der Zeit auch Infusionsprobleme ein.

Ungleiche Medikamentenverteilung

Die gleichen Mechanismen, die eine voranschreitende Fibrose im Katheterbereich bewirken und Drainage- oder Infusionsprobleme verursachen, sind auch für die ungleiche Verteilung der instillierten Flüssigkeit verantwortlich. Die Anwesenheit eines Fremdkörpers im Peritonealraum steht in Zusammenhang mit einer diffusen fortschreitenden Sklerose, die schließlich die Instillation von Flüssigkeit auf einen beschränkten Raum reduziert und so Infusionsprobleme bewirkt. Sugarbaker zeigte, daß frühere extensive Eingriffe mit einer

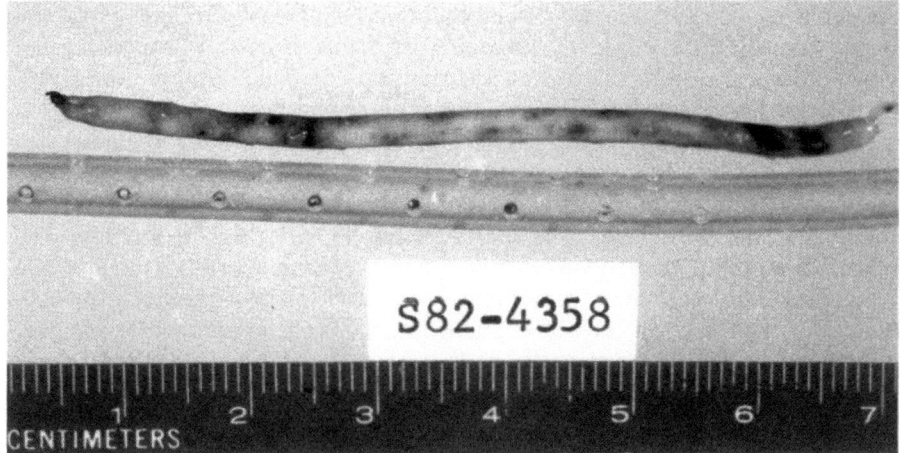

Abb. 2. Fibröser Pfropf, der aus dem Lumen eines Tenckhoff-Katheters entfernt wurde

progressiven peritonealen Sklerose assoziiert waren, wenn anschließend eine Chemotherapie mit 5-Fluorouracil und Mitomycin C erfolgte. Die ungleiche Verteilung von Medikamenten führte zu ernsthaften Komplikationen, wenn weiterhin chemotherapeutische Infusionen verabreicht wurden; es kam sowohl zu lokalen Schädigungen im Dünndarm, ebenso zu Tumorwachstum in Bereichen, in denen kein direkter Kontakt zu chemotherapeutischen Substanzen bestand. Zu starke Konzentrationen in einem bestimmten Dünndarmbereich bewirkten verstärkte Dynamik sowie verlängerten Ileus und Fistelbildung. Diese ernsthaften Komplikationen wurden in verstärktem Maße bei der stufenweise durchgeführten Zöliotomie zur Bewertung der intraperitonealen Chemotherapie und wiederholten Eingriffen im Bauchraum wird schlecht toleriert. Deshalb sollte zwischen der Verabreichung intraperitonealer Chemotherapie und Eingriffen im Bauchraum ein Abstand von einigen Monaten liegen.

Nichtansprechen der Therapie

Die gravierendste Komplikation der intraperitonealen Chemotherapie ist das erneute Auftreten von Karzinomen im Bauchraum. Die Medikamentendosis, die lokoregional verwendet wird, ist genügend zytotoxisch, um eine Anti-Tumor-Wirkung zu entfalten, wenn kleinere Tumoren in direkten Kontakt zu intraperitonealen chemotherapeutischen Substanzen kommen. Das Nichtansprechen auf die Therapie ist häufig durch schlechten Zugang der chemotherapeutischen Substanzen zum Tumorgewebe bedingt. Ein Hauptgrund für das Nichtansprechen sind größere Karzinome, die mit chemotherapeutischen Substanzen schlecht durchdringbar sind. Tumorreduzierende Eingriffe vor

Anwendung intraperitonealer Chemotherapie helfen, das Problem großvolumiger Tumore zu verringern, ebenfalls der frühe Einsatz intraperitonealer Chemotherapie, wodurch großvolumige intraabdominale Tumore sowie Probleme, die den Zugang zu diesen Tumoren betreffen, verhindert werden.

Ein zweiter Grund, der den Zugang erschwert, sind intraabdominale Verwachsungen. Diese Folge einer ungleichen Medikamentenverteilung kann sich bei längerer intraabdominaler Katheterverweildauer und Verwendung chemotherapeutischer Mittel zur vesikulären Behandlung, wie z.B. Mitomycin C oder Adriamycin, zusehends verstärken. Um Probleme dieser Art zu vermeiden, sollte eine frühzeitige postoperative intraperitoneale Chemotherapiebehandlung erfolgen. Mit diesem einmaligen Zyklus intraperitonealer Medikamentenverabreichung werden alle peritonealen Oberflächen und Resektionsstellen erreicht. Tumorzellen, die sich traumatisch im Peritonealraum befinden, siedeln sich nicht auf rauhen Oberflächen an, sondern werden durch direkten Kontakt mit hochkonzentrierten chemotherapeutischen Substanzen abgetötet.

Ein weiterer Grund für das Nichtansprechen ist evtl. Arzneimittelresistenz. Eine größere Anfangsdosierung und eine Reduktion des Tumorgewebes durch einen zytoreduzierenden Eingriff sind erforderlich, um das Auftreten einer Arzneimittelresistenz zu verringern. Braly et al. (1986) haben Zahlen vorgelegt, die ein Ansprechen ovarieller Tumoren auf entsprechende peritoneale Flüssigkeitsverteilungen zeigen. Sie verwendeten ein abdominales Computertomogramm mit intraperitonealer Instillation und Zusatz eines Kontrastmittels. Ein Ansprechen auf die Medikation war etwa doppelt so häufig bei denjenigen Patienten zu verzeichnen, bei denen eine ausreichende intraperitoneale Verteilung des Kontrastmittels bestand. Ein unterschiedliches Ansprechen auf die Medikation konnte häufig bei stufenweise vorgenommener Zöliotomie festgestellt werden. Bei diesen Patienten wurde ein vollständiges Ansprechen auf die Therapie an Stellen sichtbar, an denen es zu direktem Kontakt von chemotherapeutischen Substanzen und dem Tumorgewebe kam, während fortschreitendes Tumorwachstum in Bereichen mit fibrösem Gewebe oder Verwachsungen von Darmschlingen zu finden war.

Derzeitige Empfehlungen

In Tabelle 5 sind die klinischen Charakteristika und Daten zu peritonealen Spezialkathetern zusammengefaßt. Es gibt eindeutige Indikationen für die verschiedenen Arten des peritonealen Zugangs bei verschiedenen klinischen Situationen. Der Tenckhoff-Katheter ist bei früher postoperativer intraperitonealer Chemotherapie indiziert. Die Langzeittherapie bei abdominalen Verhältnissen mit geringem chirurgischem Trauma erfolgt dagegen am günstigsten mittels eines Portkathetersystems, dadurch wird die Infektionsrate gering gehalten und die Lebensqualität des Patienten verbessert. Für ein Abdomen, das durch zytoreduktive Eingriffe schwer traumatisiert wurde, wird wiederholte Parazentese empfohlen. Die gleichmäßige intraperitoneale Verteilung

Tabelle 5. Derzeitige Empfehlungen

Tenckhoff-Katheter
Indikationen:
 Größere abdominale Lavagen, wie z.b. bei frühzeitiger postoperativer
Chemotherapiebehandlung
 Chemotherapeutische Behandlung durch Dialysetechnik bei erforderlicher Drainage
des Abdominalraums
 Maligner Aszites bei Patienten, die abdominale Drainage zur Entlastung benötigen
 Einzelne i.p.-Chemotherapiezyklen, die auf 1 Woche oder weniger beschränkt sind.
Kontraindikationen:
 Längere und wiederholte Zyklen i.p.-Chemotherapie

Portkatheter
Indikationen:
 Wiederholte Chemotherapiezyklen über mehrere Monate bei Patienten, bei denen
zuvor keine oder kleinere Eingriffe vorgenommen wurden
 Junge Patienten, die schwimmen möchten
 Patienten, die nicht in der Lage sind, die Hautaustrittsstelle zu pflegen
Kontraindikationen:
 Größere Eingriffe im Abdominalraum
 Annähernd komplette abdominale Drainage

Wiederholte Parazentese
Indikationen:
 Wiederholte Zyklen i.p.-Chemotherapie nach größeren Eingriffen im
Abdominalbereich, insbesondere Patienten, bei denen zytoreduktive Eingriffe
vorgenommen wurden

---

der Medikamente sollte vor jedem Therapiezyklus radiologisch geprüft werden.

Literatur

1. Braly P, Hoff S: Surgical aspects of intraperitoneal (IP) chemotherapy: Long term follow-up and complications
2. Braly P, Doroshow J, Hoff S (1986) Technical aspects of intraperitoneal chemotherapy in abdominal carcinomatosis. Gynecol Oncol 25:319-333
3. Jenkins J, Sugarbaker PH, Gianola FJ, Myers CE (1982) Technical considerations in the use of intraperitoneal chemotherapy administered by Tenckhoff catheter. Surg Gynecol Obst 154:858-864
4. Sugarbaker PH: Clinical experience with a new totally implanted peritoneal access device: The Burron intestoplant. Reg Cancer Treat

11 Perkutane Implantation peritonealer Portkatheter

J. STUMPF

Wegen des Risikos einer Peritonitis wurde die Indikation für eine intraperitonealen Therapie in den letzten zwei Jahrzehnten zurückhaltend gestellt. Der Peritonealraum war selten ein Ziel therapeutischer Eingriffe. Eine Peritonealdialyse wurde selten und praktisch nur bei Lebensgefahr durchgeführt. Die wiederholte Punktion des Peritonealraums zur Dialyse und zur Aszitesentlastung war für die Patienten immer ein unangenehmes, belastendes Vorgehen.

Zur Behandlung von Mikrometastasen, z.B. beim Ovarialkarzinom, wurde schon früher eine intraperitoneale Strahlentherapie mit radioaktivem Gold oder Phosphor verabreicht [7, 8]. Trotz guter therapeutischer Resultate wird diese Modalität wegen anderer nachteiliger Nebenwirkungen heute nur noch selten angewendet.

In der zweiten Hälfte der 80er Jahre wurde zusehends mehr Zytostatika intraperitoneal eingesetzt [1]. Zur Belegung des therapeutischen Vorteils wurden zahlreiche pharmakokinetische Studien durchgeführt [2, 5]. Vor allem wurden Ovarialkarzinome, kolorektale Karzinome und besonders Pseudomyxoma peritonei mit intraperitonealer Applikation z.T. nach Versagen der systemischen Therapie mit unterschiedlichen Zytostatika erfolgreich behandelt [3, 4, 6, 9, 10]. Um diese Therapiemodalität über längere Zeit anwenden zu können, empfiehlt sich ein implantierbares Kathetersystem. Überwiegend wurden TenckhoffKatheter oder ähnliche Systeme eingesetzt. Die dabei beobachtete Peritonitisrate kann durch die Verwendung vollständig implantierbarer Kathetersysteme, sog. Ports, reduziert werden. Neben der intraperitonealen zytostatischen Therapie bieten sich noch weitere Indikationen an, z.B. diagnostische Lavage bei Ovarialkarzinomen sowie wiederholtes Entlasten bei malignem Aszites.

Die Implantation dieser Kathetersysteme wird im allgemeinen von einem Chirurgen vorgenommen. In der im folgenden dargestellten Technik kann die Belastung für den Patienten reduziert werden:

In lokaler Anästhesie wird ein ca. 1 cm langer Schnitt an der Implantationsstelle gesetzt. Darüber wird eine Seldinger-Kanüle vorgeschoben und mit Kontrastmittel die Lage im Peritoneum unter Bildwandlerkontrolle dargestellt. Anschließend wird über die Kanüle ein Führungsdraht eingeführt. Über den Führungsdraht wird ein sog. Introducer (z.B. F 7) oder ein Angiographiekatheter geschoben, um den Stichkanal zu dilatieren, und anschließend wieder entfernt. Dann wird der Polyurethankatheter (z.B. Implantofix, Braun-Melsungen) über den Führungsdraht geschoben. Die Lage des Katheters und die Verteilung später zu verabreichender Substanzen werden mittels Kontrastmittel kontrolliert. Wenn sich das Kontrastmittel gleichmäßig intraperitoneal verteilt, verbleibt der Katheter in der Position, und man wendet sich der Präparation der subkutanen Tasche für die Portkammer zu.

Dazu wird ein zweiter Schnitt entsprechend der Katheterlänge durchgeführt. Eine auftretende Blutung kann in der Regel durch Kompression oder Setzen einer Klemme zum Stillstand gebracht werden. Eine Ligatur ist nur selten notwendig. Mit einer Klemme wird ein Tunnel zwischen den beiden Schnitten gedehnt, durch diesen wird der Katheter gezogen und dann der Katheter mit der Portkammer konnektiert. Die subkutane Tasche für die Portkammer wird stumpf präpariert und diese eingelegt. Eine Nahtfixierung an der Faszie ist erfahrungsgemäß nicht notwendig.

Nach 10–12 Tagen ist das System durch Bindegewebe ausreichend fixiert. Alternativ erweist es sich bei Patienten mit starkem subkutanen Fettgewebe oder wenig trainierter Bauchmuskulatur als günstig, die Thoraxwand als Fixierungsort für die Portkammer zu wählen. Subjektiv wird dieser Implantationsort vom Patienten zwar stärker wahrgenommen als der abdominale, aber in der Regel wird die Kapsel nach der Einheilungsphase auch an dieser Stelle gut toleriert.

Vor einer Zytostatikainstillation ist die Verteilung zu kontrollieren. Drei Methoden stehen zur Wahl:

- Computertomographie nach Kontrastmittelgabe,
- Szintigraphie nach Technetium^{99}-Gabe,
- Abdomenleeraufnahme im Liegen nach Kontrastmittelgabe.

Um bei dem relativ dünnen Katheter des intraperitonealen Kathetersystems eine Aspiration intraperitonealer Flüssigkeit zu ermöglichen, ist folgendes zu berücksichtigen:

- Damit der Katheter keinen rechten Winkel im Verlauf einnimmt, ist er flach zu implantieren.
- Die absaugende Kraft muß sehr variabel sein.
- Die Lage des Patienten kann entscheidend sein.

Über mehr als 600 Tage hat der Katheter nach unseren Erfahrungen einwandfrei funktioniert.

Literatur

1. Alberts DS, Survit EA, Peng Y, McCloskey T, Rivest R, Graham V, McDonald L, Roe D (1988) Phase I clinical and pharmacokinetic study of mitoxantrone given to patients by intraperitoneal administration. Cancer Res 48:5874–5877
2. Archer SG, McCulloch RK, Gray BN (1989) A cooperative study of pharmacokinetics of continous portal vein infusion versus intraperitoneal infusion of 5-fluorouracil. Reg Cancer Treat 2:105–111
3. Battelli T, Manocchi P (1977) Esperienze di chemotherapia nella carcinosi peritoneale. Minn Med 68:3583–3587

4. Berek JS, Hacker NF, Lichtenstein A et al. (1985) Intraperitoneal recombinant alpha-2-interferon for „salvage" immunotherapy in persistent epithelial ovarian cancer. Cancer Treat Rev 12 [Suppl B]:23–32
5. Dedrick RL, Myers CE, Bungay PM, DeVita jr VT (1978) Pharmacokinetic rationale for peritoneal drug administration in the treatment of ovarian cancer. Cancer Treat Rep 62:1–11
6. Eggermont AMM (1989) Intracavitary immunotherapy: past, present and future treatment strategies. Reg Cancer Treat 2:37–48
7. Muller JH (1963) Curative aim and result of routine intraperitoneal radiocolloid administration in the treatment of ovarian cancer. Am J Roentgenol 89:533–540
8. Potter ME, Partridge EE, Shingleton HM, Soong SJ, Kim RY, Hatch KD, Maxwell Austin J jr (1989) Intraperitoneal chromic phosphate in ovarion cancer: risks and benefits. Gynecol Oncol 32:314–318
9. Stewart JSW (1988) Intraperitoneal I131 and Y90 labelled monoclonal antibodies for ovarian cancer pharmacokinetics and normal tissue dosimetry. Int J Cancer [Suppl 3]
10. Yamashita S, Ito T, Kinashi N, Yakabe A (1987) Clinical study of intraperitoneal chemotherapeutic perfusion (IPCP) of mitomycin C (MMC) and intraperitoneal administration of cisplatin. Gan To Kagaku Ryoho 14:2458–2463

# Teil III: Analgesie

12 Rückenmarksnahe Analgesie

H. MÜLLER

Geschichte

Etwa Anfang bis Mitte der 70er Jahre begann eine neue Ära der Opioidforschung. Damals wurden kurz hintereinander sowohl die Opiatangriffspunkten im Zentralnervensystem (Pert u. Snyder 1973; Terenius 1973; Simon et al. 1973) als auch die zu diesen Rezeptoren gehörigen endogenen Transmitter, genannt Endorphine und Enkephaline (Hughes et al. 1975), entdeckt. Diese wissenschaftlichen Entdeckungen haben dann die Schmerzforschung in nie gekannter Weise belebt. Innerhalb weniger Jahre kam es zu einer explosionsartigen Vermehrung unseres Wissenstandes über diese Substanzgruppen. Auch eine Reihe neuer praktischer Ansätze wurde initiiert, z.B. die Einführung von Opioiden mit selektiver Wirkung an bestimmten Opiatrezeptorsubtypen und damit einer anderen Pharmakodynamik. Zu den aus der Rezeptorforschung hervorgegangenen neuen Verfahren gehört auch die hier beschriebene Methode der rückenmarksnahen Analgesie.

Die Grundlagen der spinalen Opiatforschung gehen zurück bis in die 50er Jahre, als physiologische Untersuchungen zeigen konnten, daß systemisch zugeführte Opiate polysynaptische nozizeptive Reflexe hemmen, die bekanntlich allein über das Rückenmark vermittelt werden. Überraschenderweise ergab jedoch eine erste Untersuchung zur analgetischen Wirkung spinal zugeführter Opiate beim Kaninchen in den 60er Jahren in China keinen nachweisbaren Effekt. Nach der Entdeckung der Opiatrezeptoren, vor allem auch nach ihrer hochspezifischen radioimmunographischen Lokalisation, im dorsalen Horn des Rückenmarkes (La Motte et al. 1976), wurde das Konzept der spinalen Opiatanalgesie erneut aufgegriffen. In Tierversuchen an Ratten, Kaninchen, Hunden, Katzen und Primaten konnten Yaksh und Mitarbeiter zwischen 1976 und 1981 nachweisen, daß spinal verabreichte Opiate antinozizeptiv wirksam sind. Die Pharmakologen waren von der Potenz dieser Analgesie so begeistert, daß sie Ihre Erkenntnisse bereits 1977 an einen Kliniker, den Neurologen Wang, weitergaben, der dann tatsächlich bei 2 Patienten nachweisen konnte, daß winzige Morphinmengen bei Tumorschmerzen eine langdauernde Analgesie erbrachten. Seiner Veröffentlichung (Wang et al. 1979) folgte bald der Nachweis, daß auch durch peridural verabreichtes Opiat, allerdings in höherer Dosis, eine Schmerzreduktion möglich ist (Behar et al. 1979). Bei der rückenmarksnahen Analgesie fiel damals vor allem die lange Dauer bei niedriger Bolusdosis aus dem Rahmen (bis zu einem Tag bei einer periduralen Morphindosis um etwa 5 mg oder einer intrathekalen Morphinmenge von

0,5 mg). Bereits beim Weltanästhesiekongreß in Hamburg 1980 gab es eine Sitzung zu dieser Thematik, deren Beiträge später auch veröffentlicht wurden (Yash u. Müller 1982).

Primär kamen rückenmarksnahe Opiate vor allem kurzfristig zur Anwendung, z.B. postoperativ oder bei Rippenserienfrakturen. Voraussetzung für einen längerfristigen Einsatz intrathekaler oder periduraler Opiate zur Behandlung chronischer Schmerzen war jedoch die Entwicklung neuer Technologien, die einen Teil des hygienischen Risikos durch Verlagerung der Verbindungswege für das Medikament in den Körper reduzieren. Diese Verfahren, d.h. die Verwendung implantierbarer Pumpen oder Ports, ermöglichten erstmals eine hygienisch vertretbare Zufuhr von Opiaten zum Rückenmark über längere Zeiträume. Die ersten Implantationen derartiger Systeme zum Zwecke der Langzeitschmerztherapie in den USA und Europa fanden zwischen 1981 und 1983 statt (Onofrio et al. 1981; Niederhuber et al. 1982, Müller et al. 1983).

Die Erkenntnis, daß bei chronischen Schmerzen, insbesondere beim Tumorschmerz, eine effiziente Behandlung eigentlich immer möglich sein sollte, wenn die bislang häufig restriktive Haltung gegenüber der Anwendung von Opiaten verlassen wird, hat sowohl die Verwendung systemischer als auch lokaler Opiate begünstigt. Diese veränderte Auffassung hat sich in den letzten Jahren auch für nicht maligne Schmerzen durchgesetzt. Auch bei chronischen benignen Schmerzen werden zunehmend Indikationen für orale oder lokal-spinale Opiate gesehen. Dennoch steht die Behandlung von Tumorschmerzpatienten zahlenmäßig im Vordergrund. Die rückenmarksnahe Opiatanalgesie erhielt von vielen Autoren einen festen Platz in dem primär von der WHO festgelegten analgetischen Stufenschema der Tumorschmerzbehandlung zugewiesen (Müller et al. 1984; Zenz et al. 1981). Auf die Stufen 1 (orale periphere Analgetika), 2 (orale milde zentrale Analgetika + periphere Analgetika) und 3 (orale starke zentrale Analgetika + periphere Analgetika) folgt die neue Stufe 4 mit entweder parenteral verabreichten starken zentralen Analgetika im präfinalen Zustand oder mit lokal-spinal (evtl. auch intrazerebral) applizierten starken zentralen Analgetika bei voraussichtlich längerfristiger Behandlung. Die lokale Abstufung nach der Indikationshäufigkeit für die Anwendung von Opiaten direkt am zentralen Nervensystem geht von peridural über intrathekal bis zu intraventrikulär.

Grundlagen

Die rückenmarksnahe Anwendung von Opiaten, vor allem im Zusammenhang mit Tumorschmerz, über einen periduralen oder intrathekalen Zugang hat innerhalb von weniger als 10 Jahren zunehmende Verbreitung gefunden. Dabei spielt auch eine Rolle, daß parallel dazu die grundlegenden Mechanismen dieses Verfahrens aufgeklärt werden konnten (Yaksh 1981). Die heutige Definition der rückenmarksnahen Analgesie geht von einer segmentalen Blockade im Rückenmark aus, die durch *Opiatrezeptoren im dorsalen Horn*

(Substantia gelantinosa, Synapsen zwischen primärer Afferenz und dem Ausgangsneuron der aufsteigenden Schmerzbahn) vermittelt wird und sich durch peridurale oder intrathekale Opiatinjektionen auslösen läßt. Bei der periduralen Injektion muß jedoch die Dura überwunden werden. Gleichzeitig findet ein Substanzverlust in peridurale Gefäße statt. Die Ausbreitung des Opiates erfolgt in Abhängigkeit von seiner Wasserlöslichkeit über den Liquor, wobei die Möglichkeit einer Aszension zu zerebralen Zentren mit verspätet einsetzenden Nebenwirkungen vor allem bei guter Wasserlöslichkeit, wie z.B. beim Morphin, besteht. Im Vergleich zur systemischen Opiatanalgesie sind gerade bei den hydrophilen Opiaten geringere Dosierungen erforderlich, wobei die Dosiserparnis intrathekal höher als peridural ins Gewicht fällt. Nun wäre jedoch eine alleinige Dosisreduktion pro Zeit keine Rechtfertigung, einen derartig aufwendigen Zugangsweg zu wählen. Weiter verändert sich die Relation von Wirkung (Analgesie) und Nebenwirkungen, die fast ausschließlich zerebralen Ursprungs sind. Allerdings wäre es falsch zu glauben, daß die spinale Opiatwirkung bei den Umverteilungsvorgängen selektiv das Rückenmark betrifft: Ein günstigeres Verhältnis entsteht nur, wenn der Umfang der rostralen Aszension (rasch über die Blutbahn, mit Verspätung über den Liquor, evtl. auch über den venösen Plexus des Perduralraumes mit seiner fast stehenden Blutsäule) gering ist. In dieser Hinsicht ist die Infusion sinnvoller als die Bolusgabe, bei der jedoch pro Zeiteinheit für einen gegebenen Effekt mehr Opioid benötigt wird. Eine Steigerung der analgetischen Potenz pro Dosiseinheit gegenüber der rückenmarksnahen Analgesie ist nur noch durch eine intraventrikuläre Injektion oder Infusion von Opiat möglich. Dann ist aber zwangsläufig eine Trennung von Analgesie und zerebralen Nebenwirkungen nicht mehr möglich. Für bestimmte Schmerzlokalisationen, z.B. im Hals- und Gesichtsbereich, kann ab einer bestimmten Schmerzintensität dieser Zugangsweg als einziger effektiver Analgesiemodus übrig bleiben.

Techniken

Das Ziel der längerfristigen spinalen Opiatanalgesie bei chronischen Schmerzen kann auf verschiedenen Wegen, d.h. mit unterschiedlichen Techniken, erreicht werden, wobei neben dem einfachen nach außen abgeleiteten Katheter die bereits erwähnten Pumpen oder Ports Verwendung finden.

Pumpen sind subkutan implantierbare und perkutan durch Punktion eines Einlaßseptums auffüllbare Medikamentenreservoire mit Pumpenmechanismus zur langfristigen Infusion dieses Medikamentes über einen Katheter an seinen Wirkort. Im Gegensatz dazu verfügen die Ports als ebenfalls subkutan implantierbare und perkutan über ein Septum punktierbare Medikantenreservoirs nicht über einen eigenen Pumpmechanismus. Diese deshalb wesentlich kleineren Implantate dienen zur Injektion oder Infusion eines Medikamentes von außen über einen Katheter an den Wirkort, wobei zur Infusion eine extern am Körper mittels Gürtel oder Gurt zu tragende Pumpe mit netzunabhängiger Stromversorgung erforderlich wird. Die Konnektion einer externen Pumpe zu dem implantierten Port erfolgt zumeist über eine in die Portmembran eingestochene Nadel.

Während Periduralkatheter aus verschiedenen, heute zumeist weichmacherfreien Kunststoffen, z.B. Polyamid oder Polyurethan, hergestellt werden, bestehen intrathekale Katheter, bei denen eine Irritationen der Rückenmarksnerven vermieden werden muß, in den meisten Fällen aus dem weichen Material Silikon, evtl. auch aus Polyurethan, das unter dem Einfluß der Körpertemperatur eine gewisse Weichheit erreichen soll. Ein Nachteil des Silikonkatheters besteht darin, daß wegen der mangelnden Knickfestigkeit des Materials eine besondere Wandstärke erforderlich ist, so daß selbst bei kleinem Innenlumen der Außendurchmesser groß ausfällt. So werden zur Anlage von intrathekalen Silikonkathetern dicke Tuohy-Nadeln, z.B. G 14, erforderlich. Sie hinterlassen bei Fehlpunktionen große Duradefekte und führen deshalb auch regelmäßig zu einer postoperativen Phase mit Kopfschmerzen. Bei einem später erforderlich werdenden Ziehen des Katheters kommt es oft zu Durafisteln oder Liquorpolstern. Hier kann evtl. sogar eine plastische Dekkung erforderlich werden, wenn der Liquorfluß auch bei längerer Kompression und Lagerungsdrainge nicht verschwindet. Die ausgesprochen knickfesten Polyurethankatheter können über die wesentlich dünneren G-18-Kanülen gelegt werden. Dennoch wurden mit diesen Kathetern vermehrt einschießende radikuläre Schmerzen durch spinale Wurzelirritationen bei Bewegung beschrieben, die dann sogar eine operative Revision zum Zurückziehen des Katheters erforderlich machen können.

Implantierbare Ports werden in der Regel als Komplettsets mit dem zu dem jeweiligen Zweck erforderlichen Katheter und den entsprechenden Einführhilfen, Fixierhilfen etc. geliefert. Moderne Ports haben im Gegensatz zu ihren Vorläufern, die oft nur gering veränderte Bestandteile aus Ventrikelshuntsystemen, wie das Ommaya-Reservoir, waren, einen optimalen Qualitätsstandard erreicht. Damit auch unterschiedlich große (Kinder!) und dicke Patienten mit einem Port versorgt werden können, bieten manche Portfirmen ein ganzes Spektrum von Ports in verschiedenen Größen und Formen an.

Externe Katheter können zur Bolusinjektion über einen Bakterienfilter oder zur Infusion über eine externe Pumpe verwendet werden. Mittels der derzeit zur Verfügung stehenden externen Pumpen (z.B. Fresenius, Pharmacia, Travenol, Braun) sind alle Applikationsmuster (Bolus, Infusion, Kombinationen von beidem, auch mit wechselndem Zeitbezug, z.B. zirkadian) möglich.

Bei den implantierbaren Pumpen gibt es solche mit Bolusapplikation durch Fingerdruck (Cordis), mit kontinuierlicher konstanter Infusion (Infusaid, Therex) oder mit variablen, von außen verstellbaren Mustern (Medtronic, Infusaid). Manuell bediente Geräte weisen, sofern keine Dosisbegrenzung durch Refraktärzeit gegeben ist, das Risiko der Überdosierung auf. Oft versagen auch die mechanischen Teile nach längerer Beanspruchung. Bei konstanter Infusionsrate hat der Patient keinen Einfluß auf die Dosis. Eine Veränderung kann nur durch den Arzt mittels Entleerung und Neufüllung vorgenommen werden. Für die teureren elektronischen Pumpen mit variabler

Rate ist der Beweis noch nicht erbracht, daß die veränderbare Dosis, z.B. über den Tag, wirklich klinisch notwendig oder sinnvoll ist. Ihr hoher Verbrauch an mechanischer Energie macht einen Batteriewechsel im Abstand von einigen Jahren erforderlich, was natürlich nur mit einem operativen Eingriff und neuen Kosten möglich ist.

Trotz einer Vielzahl von Einzelerfahrungen konnte bislang keine Einigung darüber erzielt werden, welcher Applikationsort und welche Technik zu bevorzugen sind. Vergleichende Studien, vor allem im Hinblick auf Aufwand, Kosten, Annehmlichkeit für den Patienten und hygienische Vorzüge der einen oder anderen Methode, liegen nicht vor. Zwar dürften die teuren Implantate für den Patienten eine Reihe von Annehmlichkeiten mit sich bringen. Bei der oft nur sehr befristeten Anwendung stellt sich jedoch die Frage, inwieweit ein derartiger Aufwand volkswirtschaftlich vertretbar ist.
Folgende technische Möglichkeiten zur rückenmarksnahen Opiatanalgesie bestehen:

- nach außen abgeleiteter Periduralkatheter,
- teilweise untertunnelter Periduralkatheter,
- nach außen abgeleiteter oder teilweise untertunnelter Intrathekalkatheter[1],
- Periduralkatheter komplett untertunnelt mit Port,
- Intrathekalkatheter komplett untertunnelt mit Port[1],
- Periduralkatheter mit implantierter Pumpe,
- Intrathekalkatheter mit implantierter Pumpe.

Der Autor verfügt über eine bis 1979 zurückgehende Erfahrung mit rückenmarksnaher Opiatanalgesie bei Tumorschmerz, wobei ab 1982 implantierte Pumpen verwendet wurden. Im Laufe dieser Jahre kamen unterschiedliche Verfahren zur Anwendung, die Indikationen konnten sozusagen aus der Erfahrung heraus erstellt werden. Da auch bei unseren Patienten die verschiedenen Methoden nicht immer zum gleichen Zeitraum und oft nach vorgegebenen Kriterien ausgewählt wurden, ist bei unseren Einzelgruppen ebenso wie in anderen Studien nur bedingt Vergleichbarkeit gegeben.

Bei unseren Patienten handelt es sich einerseits um solche mit unerträglichen, auf eine systemische Behandlung schlecht bzw. nur unter massiven Nebenwirkungen ansprechenden *Tumorschmerzen*. Alle Patienten mit malignen Schmerzen erhielten als lokales Analgetikum Morphin. Hinzu kommt eine kleinere Gruppe mit extremen chronischen Schmerzen benigner Ursache. Folgende Methoden kamen innerhalb des oben genannten Zeitraumes von über 10 Jahren zur Anwendung:

- *nach außen abgeleiteter periduraler Langzeitkatheter (n = 206):* lumbal oder thorakal eingelegter Periduralkatheter, mit oder ohne kurzstreckiger Untertunnelung nach außen abgeleitet, Bolusinjektionen von Morphin mit oder ohne Zusatz von Lokalanästhetika in festgelegten Zeitabständen, evtl. auch nach Bedarf, keine zusätzlichen systemischen Analgetika, vor-

---
[1] Nach heutiger Meinung mit hohem hygienischem Risiko.

wiegend im stationären Bereich bei Patienten mit nur noch kurzer Lebenserwartung angewendet oder vorübergehend bei Schmerzen im Zusammenhang mit Rippenserienfrakturen oder Pankreatitis (n = 24);
- *implantierter Periduralkatheter mit Port und externer Pumpe (n = 22):* lumbal oder thorakal eingelegter Periduralkatheter, subkutan zu einem im seitlichen Oberbauch implantierten Port hin untertunnelt, Konnektion einer extern getragenen Pumpe zur kontinuierlichen Infusion von Morphin durch Einstechen einer Nadel in das Port, Bolusinjektion ebenfalls möglich, bei zumeist ambulanten Patienten angewendet, denen auch eine zusätzliche Anwendung systemischer Analgetika erlaubt wird, die Lebenserwartung rechtfertigt jedoch noch nicht die Implantation einer Pumpe;
- *Periduralkatheter mit implantierter Pumpe (n = 18):* lumbal oder thorakal eingelegter Periduralkatheter, subkutan zu einer im seitlichen Oberbauch implantierten Pumpe hin untertunnelt, kontinuierliche Infusion von Opiat, ambulante Patienten, systemische Analgetika zusätzlich erlaubt, Lebenserwartung rechtfertigt die Implantation des relativ teuren Aggregates;
- *intrathekaler Katheter mit implantierter Pumpe (n = 38):* lumbal eingelegter intrathekaler Katheter, subkutan zu einer im seitlichen Oberbauch implantierten Pumpe hin untertunnelt, kontinuierliche Infusion von Opiat, ambulante Patienten, systemische Analgetika zusätzlich erlaubt, ausreichende Lebenserwartung bei malignem Leiden bzw. benigne Schmerzen (n = 14) (z.B. ischämisch, „low back pain", chronische Pankreatitis), extremer oraler Opiatbedarf vor lokaler Therapie läßt eine intrathekale Infusion wegen Dosiseinsparung sinnvoll erscheinen;

Aus hygienischen Gründen wurden keine *nach außen abgeleiteten intrathekalen Katheter* oder *intrathekale Katheter mit Port zum Anschluß einer extern tragbaren Pumpe* verwendet. Die zuletzt genannte Möglichkeit wurde aus Kostengründen (eine implantierbare Pumpe ist teurer als eine externe Pumpe, die zudem noch bei verschiedenen Patienten wiederverwendet werden kann) von anderen Autoren empfohlen (Leavens et al. 1982; Nurchi 1984, Siegfried u. Lazorthes 1985). Wir glauben jedoch, daß externe Anteile des Pumpsystems mit einem hohen Risiko einer Meningitis einhergehen, so daß intrathekale Katheter zweckmäßigerweise mit implantierbaren Pumpen kombiniert werden sollten.

Der peridurale Zugangsweg erfordert nicht nur eine höhere Dosis als die intrathekale Applikation, bei Langzeitanwendung wird zudem die Effektivität der Analgesie durch die Ausbildung einer epiduralen Fibrose nachteilig beeinflußt. Bei intrathekaler Anwendung, bei der die Medikamentenzufuhr nicht ins Gewebe, sondern in den Liquor selbst erfolgt, ist eine Diffusionsstörung eigentlich nicht zu befürchten. Deshalb sind wir wie auch andere Arbeitsgruppen in den letzten Jahren stärker auf den intrathekalen Applikationsweg übergegangen. Bei benignen Schmerzen kommt, unter der Voraussetzung, daß alle anderen therapeutischen Möglichkeiten ausgeschöpft wurden, nur die spinale Infusion mit implantierbarer Pumpe in Frage.

Für die Tatsache, daß der Prozentsatz von Tumorschmerzpatienten, die dieser Methode zugeführt wurden, in den letzten Jahren beständig abgenommen hat, gibt es eine logische Erklärung. Noch im Jahre 1983 wurden mehr als 10% der Tumorschmerzpatienten in unserer Klinik mit diesen lokalen Analgesiemethoden behandelt. Derzeit liegt der Anteil bei etwa 3%. Da in den letzten Jahren langwirkende orale Morphinpräparationen auf den Markt kamen, die eine orale Therapie auch bei Patienten möglich machten, die bislang auf diese Weise nicht behandelt werden konnten, nahm der Prozentsatz von Patienten mit diesen lokalen Behandlungsmethoden ständig ab.

Indikationen

Die Verfahren der rückenmarksnahen Opiatanalgesie sollten auch bei malignen Schmerzsyndromen auf bestimmte Situationen beschränkt bleiben. So sehen wir eine Indikation zur rückenmarksnahen Opiatanalgesie bei Malignomschmerz als Alternative zur systemischen Opiattherapie,

- wenn keine suffiziente orale Therapie möglich ist (letzten Endes ist dies jedoch immer eine Frage der Dosis);
- wenn eine parenterale bzw. orale Therapie mit kurzen Intervallen erforderlich ist (und damit eine geregelte Nachtruhe für den Patienten nicht mehr möglich erscheint);
- wenn massive Nebenwirkungen der systemischen Therapie auftreten, die auch nach mehreren Tagen der Therapie nicht spontan zurückgehen, wie dies in den meisten Fällen zu erwarten ist.

Zwei Gründe kommen demnach hauptsächlich für ein Überwechseln von der konventionell oralen zur lokalen Opiattherpie in Frage:

- *Die Gabe oraler oder parenteraler Opiate ist in kurzen Intervallen erforderlich:* Diese Indikation betrifft vor allem Patienten, bei denen der Schritt zur parenteralen Opiatgabe bereits vollzogen wurde. Oft kann bei einem kurzen Intervall für erforderliche Reinjektionen der behandelnde Arzt diese Nachinjektionen nicht mehr bewältigen. Aus dieser Gruppe von Patienten ergab sich bislang der größte Anteil der Problemfälle von Tumorschmerzpatienten. Mit der Entwicklung langwirkender Opiatpräparate und der Erkenntnis, daß der Übergang von oral zu parenteral so spät wie möglich vollzogen werden sollte, ist der Anteil dieser Patienten geringer geworden.
- *Eine systemische Analgesie kann nur unter massiven Nebenwirkungen erreicht werden:* Bei etwa 5% (bis 10%, je nach verwendetem Opioid) der Patienten mit systemischen (d.h. oralen oder parenteralen) Opiaten kann eine ausreichende Schmerzlinderung nur erreicht werden, wenn gleichzeitig Nebenwirkungen in Kauf genommen werden. In einem solchen Fall ist ein Versuch angezigt, ob durch die lokale Opiatanalgesie die Häufigkeit der zumeist zerebral ausgelösten Nebenwirkungen reduziert werden kann. Oft verschwinden diese Nebenwirkungen (Übelkeit, Erbrechen, Appetitlosigkeit, Müdigkeit) mit der Fortsetzung der oralen Therapie oder sind

gar Folge der malignen Grundkrankheit. Obstipation ist eine der häufigsten Nebenwirkungen, sie zeigt keine Adaptation (oder Toleranz?) im Laufe der Zeit und kann mit einfachen medikamentösen Mitteln beherrscht werden. Eine Indikation zur lokal-spinalen Opiatgabe ist die Obstipation nicht.

Bei einer sehr kurzfristigen stationären Behandlung, z.B. bei *präfinalen Patienten,* (bei denen jedoch im Gegensatz zum Patienten mit intravenöser Opioidinfusion die Vigilanz erhalten bleiben soll) genügt in der Regel der externe Periduralkatheter zur bedarfsweisen oder regelmäßigen Bolusinjektion. Die kontinuierliche rückenmarksnahe Opiatinfusion bleibt der längeren, ambulanten Behandlung vorbehalten. Die voraussichtliche Behandlungsdauer, die sich aus der individuellen Prognose des Tumorpatienten ergibt, entscheidet darüber, ob ein extern tragbares Pumpsystem oder eine implantierbare Pumpe verwendet wird. Unter alleiniger Berücksichtigung des höheren Preis des zuletzt genannten Systems wäre eine voraussichtliche Überlebensdauer von mehr als einem halben Jahr wünschenswert. Wenn jedoch ohne diese Maßnahme keine ausreichende Lebensqualität erreichbar scheint, ist eine implantierte Pumpe auch für wesentlich kürzere Zeiträume gerechtfertigt.

Bei allen Patienten sollte zunächst über einen einfachen Periduralkatheter (neuerdings auch über dünne G-30-Spinalkatheter) getestet werden, ob und bei welcher Dosis rückenmarksnahe Opiate analgetisch wirksam sind. Ergibt sich dabei ein Tagesbedarf über 15–20 mg Morphin peridural, sollte von Anfang an der intrathekalen Infusion mit ihrem gegenüber der periduralen Zufuhr deutlich geringeren Bedarf der Vorzug gegeben werden. Die neu eingeführten Spinalkatheter (bislang nur für postoperative kurzfristige Schmerztherapie zugelassen) erlauben bei Testung zusammen mit einer externen „low-flow"-Pumpe eine direkte Bestimmung der Tagesdosis für eine implantierte Pumpe mit Spinalkatheter.

Lokal destruktive Verfahren, wie die Chordotomie, die Plexus-coeliacus- oder die intrathekale Neurolyse, haben alle sehr spezifische Indikationen, und Kontraindikationen und sind damit nur für einen kleineren Teil der Tumorschmerzpatienten geeignet. Die früher häufige Chordotomie bei malignen Schmerzen als hocheffektives und sofort wirksames Verfahren ist relativ selten geworden. Sie wird in ihrer zervikalen Form wegen des Risikos zentraler Atemstörungen heute praktisch nicht mehr einzeitig-bilateral, sondern nur noch einseitig-kontralateral vorgenommen. Damit kommt sie nicht in Frage für bilaterale oder Mittellinienschmerzen. Lokal funktionelle und damit reversible Verfahren wie die rückenmarksnahe Opiatanalgesie werden außerdem in der Regel leichter vom Patienten akzeptiert.

Für Patienten mit benignen Schmerzen gelten ähnliche Auswahlkriterien, wobei aber der zu erwartende lange Behandlungszeitraum den Einsatz spinaler Opiate sehr kritisch bewerten lassen muß. Es sollten tatsächlich alle anderen Verfahren erfolglos erprobt worden sein (nach heutigen Vorstellungen auch die orale Opiattherapie). Der Effekt des spinalen Opiates bei der Austestung muß vollständig, reproduzierbar (z.B. in Form eines Dosis-Zeit-Bezugs) und eindeutig sein. Ein Plazebotest ist zwingend erforderlich. Erstaunlicherweise reagieren viele Problempatienten mit chronischem benignem Schmerz nur unzureichend auf das spinale Opiat, wobei dieser „Test" nach Meinung mancher Autoren die nie ganz auszuschließende psychische Komponente des Schmerzes demaskiert.

Zeitlicher Ablauf der Behandlung

Eines der entscheidenden Ziele der spinalen Opiatanalgesie mit Pumpen ist die *ambulante Betreuung* der Tumorschmerzpatienten. Bei präfinalen Patienten ist dies in der Regel nicht mehr möglich (ebenso, aber vorübergehend, bei Intensivpatienten mit extremem Akutschmerz). Hier legen wir, wie schon erwähnt, einen Periduralkatheter zur Morphingabe in Form von Einzelboli, die dann konsequenterweise nach einem festen Zeitschema verabreicht werden, das jedoch nach Bedarf angepaßt werden kann.

Bei den länger und ambulant behandelten Patienten mit Pumpsystemen sollte die für die Implantation erforderliche Klinikphase so kurz wie möglich gehalten werden. Nach der Auswahl der Patienten, die in der Regel über die Schmerzambulanz erfolgt, werden die Patienten für etwa eine Woche stationär behandelt. In diesem Zeitraum wird folgendermaßen vorgegangen:

- *Nachweis der Wirksamkeit und Dosisfindung:* Nach der stationären Aufnahme wird zunächst ein Periduralkatheter gelegt, über den steigende Dosen von Morphin (3–6 mg als Einzelbolus) verabreicht werden. Aus dem Bedarf und der Wirkungsdauer kann die tägliche Infusionsdosis, die etwa $1/3$ höher ist als die Tagesdosis bei Bolusgabe, errechnet werden. Außerdem fällt die Entscheidung, ob ein periduraler oder intrathekaler Zugang gewählt wird, wobei, wie bereits erwähnt, dem intrathekalen Weg der Vorzug gegeben wird. Bei Verwendung von Spinalkathetern werden Einzelboli von 0,25–0,5 mg Morphin injiziert.
- *Operation und erste Füllung:* Die Implantation des Katheters und des Ports oder der Pumpe ist ein etwa halbstündiger chirurgischer Eingriff. Die implantierte oder externe Pumpe wird im Verlauf dieser Operation entsprechend der oben erwähnten Berechnung gefüllt.
- *postoperative Anpassung der Dosis:* Postoperativ kann es notwendig sein, die Tagesdosis durch Entleeren und Neufüllen der Pumpe zu verändern. Entscheidend ist dabei, wie auch bei allen anderen Neufüllungen, die Beurteilung der Schmerzsituation durch den Patienten.

Nach der Entlassung aus der stationären Behandlung kehren die Patienten in regelmäßigen Abständen zur Auffüllung ihrer Pumpe in die Poliklinik oder Schmerzambulanz zurück. Auch dabei wird häufig eine Anpassung der Dosis vorgenommen, und andere diagnostische und therapeutische Maßnahmen im Zusammenhang mit der Grundkrankheit können eingeleitet werden.

Nach dem zeitlichen Verlauf gibt es demnach zwei grundsätzliche Voraussetzungen des Verfahrens:

– *Klinische Behandlung:* Erste Voraussetzung ist eine Klinik, die mit dem Verfahren der Implantation von Ports und Pumpen vertraut ist. Auch für die anfängliche Gewöhnungsphase des Patienten an das neue Analgesieverfahren ist eine kurzfristige stationäre Behandlung angezeigt. Patienten mit extern tragbaren Pumpen müssen z.b. die selbständig durchzuführende Konnektion ihrer Pumpe mit dem Port (durch perkutanes Einstechen einer Nadel) erlernen.

– *Ambulante Betreuung:* Wichtiger als die kurze operative Phase ist die danach erforderliche Notwendigkeit einer über mehrere Wochen oder Monate gehenden ambulanten Betreuung. Es müssen demnach in der implantierten Klinik auch die Voraussetzungen zur ambulanten Betreuung, am besten im Form einer Schmerzambulanz, gegeben sein. In Ausnahmefällen kann der Hausarzt die Füllung der Pumpen übernehmen. Hier ist es zwingend erforderlich, die technischen und hygienischen Voraussetzungen zu schaffen. Ebenso ist ein solides Grundwissen über die Methode als solches notwendig.

Patientengut und Katheterplazierung

Eine Behandlung mit rückenmarksnahen Opiaten kann bei Patienten mit Malignomen unterschiedlicher Herkunft durchgeführt werden. Von der Analgesie-Ausbreitung her am sinnvollsten erscheint diese Therapie beim *lumbosakralen Schmerzsyndrom,* wie es bei kolorektalen, urologischen oder gynäkologischen Tumoren mit Infiltration im kleinen Becken vorkommt. Auch bei im Oberbauch lokalisierten Schmerzen, z.B. beim Pankreastumor, ist das Verfahren sehr effektiv (hier kann alternativ die Zoeliakusneurolyse eingesetzt werden). Bei paravertebralen Schmerzen, z.B. durch vertebrale Metastasen, ist ebenfalls ein Versuch indiziert. Solche Knochenschmerzen sind jedoch gegenüber einer wie auch immer durchgeführten Opiattherapie oft sehr resistent. Bei Wirbelzusammenbrüchen kann es zu einer Beeinflussung der Ausbreitung im Periduralraum bzw. zu einem Liquorstop kommen, was sich nachteilig für die Effektivität auswirkt. Bei benignen Schmerzen gelten ähnliche Einschränkungen für die Schmerzlokalisation.

Spezielle *Kontraindikationen* aus Alter oder klinischem Zustand des Patienten ergeben sich nicht. Voraussetzung für die Punktion ist eine möglichst normale Gerinnungssituation, um nicht das Risiko eines epiduralen Hämatoms oder einer intrathekalen Blutung einzugehen. Da eines der größten Probleme aller Implantationen – die Infektion des Fremdkörpers – immer zur Explantation zwingt und damit zum Verlust des teuren Implantates und der Analgesie führt, sollten bei der Operation alle hygienischen Kautelen strengstens beachtet werden. Eine Antibiotikaprophylaxe empfiehlt sich. Eine sich an einer anderen Körperstelle befindlichen Hautinfektion (z.B. ein Dekubitus) ist eine relative Kontraindikation.

Alle intrathekalen Katheter werden lumbal eingeführt. Wenn es gelingt, den Silikonkatheter, der mit einem Drahtguide versteift eingeführt wird, an die Vorderseite des Rückenmarkes zu dirigieren, kann der Katheter in jede Höhe nach kranial vorgeschoben werden. Er sollte, genau wie der peridurale Katheter möglichst mit der Spitze in der Region des betroffenen Spinalsegmentes liegen. Bei sehr hoch geschobenen Intrathekalkathetern steigt natürlich das Risiko zerebraler Opiatwirkungen. Periduralkatheter können nicht so problemlos über längere Strecken gerade in einer Richtung vorgeschoben werden. Hier sollte deshalb die Punktion möglichst nahe zum betroffenen Segment erfolgen, d.h. falls erforderlich auch thorakal. Bei beiden Katheterlagen ist es zwingend erforderlich, unter der Anlage eine *röntgenologische Darstellung des Katheterverlaufes* vorzunehmen. Dabei darf nur wasserlösliches, für diesen Zweck zugelassenes Kontrastmittel (z.B. Solutrast M®) verwendet werden.

Dosierungen und Analgetische Wirkung

Setzt man die initialen lokalen Dosierungen bei der rückenmarksnahen Opiatanalgesie in Beziehung zu den vor Beginn der Therapie benötigten systemischen Opiatendosen, wobei letztere in parenterale Morphinäquivalente (mg Morphin/24 h) umgerechnet werden, ergibt sich eine Relation in der Größenordnung von 30/1 bei intrathekaler Anwendung bzw. 8/1 bei periduraler Infusion (systemischer zu lokalem Morphinbedarf pro Tag). Anders ausgedrückt, läßt sich bei intrathekaler Gabe im Vergleich zu einer parenteralen Zufuhr die Tagesdosis auf 1/30, bei periduraler Gabe auf 1/8 reduzieren. Mittlere Tagesdosen für Morphin lagen bei unserem Patientengut zwischen 3,6 (intrathekale Infusion mit implantierter Pumpe) und 11,0 mg/24 h (peridurale Infusion über Port und externe Pumpe).

Um eine kontinuierliche Schmerzunterdrückung im zeitlichen Verlauf zu erreichen, mußten in allen Gruppen, auch bei den benignen Schmerzpatienten, die Tagesdosen angehoben werden. Nur in wenigen Einzelfällen blieben die spinalen Dosen während der gesamten Behandlung stabil. Bei den meisten Patienten kam es zu einer ganz allmählichen Dosissteigerung (in der Regel wünschten Patienten mit einer Pumpe zum Zeitpunkt der Neufüllung eine geringere Dosiserhöhung). Phasen mit sprunghafter Erhöhung des Tagesbedarfes traten vor allem in der präfinalen Phase auf. Die maximalen, in der Regel auch gleichzeitig finalen lokalen Dosen lagen im Mittel zwischen 8,3 (intrathekale Infusion) und 21,8 mg/24 h (peridurale Infusion über Port und externe Pumpe). Auf die Zeiteinheit bezogen erfolgte die rascheste Dosissteigerung (mg/24 h) bei Patienten mit extern abgeleiteten Periduralkathetern zur Bolusinjektion. Bei einer mittleren finalen Tagesdosis von 16,0 mg ergibt sich durch die nur relativ kurze stationäre Behandlungsphase von etwa 3 Wochen bei diesen präfinalen Patienten eine tägliche Dosissteigerung um 0,58 mg/24 h. Bei den für einen wesentlich längeren Zeitraum behandelten Patienten mit Pumpen (Auswahlkriterium: Prognose des Patienten) lag dieser Faktor nur in der Größenordnung von 0,02 (intrathekale Infusion: geringste Dosissteigerung) bis 0,1 (peridurale Infusion über Port mit externer Pumpe) mg/24 h.

Die *analgetische Effizienz der Methode* wurde durch Befragung der Patienten während des Krankenhausaufenthaltes bzw. während jeder ambulanten Pumpenfüllung ermittelt (von 1 = „sehr gut" bis 4 = „schlecht"). Die so errechneten Mittelwerte lagen in allen Gruppen während der ganzen Behandlung zwischen 1,3 und 2,6. Während zum Beginn der lokalen Behandlung bei praktisch allen Patienten eine komplette Schmerzreduktion erreicht werden konnte, wurde die analgetische Wirkung in den finalen Krankheitsstadien weniger gut beurteilt, obwohl natürlich versucht wurde, auch zu diesem Zeitpunkt durch eine Dosisanpassung den Bedarf der Patienten zu decken. Am ehesten waren noch die Patienten der intrathekalen Gruppe mit der analgetischen Wirksamkeit zufrieden (höchster Mittelwert: 1,5). Die höchsten und damit ungünstigsten Mittelwerte wurden bei Patienten mit nach außen abgeleiteten Periduralkathetern (2,6) bzw. mit Periduralkatheter, Port und externer Pumpe (2,3) ermittelt. Die analgetische Wirksamkeit der Patienten mit benignen Schmerzen liegt mit einem Mittelwert von 2,9 in einem ähnlichen Bereich. Hier fiel jedoch die nach keinerlei Kriterien vorhersehbare Varianz der Effektivität auf: Während einige Patienten über Jahre eine gute Wirkung berichteten (unser längster Patient mit benignen Schmerzen hat seine Pumpe seit 1983), wurde bei anderen schon nach kurzer Zeit keinerlei Wirkung mehr angegeben.

Während der Intervalle zwischen den geplanten Neufüllungen war es den Patienten mit implantierten bzw. externen Pumpen erlaubt, falls erforderlich, zusätzlich zumindest gelegentlich orale Opiate einzunehmen, um evtl. auftretende Schmerzattacken unter der kontinuierlichen und unveränderlichen rückenmarksnahen Opiatinfusion zu kupieren. Die Patienten nahmen diese Gelegenheit jedoch sehr unterschiedlich wahr. Patienten mit nach außen abgeleiteten Kathetern waren ohnehin in stationärer Behandlung, so daß in dieser Gruppe einem erhöhten Bedarf in Form kurzfristiger periduraler Nachinjektionen Rechnung getragen werden konnte. Am günstigsten waren wiederum die Verhältnisse in der Gruppe mit intrathekalen Kathetern und implantierten Pumpen. Hier konnte auch während der ambulanten Behandlung eine während aller Phasen ausreichende Analgesie erreicht werden, so daß die zusätzliche Einnahme oraler Analgetika praktisch nicht erforderlich war. Patienten mit periduralen Kathetern und Pumpsystemen benötigen zu etwa $1/3$ zumindest gelegentlich zusätzlich orale Opiate. Bei den Patienten, die während der rückenmarksnahen Opiatinfusion gelegentlich orales Morphin einnahmen, erfolgte die Verschreibung aus Kontrollgründen über die Schmerzambulanz. Beim nächsten Fülltermin wurde dem erhöhten Bedarf der Patienten in Form einer Dosiserhöhung Rechnung getragen.

Aus den erforderlichen Dosierungen in den einzelnen Gruppen und aus der Beurteilung durch die Patienten konnten wir Schlußfolgerungen ziehen, die eine vergleichende Aussage zur Wirksamkeit in den unterschiedlichen Gruppen (mit den oben gemachten allgemeinen Einschränkungen) erlauben:

- *Die kontinuierliche Infusion reduziert die Geschwindigkeit der Dosissteigerung* (Vergleich der Dosissteigerung in den Gruppen mit kontinuier-

licher Infusion und in der Gruppe mit Bolusinjektion über externen Katheter);
- *die Verwendung externer Systeme erhöht die Geschwindigkeit der Dosissteigerung* (Vergleich der Dosissteigerung in den Gruppen mit komplett implantierten Infusionssystemen und in den Gruppen mit extern tragbaren Pumpen bzw. nach außen abgeleiteten Kathetern);
- *der Beginn der lokalen Therapie in einem fortgeschrittenen oder gar präfinalen Stadium der Grunderkrankung fördert die Geschwindigkeit der Dosissteigerung* (Vergleich der Dosissteigerung in allen untersuchten Gruppen unter gleichzeitiger Berücksichtigung der Behandlungsdauer);
- *ein hoher präoperativer systemischer Opiatbedarf ergibt einen hohen lokalen Bedarf und fördert die Geschwindigkeit der Dosissteigerung* (Vergleich von Einzelwerten in verschiedenen Gruppen);
- *die intrathekale Applikation ist analgetisch vorteilhafter als die peridurale Zufuhr* (obwohl bei der Dosissteigerung keine wesentlichen Unterschiede gegenüber peridduralen Gruppen nachweisbar waren, ergaben sich Vorteile für die intrathekale Infusion im Hinblick auf die analgetische Effizienz und den Bedarf an systemischer Zusatzmedikation).

Die Dosissteigerung während einer rückenmarksnahen Opiatanalgesie hat wohl verschiedene Gründe. Dazu gehören vor allem die *Progression der Grundkrankheit* und die *Toleranzentwicklung,* obwohl der Umfang beider Veränderungen kaum voneinander abgegrenzt werden kann. Bei der peridduralen Opiatgabe kommt als zusätzlicher Faktor für eine Dosissteigerung die *peridurale Fibrose* (Rodin et al. 1985) hinzu. Der im Gewebe des Periduralraums liegende Katheter verursacht eine Narbenbildung, die auch die Medikanentendiffusion beeinträchtigen dürfte. Tatsächlich nimmt der Anteil des Morphins, der aus dem Periduralraum in den Liquor übertritt, im Laufe einer peridduralen Behandlung ab (Müller et al. 1986). Außerdem kann die peridurale Fibrose post mortem am Sektionspräparat demonstriert (Ehring u. Boeksteger 1986) werden und bei den meisten Patienten durch Kontrastmittelinjektion in den Periduralkatheter indirekt dargestellt werden (Müller et al. 1988). In einem solchen Fall ist eine reduzierte Ausbreitung des Kontrastmittels im Periduralraum zu beobachten, die in vielen Fällen mit einem Reflux entlang dem narbig umscheideten Katheter einhergeht.

Nebenwirkungen und Komplikationen

Während der gesamten Behandlung wurden alle Patienten nach möglichen Nebenwirkungen der spinalen Opiatmedikation untersucht bzw. befragt. Die prozentuale Rate dieser Nebenwirkungen war am höchsten in der Gruppe mit intrathekalen Kathetern, wobei einerseits typische spinale Nebenwirkungen, z.B. *Pruritus* und *Harnverhaltung,* im Vordergrund standen und andererseits, wie bereits erwähnt, auch die höchste analgetische Effizienz beobachtet wurde. Typischerweise wurden Nebenwirkungen nur am Anfang der spinalen

Therapie beschrieben. In der Regel verschwanden diese Nebenwirkungen innerhalb weniger Tage. Mit einer Ausnahme (fortgesetztes Erbrechen) konnten bei keinem der Patienten relevante Nebenwirkungen während der Langzeitbehandlung festgestellt werden. Ob es sich hier ebenfalls um einen Gewöhnungsvorgang im Sinne einer Toleranzentwicklung handelt, bleibt unklar. Der analgetische Wirkungsverlust im Laufe der Zeit, der in der bereits erwähnten Dosissteigerung zum Ausdruck kommt, erfolgt in jedem Fall langsamer.

Technische Komplikationen waren in den Gruppen mit implantierten Pumpen selten (jeweils ein Fall von Katheterdislokation und radikulären Schmerzen durch Irritation). Bei Portsystemen kam es relativ häufig zu einer spät auftretenden Katheterobturation, was mit der Verlegung des Lumens durch ausgestanzte Partikel aus der Gummimembran zusammenhängen kann. Offensichtlich erfüllt die als nicht-stanzend bezeichnete Huber-Nadel nicht immer ihren Zweck (Müller et al. 1988). Technische Probleme waren in der Gruppe mit externen periduralen Kathetern häufig, vor allem die Dislokation (10%).

Fast ¹/₃ der Patienten mit einfachen, nach außen abgeleiteten Periduralkathetern entwickelte milde bis mäßige Zeichen einer lokalen Hautinfektion an der Eintrittsstelle des Katheters. Obwohl in keinem der Fälle Anzeichen einer generellen *Infektion* oder Meningitis beobachtet wurde, erfolgte unter diesen Bedingungen die Entfernung des Katheters und die Neuanlage in einem anderen Intervertebralraum. Die bei anderen Untersuchern geringeren Zahlen von Hautinfektionen bei langliegenden Periduralkathetern lassen sich dadurch erklären, daß die von manchen Autoren vorgenommene Abgrenzung zwischen einer Hautreizung durch den Katheter und einer tatsächlichen Infektion sehr problematisch ist. In jedem Fall muß bei einer Hautinfektion auch mit einer Ausbreitung in die Tiefe und der Ausbildung einer Meningitis gerechnet werden (Ansuategui 1983). Leichte Hautinfektionen haben wir gelegentlich auch oberhalb eines implantierten Portes gesehen, und zwar dann, wenn die Nadel für mehr als 2 Tage im Port steckend belassen wurde. Bei unseren Patienten mit internen Pumpen mußten wir in einem Fall eine Explantation vornehmen, da es unmittelbar nach Implantation zu einer Pumpentascheninfektion gekommen war (Patient mit Plasmozytom und damit reduzierter Abwehrkraft).

Beurteilung der verschiedenen Verfahren

Ohne Zweifel ist die Verwendung einer implantierten Pumpe das für den Patienten angenehmste Verfahren, da sie – abgesehen von festgelegten Füllungsterminen – am wenigsten Aufmerksamkeit seitens des Patienten erfordert. Nach außen abgeleitete Katheter bzw. außen am Körper getragene Geräte setzen dagegen mehr Aufmerksamkeit voraus. Interessanterweise reagiert der Patient auf diese mangelnde Ablenkung und die ständige Konfrontation mit seinem System mit einer rascheren Steigerung der Opiatdosierungen. Beim

Vergleich der Kathetersysteme erweist sich der intrathekale Zugang als analgetisch überlegen, auch wenn die nur initial nachweisbaren Nebenwirkungen stärker ausgeprägt sind.

Ob die nachweisbare peridurale Fibrose eine Rolle bei der Dosissteigerung im Laufe der Behandlung spielt, läßt sich aus der Progression derselben nicht ersehen, kann aber indirekt, z.B. über Spiegelbestimmungen im Liquor vermutet werden. Vor allem der einfachste Weg, der nach außen abgeleitete Periduralkatheter, ist mit einer hohen Rate von technischen und hygienischen Komplikationen behaftet. Diese sind jedoch nicht immer von großer klinischer Bedeutung, da ja jederzeit ein neuer Katheter gelegt werden kann. Über den zwangsläufig hohen Aufwand, wenn ein ambulanter Patient mit einem externen Katheter durch den Hausarzt betreut werden soll, können wir nur mutmaßen, daß alle unsere Patienten mit externen Systemen stationär behandelt wurden. Es muß aber klar ausgesprochen werden, daß viele Hausärzte nicht bereit sind, an dieser aufwendigen Behandlungsform teilzunehmen.

Der Hauptvorwurf gegenüber implantierten Systemen ist der hohe Preis, der natürlich in Beziehung zu den Kosten bei täglicher Betreuung durch einen Hausarzt gesetzt werden muß. Wir haben die Kosten bei unseren Patienten mit externen oder implantierten Pumpen ermittelt. Es handelt sich dabei um alle Patienten mit malignen Schmerzen. Patienten mit benignen Schmerzen wurden nicht miteinbezogen, da die z.T. lange Behandlungsdauer das Bild stark verzerrt hätte. Aus den Materialkosten und den Kosten für klinische oder ambulante Betreuung ergaben sich Gesamtkosten für einen Patienten von DM 10476 im Mittel und als Tageskosten etwa DM 60. Nach unserer Meinung ist dies eine vernünftige Relation zwischen Kosten und Effizienz, weil dabei stets berücksichtigt werden muß, daß alle von uns behandelten Patienten bei einer konventionellen Schmerztherapie keine ausreichende Schmerzlinderung erfahren hätten.

Literatur

Ansuategui M (1983) Cuadro de meningitis en un paciente tradado con morfina epidural. Rev Espan Anesth 30:60–61

Behar M, Olshwang D, Magora F, Davidson JT (1979) Epidural morphine in treatment of pain. Lancet I:527–529

Ehring E, Boeksteger A (1986) Morphologisch-histologische Veränderungen durch kontinuierliche Periduralanalgesie bei einem Karzinompatienten. Reg Anaesth 9:46–48

Hughes J, Smith TW, Kosterlitz HW, Fothergill LA, Morgan BA, Morris HR (1975) Identification of two related pentapeptides from the brain with potent opiate agonist activity. Nature 258:577–579

La Motte C, Pert CB, Snyder SH (1976) Opiate receptor binding in primate spinal cord. Brain Res 112:407–412

Leavens M, Stratton-Hill C, Cech D, Weyland J, Weston J (1982) Intrathecal and intraventricular morphine for pain in cancer patients. J Neurosurg 56:241–245

Müller H, Zierski J (1988) The Huber needle as a special cannula for puncture of implanted ports and pumps – an error in many variations. Klin Wochenschr 66:963–969

Müller H, Vogelsberger W, Aigner K, Herget HF, Hempelmann G (1983) Kontinuierliche peridurale Opiatapplikation mit einer implantierten Pumpe. Reg Anaesth 6:47–51

Müller H, Aigner K, Worm I, Lobisch M, Brähler A, Hempelmann G (1984) Langzeit-Erfahrungen mit der kontinuierlichen periduralen Opiatanalgesie mittels implantierter Pumpen. Anaesthesist 33:433–439

Müller H, Gips H, Krumholz W, Ziersi J, Lüben V, Hemelmann G (1986) Pharmakokinetik der kontinuierlichen periduralen Morphininfusion. Anaesthesist 35:672–678

Müller H, Schnorr C, Zierski J, Hempelmann G (1988) Rückenmarksnahe Medikamenteninfusion bei Schmerzen durch maligne Tumoren oder Spastizität. Med Welt 39:829–834

Niederhuber JE, Ensminger W, Gyves JW, Liepman M, Doan K (1982) Totally implanted venous and arterial access system to replace external catheters in cancer treatment. Surgery 92:706–12

Nurchi G (1984) Use of intraventricular and intrahecal morphine in intractable pain associated with cancer. Neurosurgery 15:801-803

Onofrio BM, Yaksh TL, Arnold PG (1981) Continuous low-dose intrathecal morphine administration in the treatment of chronic pain of malignant origin. Mayo Clin Proc 56:516–520

Pert CB, Snyder SH (1973) Opiate receptor: demonstration in nervous tissue. Science 179:1011–1014

Rodin BA, Cohen FL, Bean WL, Martyak SN (1985) Fibrous mass complicating epidural morphine administration in the treatment of chronic pain of malignant origin. Neurosurgery 16:68–70

Siegfried J, Lazorthes Y (1985) La neurochirurgie functionelle de l'infirmite motrice d'origine cerebrale. Neurochirurgie [Suppl 1] 31:1–118

Simon EJ, Hiller JM, Edelman I (1973) Sterospecific binding of the potent narcotic analgesic 3H-etorphine to rat-brain homogenate. Proc Natl. Acad Sci 70:1947–1949

Terenius L (1973) Stereospecific interaction between narcotic analgesic and a synaptic plasma membrane fraction of rat cerebral cortex. Acty Pharmacol Toxicol 32:317–320

Wang JK, Nauss LA, Thomas JE (1979) Pain relief by intrathecally applied morphine in man. Anesthesiology 50:149–150

Yaksh TL (1981) Spinal opiate analgesia: characteristics and principles of action. Pain 11:293–346

Yaksh TL, Müller H (1982) Spinal opiate analgesia. Experimental and clinical studies. Springer, Berlin Heidelberg New York

Yaksh TL, Rudy TA (1976) Analgesia mediated by a direct spinal action of narcotics. Science 192:1357–1358

Zenz M, Piepenbrock S, Hüsch M, Schappler-Scheele B, Neuhaus R (1981) Erfahrungen mit längerliegenden Periduralkathetern – Peridurale Morphinanalgesie bei Karzinompatienten. Reg Anaesth 4:26–30

13 Spinale Analgesie bei Trigeminusneuralgie

H. MÜLLER

Grundlagen

Die Trigeminusneuralgie als weitverbreitetes chronisches Schmerzsyndrom ist gekennzeichnet durch blitzartig einsetzende, oft extreme Schmerzen, die meist die rechte Gesichtshälfte und dort vorwiegend den II. und III. Ast des N. trigeminus betreffen. Die Trieminusneuralgie ist ein Krankheitsbild, das Schmerztherapeuten immer wieder vor große Probleme stellt.

Als Ursache des Krankheitsbildes werden entweder zentrale und/oder periphere Auslöser der Entladung dieses Nerven angenommen. Tatsächlich gibt es auch Therapieerfolge bei Maßnahmen, die entweder nur peripher oder nur zentral angreifen. Fromm hat deshalb eine Hypothese erstellt, die eine Rolle beider Regionen verknüpft. Nach seiner Meinung hat die Trigeminusneuralgie eine periphere Ätiologie und eine zentrale Pathogenese (Fromm 1989 a, b; Fromm et al. 1980, 1984) (Abb. 1).

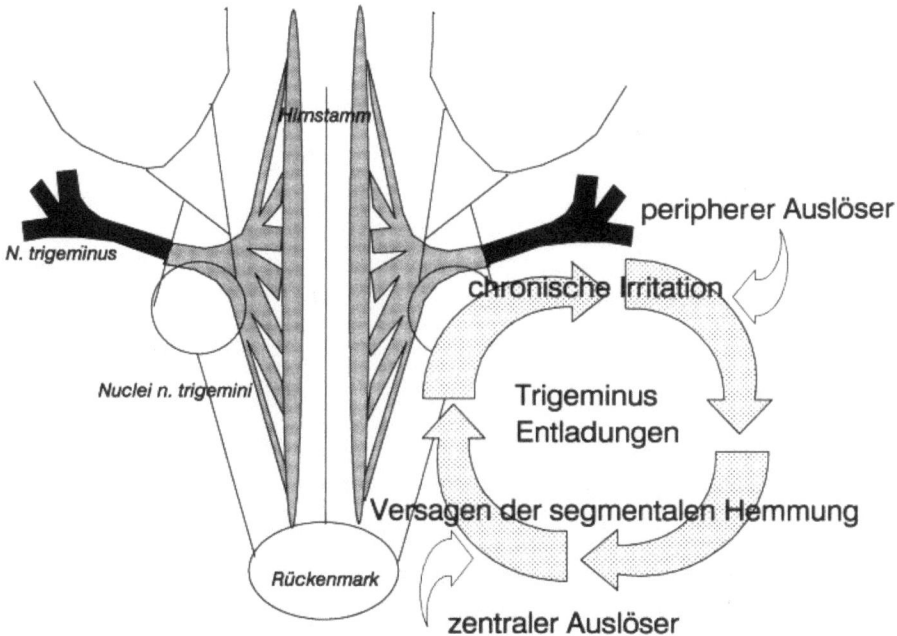

Abb. 1. Hypothese zur Entstehung der Trigeminusneuralgie nach Fromm

Die klassische medikamentöse Therapie der Trigeminusneuralgie (die mehr in Richtung zentraler Ursachen abzielt) besteht in der oralen Anwendung von Phenytoin und/oder Carbamazepin, wobei mit diesen Substanzen aber nicht bei allen Patienten eine suffiziente Schmerzunterdrückung erzielt werden kann. Allerdings hat sich in letzter Zeit gezeigt, daß wohl in den meisten Fällen diese Substanzen unterdosiert werden, d.h. um eine pharmakologische Wirkung zu erhalten, müßte man Überdosierungen in Kauf nehmen. Ausgehend von der Vorstellung einer mehr peripheren Ursache der Trigeminusneuralgie wurden auch neurochirurgische Operationen durchgeführt, so z.B. als wenig invasives Verfahren die Glyzerininjektion oder Radiofrequenzläsion am Ganglion Gasseri oder die vaskuläre Dekompression nach Janetta (der Trigeminusnerv wird als Schutz gegen die Pulsation benachbarter Gefäße mit Muskel umlegt) mit Eröffnung der hinteren Schädelgrube (Pollack et al. 1988; Saini 1987). Auch bei operativen Verfahren gibt es vor allem längerfristig Versager. Weiterhin muß erwähnt werden, daß psychosomatisch orientierte Behandlungsverfahren, Akupunktur und Verfahren der Naturheilkunde gute, wenn auch meist nicht längerfristige lindernde Effekte bringen. Demnach müssen bei allen (kurzfristigen!) Behandlungserfolgen der Trigeminusneuralgie Plazeboeffekte berücksichtigt werden. Selbst bei unvollständiger Janetta-Operation, d.h. lediglich durch die Eröffnung der hinteren Schädelgrube, wurde eine vorübergehende drastische analgetische Wirkung beschrieben. Eine weitere Form der Pharmakotherapie, die mehr auf die zentralen pathogenetischen Mechanismen der Trigeminusneuralgie abzielt, ist die seit etwa 10 Jahren eingeführte Verwendung des Antispastikums Baclofen als orale Langzeitmedikation, bei der aber auch nicht immer ein zufriedenstellender analgetischer Effekt zu erreichen ist (Fromm 1989a, b; Fromm et al. 1980, 1984).

Das nur für die orale Anwendung zugelassene Baclofen wird seit etwa 5 Jahren außerdem mit Erfolg bei schweren Spastikformen als lumbal intrathekale Infusion verwendet. Baclofen wirkt bei dieser Applikationsweise auch bei Patienten antispastisch, die auf die übliche orale Therapie mit der gleichen Substanz nicht ansprechen.

Patienten

Innerhalb der letzten 1½ Jahre haben wir die spinale Baclofeninfusion bei jetzt 3 Patienten mit schwerer Trigeminusneuralgie erfolgreich angewendet. Es handelt sich in allen Fällen um Patienten, bei denen bereits alle oben genannten Verfahren zur Anwendung gekommen waren, ohne einen dauerhaften Effekt zu erzielen. „Dauerhaft" bedeutet im Zusammenhang mit der Schmerztherapie einen Zeitraum von mehr als ½ bis ¾ Jahr. Die Vorgeschichte eines Falles sei ausführlicher dargestellt:

Bei einer 49jährigen Patientin bestanden anamnestisch Beschwerden im Sinne einer chronischen Trigeminusneuralgie mit nur kurzen Unterbrechungen seit über 14 Jahren. Lokalisiert war der ausgeprägte Dauerschmerz im Bereich des II. Astes des rechten N. trigeminus. Zusätzlich konnte durch eine nur leichte Berührung, das Einsetzen der Zahnprothese oder Kaubewegungen in dem betreffenden Hautareal eine extreme Schmerzattacke provoziert werden. Die Patientin hatte sich aus diesem Grund bereits seit längerer Zeit vorwiegend mit flüssigen Nahrungsmittel ernährt. Früher waren mehreren Versuchen mit subarachnoidaler Glyzerineinspritzung oder Elektrokauterisation und drei Trepanationen (Operation nach Janetta sowie 2 Revisionen der hinteren Schädelgrube) durchgeführt worden. Alle genannten Maßnahmen waren jeweils nur von einer kurzen, maximal $^1/_2$ Jahr anhaltenden und nicht ausreichenden Schmerzlinderung gefolgt. Medikamentös war die Patientin zuletzt mit extrem hohen Dosen Carbamazepin eingestellt, da nur so eine gewisse Reduktion der Beschwerden erzielt werden konnte. Beim Auftreten von Schmerzanfällen wurden vom Hausarzt Opioide, z.B. Buprenorphin, verschrieben. Stationär aufgenommen wurde die Patientin im komatösen Zustand nach einem wegen extremer Schmerzen durchgeführten Suizidversuch mit einem barbiturathaltigen Schlafmittel. Sie mußte einige Tagen intensivmedizinisch behandelt werden (maschinelle Beatmung, forcierte Diurese).

Bei allen Patienten wurde zunächst eine mindestens 2wöchige Erprobung der oralen Baclofentherapie (Dosissteigerung bis zu 75 mg pro Tag = 3mal 25 mg) vorgenommen. Einer der Patienten hatte orales Baclofen bereits vorher erfolglos getestet. Außer erheblicher Müdigkeit konnte keiner der Patienten einen Unterschied in der Intensität von Dauerschmerz bzw. der Häufigkeit von Schmerzattacken unter der Therapie feststellen. Ausgehend von eigenen Erfahrungen einer hocheffektiven Behandlung mit spinalem Baclofen bei Patienten mit extremer Spastizität, die ebenfalls keinen Effekt auf eine vorausgegangene orale Baclofenmedikation gezeigt hatten, entschlossen wir uns in dieser Situation bei Patienten mit extremer Trigeminusneuralgie zu einem gleichartigen Vorgehen.

Die Patienten erhielten im Abstand von jeweils 24 h 4–5 spinale Injektionen (beim ersten Patienten über ein zuvor implantiertes Port, bei den beiden anderen Patienten über zuvor gelegte spinale 30-G-Katheter) und zwar entweder 50 oder 100 µg Baclofen oder Kochsalzlösung. Danach wurden sie nach dem Umfang und der Dauer einer eventuellen Schmerzreduktion bzw. nach sonstigen Begleiterscheinungen befragt.

Bei allen Patienten kam es unter der spinalen Anwendung von Baclofen als Bolus zu einer kompletten Unterdrückung der Dauerschmerzen. Anfallsartige Schmerzen wurden ebenfalls nicht beschrieben. Interessanterweise war der Wirkungsbeginn völlig identisch mit dem Beginn der antispastischen Wirkung nach gleichartiger Injektion von Baclofen bei Patienten mit schwerer Spastizität, d.h. in der Größenordnung von etwa 1 h. Die Wirkungsdauer zeigte bei allen Patienten eine direkte Abhängigkeit von der Höhe der Dosis, d.h. sie war beim einzelnen Patienten für die niedrige von beiden Testdosen stets kürzer. Insgesamt galten aber auch für die Wirkdauer gleiche Verhältnisse, wie bereits bei Patienten mit motorischer Entgleisung festgestellt: Die Wirkdauer eines spinalen Baclofenbolus lag in der Größenordnung zwischen 12 und 24 h.

Bei jedem Behandlungstest wurde neben den zwei unterschiedlichen Baclofenmengen auch zumindest einmal physiologische Kochsalzlösung als Plazebo im Doppelblindversuch gegeben. Dabei ergab sich eine völlig unzureichende Wirkung des Plazebos (sehr später vermeintlicher Wirkungseintritt:

etwa 2–4 h, qualitativ schlechte und kurz dauernde Wirkung: 3–6 h) gegenüber einem optimalen Effekt und einer deutlichen Dosisabhängigkeit von raschem Wirkungseintritt und langer Wirkdauer bei Gabe von Verum.

An Nebenwirkungen wurde sowohl bei Gabe des Medikamentes als auch des Plazebos Müdigkeit beschrieben, deutlich mehr nur bei der hohen spinalen Baclofen-Dosis. Dazu kamen eine Reihe unspezifischer Angaben in allen Gruppen. Kopfschmerzen für wenige Tage als Folge der spinalen Punktion (zur Anlage des Ports bzw. des Spinalkatheters) wurden bei zwei Patienten registriert. Beide erkannten aber, daß dieser Schmerz einen völlig anderen Charakter und eine andere Lokalisation aufwies als der vorher vorhandene Trigeminusschmerz.

In Anbetracht dieser Testung entschlossen wir uns nach eingehender Unterredung mit den Patienten zur Implantation einer Pumpe zur kontinuierlichen Infusion von Baclofen in den Spinalkanal. Der Eingriff wurde in identischer Weise wie zur Behandlung von extremer spinaler oder cerebraler Spastizität durchgeführt. Die in Vollnarkose implantierte Gasdruckpumpe steht in Verbindung mit einem lumbalen Katheter, der bei L_2/L_3 oder L_3/L_4 perkutan eingeführt wurde und dessen Spitze bei Th_5–Th_8 liegt. Das Pumpsystem stellt bei einer kontinuierlichen Flußrate zwischen 0,6 und 1 ml pro Tag die Medikamentenzufuhr über einen Zeitraum von knapp 5–7 Wochen sicher (maximales Füllungsintervall). Kurz vor Ablauf dieses Zeitraumes kommen die Patienten zur perkutanen Neufüllung.

Seither sind die Patienten weitestgehend beschwerdefrei, wenn man davon absieht, daß kurz vor der perkutanen Neufüllung der Pumpe (offensichtlich durch eine Abnahme der Förderleistung der Pumpe gegen Ende des Infusionszyklus) die Dauerschmerzen in geringem Umfang verspürt werden. So wurden bei einer Patientin die Abstände der Füllungen um 1–2 Wochen verkürzt, um mit diesem Problem fertig zu werden. Die Überprüfung des Systems ergab eine korrekte Pumpenfunktion und Katheterlage. Die nicht ganz konstante Flowrate ist ein bekanntes Phänomen der Gasdruckpumpe. Insgesamt sind für die Patienten mäßige Schwankungen der Schmerzintensität kein Problem, solange sie auf niedrigem Niveau ablaufen und keine Schmerzanfälle auftreten. Die Dosierung ist bei den Patienten von initial etwa 200 µg täglich allmählich auf 300–400 µg Baclofen erhöht worden. Die Patienten konnten nach Beginn der Behandlung sich wieder weitgehend normal verhalten, z.B. normale Nahrung zu sich nehmen. Eine Patientin konnte danach sogar in Rechtsseitenlage, d.h. mit der rechten Gesichtshälfte zum Kissen, schlafen, was vorher nicht möglich war. Alle oralen Medikamente wurden abgesetzt, ohne daß das Befinden der Patientin sich veränderte. Nur in einem Fall wurde weiter Tegretal verabreicht, da so die Reduktion der Gesamtsymptomatik besser und gleichmäßiger erschien. Bei allen Patienten wurden 1- oder 2mal Auslaßversuche unternommen, d.h. die Pumpe mit Kochsalzlösung gefüllt, was immer innerhalb von 2–3 Tagen durch eine Rückkehr der ursprünglichen Beschwerden registriert wurde, so daß die Baclofengabe fortgesetzt werden mußte. Die derzeit maximale Behandlungsdauer beträgt 18 Monate.

An Nebenwirkungen wurde von einem Patienten Gangunsicherheit bzw. Schwäche in beiden Beinen beschrieben. Da dies als ein eventuelles Frühzeichen der multiplen Sklerose gedeutet wurde (die Trigeminusneuralgie ist im Zusammenhang mit multipler Sklerose sehr häufig), demaskiert durch das natürlich auch im Beinbereich wirksame Baclofen, wurden Liquoruntersuchungen durchgeführt, die aber keinen entsprechenden Hinweis ergaben. Zu betonen ist, daß spinales Baclofen in den Standarddosen die Willkürmotorik gesunder Personen nicht beeinflußt, was wir in Probandenversuchen feststellen konnten.

Bei einer Patientin bestand als Folge einer vor Jahren durchgeführten Janetta-Operation eine einseitige Fazialisparese. Unter der spinalen Baclofenzufuhr traten nach etwa einem halben Jahr schmerzhafte Zuckungen im motorischen Ausbreitungsbereich auf. Ein Versuch der Behandlung mit Tegretal brachte kaum Erfolg. Auch hier wurde die Baclofenzufuhr als möglicher Auslöser zunächst gestoppt. Bei dem Auslaßversuch traten, wie zu erwarten, Trigeminusdauerschmerzen auf. Die Fazialiszuckungen blieben unverändert erhalten. Nach etwa 4 Monaten verschwanden sie ohne Änderung der Baclofentherapie.

Diskussion

Die Fälle demonstrieren, daß spinales Baclofen Dauerschmerz und Schmerzattacken einer Trigeminusneuralgie auch bei Patienten unterdrücken kann, bei denen bislang alle Behandlungen gescheitert waren. Auch die orale Baclofengabe hatte keinen Erfolg erbracht. Hier bestehen Parallelen zur spinalen Baclofentherapie bei motorischen Störungen. In einer Multicenterstudie konnte gezeigt werden, daß spinales Baclofen auch bei spastischen Patienten effektiv ist, bei denen mit oraler Behandlung keine Wirkung erzielt wurde. Die Ursache dafür dürfte in der schlechten Passage der Blut-Hirn-Schranke liegen, die enge Grenzen für den Erfolg einer oralen Baclofen-Therapie setzt.

Der vermutete Angriffspunkt des Baclofens in der antispastischen Therpaie sind $GABA_B$-Rezeptoren des Hinterhorns des Rückenmarks, die über spinale Interneurone zu den motorischen Vorderhornzellen im Sinne einer Inhibition vermitteln, wobei die über die Pyramidenbahn deszendierenden Impulse der Willkürmotorik nicht oder erst mit extrem hohen Dosen, tangiert sind. Das Kerngebiet des N. trigeminus stellt anatomisch, aber auch funktionell eine Verlängerung des Hinterhorns in den Bulbärbereich hinein dar. Der Angriffspunkt des Baclofens bei unseren Patienten könnte in diesem Kernbereich liegen. Die Lage der Nuclei nervis trigemini ist ähnlich oberflächlich wie die der GABAergen Hinterhornkerne des Rückenmarks, so daß eine Diffusion vom Liquor aus vorstellbar ist. Eventuell ist aber auch eine Wirkung am N. trigeminus selbst vorhanden, z.B. auf der Wegstrecke durch den Liquor.

Hydrophile Medikamente, die lumbal in den Subarachnoidalsack eingebracht werden, lassen sich bereits nach kurzer Zeit im zerebralen Liquor nachweisen. Bei kontinuierlicher lumbaler Zufuhr von isotopenmarkiertem Baclofen beträgt die Konzentration im zerebralen Liquor des Menschen immerhin noch ⅙ der lumbalen Spiegel. Hier gelten ähnliche Beziehungen wie sie für das spinal applizierte (ebenfalls hydrophile) Morphin gefunden wurden. Obwohl der antispastische Angriffsort von Baclofen im Rückenmarksbereich liegt, gibt es doch, wie auch beim rückenmarksnah zugeführten Opiat, Hinweise auf eine Umverteilung mit dem Liquor nach rostral, z.B. in Form milder zerebraler Nebenwirkungen, aber auch Intoxikationserscheinungen mit Koma sowie Atmungs- und Kreislaufdepression bei spinaler Überdosierung. So erscheint es noch am wahrscheinlichsten, daß die im Falle unserer Patienten beschriebene Wirkung des lumbal applizierten Baclofens auf die Trigeminusentladung durch Umverteilung nach rostral erklärt werden muß.

Die oben erwähnte Frommsche Hypothese zur Pathogenese der Trigeminusneuralgie ergänzt sich hervorragend mit dem an unserer Patientin geführten Nachweis der guten Wirkung von spinalem Baclofen auf die Symptome der Trigeminusneuralgie. Die unzureichende segmentale Inhibition als Auslöser immer wieder neu auftretender Aktivitäten wird durch Baclofen akzentuiert. Spinales Baclofen scheint in der Behandlung schwerer Fälle von Trigeminusneuralgie eine Alternative darzustellen. Voraussetzung zur spinalen Testung ist, daß andere und einfachere Behandlungsverfahren vergeblich angewendet wurden. Auch orales Baclofen sollte vorher getestet werden. Ein sicherer Nachweis der spinalen Wirksamkeit – auch mit einem Plazeboversuch – ist erforderlich. Die Erprobung sollte auf die Zentren beschränkt bleiben, die ausreichende Erfahrung im Umgang mit implantierbaren Systemen haben. Zu beachten ist auch, daß injizierbares Baclofen noch nicht registriert ist, während die orale Zubereitung seit 1972 auf dem Markt ist.

Literatur

Fromm GH (1989 a) Trigeminal neuralgia and related disorders. Neurol Clin 7:305
Fromm GH (1989 b) The pharmacology of trigeminal neuralgia. Clin Neuropharmacol 12:185
Fromm GH, Terrence CF, Chatta AS (1980) Baclofen in trigeminal neuralgia: its effect on the spinal trigeminal nucleus. A pilot study. Arch Neurol 37:768
Fromm GH, Terrence CF, Chatta AS (1984) Baclofen in the treatment of trigeminal neuralgia: double blind study and long-term follow-up. Arch Neurol 41:240
Pollack IF, Janetta PJ, Bissonette DL (1988) Bilateral trigeminal neuralgia: a 14 year experience with microvascular decompression. J Neurosurg 68:559
Saini SS (1987) Retrogasserian anhydrous glycerol injection therapy in trigeminal neuralgia: observations in 552 patients. J Neurol Neurosurg Psychiatry 50:1536

14 Epidurale und spinale Implantation

U. HANKEMEIER

In der Vergangenheit trug die rückenmarksnahe Opiatanalgesie bei vielen Tumorpatienten zu einer deutlichen Verbesserung ihrer Lebenssituation bei. In Abhängigkeit von der Indikation zu diesem Verfahren, auf die an anderer Stelle ausführlich eingegangen wird, kann die rückenmarksnahe Analgesie sowohl die Schmerzen gut beherrschen als auch durch ihre nur geringen Nebenwirkungen die Lebensqualität steigern.

Mit Hilfe eines subkutan liegenden Ports, über dessen Reservoir die Opiate spinal appliziert werden, ist es möglich, das Nebenwirkungsrisiko (gegenüber der perkutanen Lage) weiter zu reduzieren. So wird das Infektionsrisiko gemindert, die ambulante Versorgung verbessert und die Unabhängigkeit des Patienten erhöht [7].

Im folgenden Beitrag soll die Technik der Portimplantation bei rückenmarksnahen Kathetern dargestellt werden [5].

Epidurale Implantation

Die Einleitung der rückenmarksnahen Opiatanalgesie und Durchführung der Portimplantation läßt sich innerhalb eines ca. 7–10tägigen stationären Aufenthaltes durchführen. Mit der stationären Aufnahme des Patienten wird unter Berücksichtigung von Anamnese und Untersuchungsbefunden sowie Ausschluß von Kontraindikationen die Indikation zur rückenmarksnahen Opiatanalgesie gestellt bzw. überprüft [4, 7]. Nach ausführlicher Erörterung des Therapieplanes, Aufklärung über das Verfahren und Einwilligung des Patienten erhält dieser zur Effektivitätsprüfung zunächst einen perkutanen, epiduralen Katheter in der üblichen Technik und unter sterilen Bedingungen in der segmentalen Höhe des Hauptschmerzes bzw. des Schmerzmaximums (lumbal, thorakal) [10]. Über implantierbare Systeme mit zervikalen Epiduralkathetern zur Reduktion von Schmerzen der oberen Körperhälfte gibt es zwar erste positive Erfahrungsberichte [13], ihr Einsatz kann aber noch nicht allgemein empfohlen werden. Über einen Zeitraum von 2–6 Tagen wird die Wirkung der peridural applizierten Opiate (meist Morphin) und ihre notwendige Dosis (Menge, Zeitintervall) hinsichtlich der Schmerzreduktion und des Auftretens von Nebenwirkungen getestet [5, 6, 9]. Bei konstanter und zufriedenstellender Wirksamkeit der epiduralen Opiatanalgesie wird mit dem Patienten die Portimplantation vereinbart. Präoperativ wird am stehenden oder sitzenden Patienten im Bereich des Rippenbogens etwas lateral der Mamillarlinie ein für den Patienten gut zugänglicher Ort für das Port ausgesucht und eingezeichnet. Die Rippen dienen als Widerlager bei der perkutanen Injektion in das Port und als gute Fixierungsmöglichkeit. Ist der untere Rippenbogen aufgrund von Hautveränderungen, beispielsweise als Bestrahlungsfolge, einer Anus praeter-Anlage oder der Bildung einer Ersatzblase nicht für die Implantation nutzbar, so wird mit dem Patienten die Implantation des Ports subpektoral im Bereich der oberen Thoraxapertur besprochen [12]. Der Rechtshänder erhält das Port aus Gründen der besseren Bedienbarkeit auf der linken Seite, der Linkshänder auf der rechten Seite. Die Stelle der Portimplantation wird so gewählt, daß das Port weder die Seitenlage noch die Bauchlage des Patienten behindert.

Die Portimplantation sollte wegen der erforderlichen intraoperativen Lagekontrolle des Epiduralkatheters **möglichst in Lokalanästhesie, evtl. unter leichter Sedierung** (z.B. durch Benzodiazepine), durchgeführt werden. Ist die Seitenlagerung des Patienten oder die Lagerung mit „Katzenbuckel" zu schmerzhaft, ist für diesen Eingriff in seltenen Fällen die Vollnarkose zu wählen.

Die Portimplantation wird unter sterilen Bedingungen (chirurgisches Waschen, sterile Kittel, sterile Handschuhe) im Operationssaal durchgeführt. In der Klinik des Autors bilden ein Anästhesist, ein Chirurg und eine Operationsschwester das Op-Team. Ein weiterer Anästhesist übernimmt die Kreislaufüberwachung des Patienten. Das Legen des Epiduralkatheters, die Untertunnelung und Funktionsprüfung von Epiduralkatheter und Port wird vom Anästhesisten durchgeführt. Aufgaben des Chirurgen sind die Präparation der Porttasche, die Fixierung des Ports, die Blutstillung sowie der Wundverschluß.

Der Patient bleibt für diesen Eingriff nüchtern. Zur Vorbereitung erhält er am Abend vorher und am Morgen des Eingriffes ein Anxiolytikum. Bei immunsupprimierten Patienten empfiehlt sich eine perioperative Antibiotikaprophylaxe. In der Literatur wird die Infektionshäufigkeit mit 7% angegeben [7]. Im Vorbereitungsraum der Anästhesie wird ein intravenöser Zugang gelegt. Der Patient wird an einen EKG-Monitor angeschlossen und auf die entsprechende Seite (z.B. Rechtshänder in Rechtsseitenlage) bequem, aber mit „Katzenbuckel" (starke Kyphosierung der Wirbelsäule) gelagert. Der zur Austestung gelegte perkutane Epiduralkatheter wird ebenso wie eventuelle Klebestreifenreste entfernt. So wird der Patient in den Operationssaal gefahren. Das Operationsgebiet wird im Bereich des Rückens und des Rippenbogens bis zur Medianlinie großflächig desinifiziert und anschließend steril abgedeckt.

Entsprechend der schmerzzentrierten Wahl der periduralen Punktion wird diese Stelle markiert, und das subkutane Gewebe sowie das Lig. interspinosum werden großzügig mit Lokalanästhetikum, z.B. Prilocain 0,5%, infiltriert. Auf einer Länge von ca. 1,5 cm kranial und kaudal der voraussichtlichen Punktionsstelle wird die Haut nach Wirkungseintritt des Lokalanästhetikums (45 s) in der Medianebene mit einem Skalpell bis zum Lig. supraspinale gespalten [7]. Nach der Blutstillung erfolgt die Punktion des Epiduralraumes mit einer 16-G-Tuohy-Kanüle nach der „loss-of-resistance"-Methode (Widerstandsverlusttechnik) [10]. Wenn eine Punktion intraspinal oder intravasal auszuschließen ist (Sistieren des Flüssigkeitsabstromes aus der Tuohy-Kanüle), **wird der Katheter (0,6 × 1,05 × 1000 mm) durch die Tuohy-Kanüle langsam nach kranial vorgeschoben, bis er ca. 4–5 cm im Periduralraum zu liegen kommt** [1]. Zwar besteht einersetis bei dieser Länge des Katheters im Epiduralraum die Gefahr der Katheterdislokation, andererseits ist dem Katheter so eine gewisse Bewegungsfreiheit möglich. Vorsichtig wird nun die Kanüle über den Katheter zurückgezogen, ohne die Katheterlage dadurch zu verändern. Der Katheter wird am patientenfernen Ende mit der Überwurfmutter versehen. **Wenn weder Liquor noch Blut über den Katheter aspiriert werden kann, wird zur Sicherung der nichtspinalen Lage der Katheterspitze in den Katheter eine hochprozentige Lösung eines Lokalanästhetikums injiziert.** Der Autor verwendet 2 ml (lumbal) bzw. 1–1,5 ml (thorakal) einer 4%igen hyperbaren Mepivacainlösung (Abb. 1).

Wie erwähnt, ist der wache Patient Voraussetzung für diese Prüfung. Beim narkotisierten Patienten kann die Katheterspitze bei Injektion von 1 ml eines wasserlöslichen Kontrastmittels über den Katheter röntgenologisch (Durchleuchtung) dargestellt werden. Bei korrekter Lage des Katheters wird (mit dem etwas spitzeren Ende in Richtung zum Patienten) ein **Knickschutz darübergestülpt und bis zum ersten Retentionswulst in das Lig. interspinosum eingesteckt.** Dieses dünne Plastikröhrchen soll verhindern, daß der Katheter bei der seitlichen Weiterführung beim Eintritt in das subkutane Fettgewebe

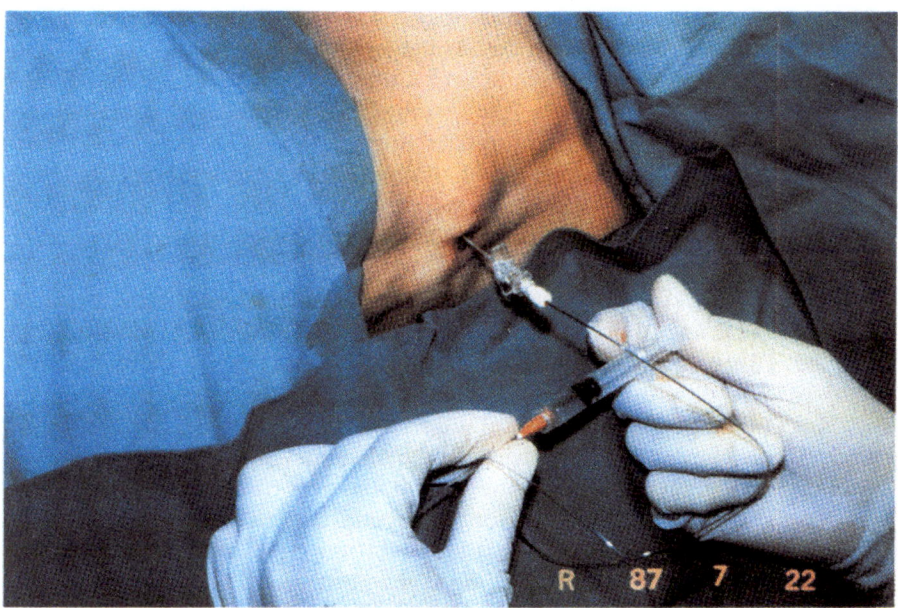

Abb. 1. Überprüfen der Lage der Epiduralkatheterspitze mit Lokalanästhetikum

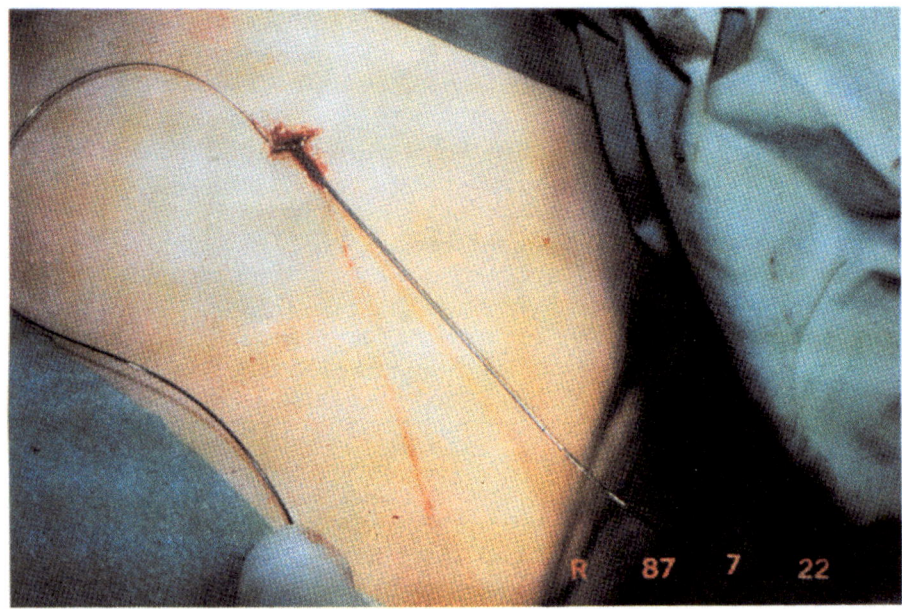

Abb. 2. Einführen der Untertunnelungsnadel in das Unterhautfettgewebe

bedingt durch die Richtungsänderung abknickt. Zwischen den zwei Retentionswülsten wird der Knickschutz mit einem nichtresorbierbaren Faden umschlungen, der diesen dann im subkutanen Gewebe fixiert. Dabei darf der Katheter weder zugeknotet noch beschädigt werden.

Das patientenferne Katheterende wird auf eine 29 cm lange sog. Untertunnelungsnadel, die an dem einen Ende stumpf, an dem anderen Ende ein enges Gewinde hat und nicht dicker als der Katheter selbst ist, aufgesteckt. Die Nadel wird durch den medianen Hautschnitt unter perkutaner Kontrolle durch die Finger der anderen Hand subkutan in lateraler Richtung auf die geplante Lage des Ports vorgeschoben. Dies ist praktisch immer schmerzfrei ohne Lokalanästhetikum möglich (Abb. 2).

Wegen der starken Krümmung im Bereich des lateralen Thorax wird in der Medioaxillarlinie durch eine ca. 5 mm lange Hautinzision (Lokalanästhesie!) die Führungsnadel mit dem Periduralkatheter extern herausgeleitet (Abb. 2). Wichtig ist, darauf zu achten, daß der Katheter ohne Schlaufen- und Knickbildung glatt aus der Hautinzision herausgeführt werden kann. Durch die gleiche Hautinzision wird die Untertunnelungsnadel mit dem Epiduralkatheter erneut subkutan unter perkutaner Kontrolle in medialer Richtung auf die geplante Porttasche vorgeschoben. Im Bereich der Inzision darf keine Gewebebrücke die glatte subkutane Führung des Katheters behindern.

Nun wird das Port zwischen 2 Finger genommen und an die vorgesehene Position etwas lateral der Mamillarlinie auf die Haut gelegt, um die Schnittführung der Porttasche zu planen. In diesem Gebiet werden Haut und subkutanes Gewebe reichlich mit Lokalanästhetikum infiltriert. Für die Porttasche wählt man den **halbkreisförmigen Schnitt** derart, daß die Öffnung des Schnittes zum Port hinzeigt und einen ausreichenden Abstand (mindestens 3 cm) zu ihm hat [8]. So kann das Port bereits in der Heilungsphase der Wunde für Injektionen benutzt werden. Der bogenförmige Schnitt soll mindestens den anderthalbfachen Radius des Ports haben, um die Portfixierung in der Porttasche zu ermöglichen. Nach der Blutstillung erfolgt das stumpfe subkutane Präparieren der Porttasche, die ausreichend groß sein sollte. Der Epiduralkatheter wird mittels der Führungsnadel im Bereich der Porttasche extern herausgeleitet. Auch dabei muß peinlichst darauf geachtet werden, daß der Katheter glatt und ohne Schlaufenbildung im Bereich der lateralen Inzision subkutan zu liegen kommt.

Der Epiduralkatheter wird nun soweit rechtwinklig abgeschnitten, daß er in einem sicheren Abstand zum Port (mindestens 1,5 cm) spannungsfrei um diesen herumgeführt und in einem Winkel von 60–120° zur Zuleitung an das Port angeschlossen werden kann. Diese Katheterführung hat den Vorteil, die Gefahr der Katheterbeschädigung bei Portfehlpunktionen zu mindern, und gleichzeitig dem Katheter ein ausreichendes Spiel bei Bewegungen des Patienten zu ermöglichen. Jetzt wird das Port mit Hilfe einer Surecan-Kanüle mit physiologischer Kochsalzlösung gefüllt (entlüftet). Schraube und Quetschdichtung werden rückwärts auf den Katheter und das Katheterende auf die Stützkanüle des Ports bis zum Anschlag geschoben. Die Verschraubung wird mit der Hand angezogen und mit einem kleinen, dem Portsystem beigefügten Schraubenschlüssel nachgezogen. Das gesamte System wird durch eine Injektion mit einer 10 ml Spritze (Injektionsdruck!) von NaCl 0,9%ig in das Port (Surecan-Kanüle) auf Durchgängigkeit und Dichtigkeit überprüft. In Zweifelsfällen kann dies mit wasserlöslichem Kontrastmittel und Röntgendurchleuchtung verifiziert werden.

Jetzt wird das Port in seiner endgültigen Lage subkutan in die Hauttasche auf die Muskelfaszie des Rippenbogens gelegt. Wie erwähnt, befindet sich die **Port-Katheter-Verbindung in einem Winkel von 60–120°** zu dem von der Seite kommenden Katheter. Es werden jetzt – beginnend an der dem Hautschnitt abgewandten Seite – nichtresorbierbare Fäden durch die Löcher der Bodenplatte des Ports und die Muskelfaszie geschlungen [3]. Erst wenn auch die übrigen Fixierungsfäden angebracht sind und das Port seine korrekte Lage hat, werden die Fixierungsfäden (ca. 5–6) geknüpft (Abb. 3).

Der Katheter wird mit einem oder zwei Fäden, die locker um den Katheter geknüpft werden, in seiner Lage in ausreichendem Abstand zum Port fixiert [8, 12]. Es wird die Blutstillung vervollständigt, die Wunden im Bereich des Rückens, der Flanke und der Porttasche werden geschlossen und mit sterilem Pflaster versorgt.

Nachbehandlung

Noch im Aufwachraum erhält der Patient die erste Opiatdosis (untere Dosis 5–10 mg Morphin) perkutan in das Port mit Hilfe der Spezialschliffkanüle.

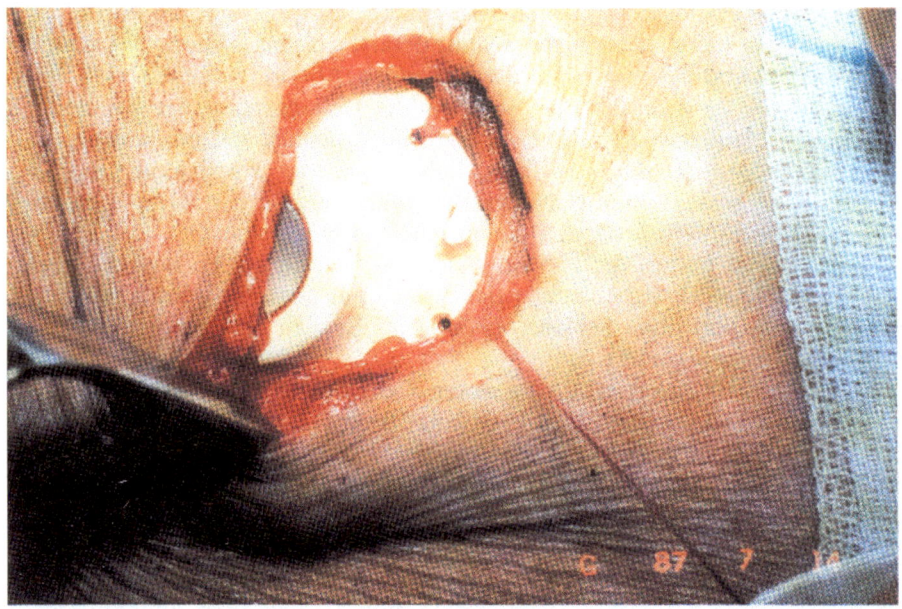

Abb. 3. Knüpfen des Ports auf die Muskelfaszie

Die epidurale Opiatanalgesie kann auch kontinuierlich über eine externe Pumpe oder per infusionem erfolgen [3, 4, 8]. Dazu werden gebogene Spezialschliffkanülen (z.B. Cytocan, Braun-Melsungen) gebraucht, die am Fixierflügel mit Pflaster auf der Haut befestigt werden. Sie dürfen maximal 6 Tage in der Silikonmembran belassen werden [7].

Während der nächsten Tage wird der Heilungsverlauf kontrolliert. Der Patient und in zweiter Linie Angehörige bzw. ambulante Pfleger und Schwestern, die sich um den Patienten kümmern wollen, werden mit der Technik der Opiatgabe über das Port vertraut gemacht. Größter Wert ist auf Sterilität zu legen. Eine großflächige, von innen nach außen gerichtete Hautreinigung mit Desinfektionslösung und anschließender zweiter Desinfektion mit ausreichender Einwirkzeit ist zu bevorzugen [3]. Ebenfalls werden die beiden Fingerspitzen der Hand, die das Port perkutan ertasten, mit Desinfektionslösung eingesprüht. Es sollte vermieden werden, die Hautregion direkt oberhalb der Membran zu berühren. Alternativ können sterile Handschuhe benutzt werden [3]. Dem Patienten (bzw. den Angehörigen) wird empfohlen, die Punktionsstelle der Silikonmembran täglich im Uhrzeigersinn („stundenweise") zu wechseln [5]. Die Kanüle wird bis zum Bodenkontakt in das Port eingestochen. Der Umgang mit dem sterilen Einmalmaterial wird ebenso wie das exakte sterile Aufziehen der opiathaltigen Lösung geübt. Es hat sich als sehr nützlich erwiesen, einen ausgebauten gereinigten Port als Übungsmaterial zu verwenden, um das notwendige Gefühl für die Injektionen senkrecht in die Portmembran vermitteln zu können und die eingebaute Portmembran nicht unnötig zu strapazieren. Empfohlen wird außerdem, die **Medikamente nur über einen Injektionsfilter zu applizieren**, um einem Fremdkörpergranulom vorzubeugen [2, 7]. Wegen des geringeren Druckanstieges sollten Spritzen mit einem Volumen von 10 ml verwendet werden [7].

Bei Unklarheiten in der Wirkung des epidural injizierten Opiats empfiehlt sich die Erstellung eines Epidurogramms mittels eines wasserlöslichen Kontrastmittels, das über das Port injiziert wird.

An systembedingten Komplikationen sind Katheterverschlüsse und -abknickungen, das Lösen der Katheter-Port-Verbindung, spontane Frakturen der Silikonkatheter und schließlich die Portundichtigkeit zu nennen [2, 7]. Mit den Spezialschliffkanülen sind ca. 3000 Einstiche in die Silikonportmembran ohne Schädigung möglich [5, 7]. Katheterdislokationen können bei starker körperlicher Aktivität entstehen.

Erst wenn die epidurale Schmerztherapie zufriedenstellend funktioniert und der Patient (bzw. andere Verantwortliche) ein sicheres Gefühl im Umgang mit dem Port hat, kann der stationäre Aufenthalt beendet werden. Die Fäden der Hautnähte können ambulant entfernt werden.

Am Ende des stationären Aufenthaltes erhalten die Patienten einen Ausweis, der über das Port und die Klinik informiert, die das Port implantiert hat. Vor der Entlassung wird der betreuende Hausarzt sehr ausführlich unterrichtet. Es wird ihm empfohlen, sich bei allen Problemen sofort mit der Klinik in Verbindung zu setzen.

Spinale Implantation

Bei der Implantation eines intraspinalen Katheters ist die Vorgehensweise ähnlich dem genannten Verfahren der epiduralen Katheterimplantation. Dazu stehen andere Katheter zur Verfügung. Es wird ausschließlich der lumbale Intraspinalraum mit einer **18-G-Tuohy-Kanüle** punktiert [9]. Der Katheter, der einen Führungsdraht enthält, wird ca. 5 cm weit subarachnoidal vorgeschoben. Dabei muß während des Vorschiebens der Führungsdraht etwas zurückgezogen werden [8]. Nach Entfernung des Mandrins wird durch Liquoraspiration die Katheterlage kontrolliert. **Im Bereich des hinteren Längsbandes wird eine Tabaksbeutelnaht um die liegende Kanüle gelegt und vorsichtig zugezogen, um eine Liquorleckage zu verhindern** [12]. Ein anderes Verfahren verwendet einen Abdichtungsring in der lumbalen Faszie [12]. Als Injektionsvolumen für die intrathekale Opiatanalgesie werden zur Bolusinjektion 0,5–2 ml gegeben. Die geringste Wirkdosis beträgt 0,5–1 mg Morphium. Die individuelle Wirkdosis des Patienten muß sehr genau titriert werden. Im Gegensatz zu epiduralen Kathetern, bei denen die „malfunction" der Katheter häufiger auftritt, zeigen die intrathekalen Katheter mehr zentrale Nebenwirkungen [11].

Es wäre wünschenswert, daß sich die spinale Opiatanalgesie weiter verbreitet. Mit den heute implantierbaren Kathetern, Ports und Pumpen ist in Verbindung mit der oralen Opiatanalgesie eine differenzierte – die Lebensqualität erhaltende – Schmerztherapie möglich.

Literatur

1. Bowdler I (1989) Rückenmarksnahe Applikation von analgetisch wirkenden Substanzen. In: Hankemeier U, Bowdler J, Zech D (Hrsg) Tumorschmerztherapie. Springer, Berlin Heidelberg New York Tokyo, S 76–92
2. Driessen JJ, Mulder de PHM, Claessen JJL, Diejen van D, Wobbes T (1989) Epidural administration of morphine for control of cancer pain: Long term efficacy and complications. Clin J Pain 5:217
3. Ghussen F (1989) Vollimplantierbare Kathetersysteme – Chirurgische Techniken. Enger, Willich
4. Hankemeier U (1989) Aspekte der periduralen Opiatanalgesie – Indikationen, Technik der Portimplantation. In: Dethlefsen U (Hrsg) V. Internationales Schmerz-Symposium: Chronischer Schmerz – Therapiekonzepte. Springer, Berlin Heidelberg New York Tokyo, S 29–33
5. Hankemeier U, Aulbert E (1990) Invasive Methoden der Tumorschmerztherapie. In: Aulbert E, Niederle N (Hrsg) Die Lebensqualität der chronisch Krebskranken. Thieme, Stuttgart, S 147–166
6. Hassenbusch SJ, Pillay PK, Magdinec M, Currie K, Bay JW, Covington EC, Tomaszewski MZ (1990) Constant infusion of morphine for intractable cancer pain using an implanted pump. J Neurosurg 73:405
7. Janssen R (1989) Vergleichende Untersuchung zu Portsystemen. Bibliomed, Melsungen
8. Motsch J, Tomaszewski MZ (1987) Spinale Opiatanalgesie mit implantierbaren Kathetersystmen zur Langzeittherapie von Carcinomschmerzen. Schmerz-Pain-Douleur 3:115
9. Müller H (1987) Rückenmarksnahe Opiattherapie. Nervenheilkunde 6:246
10. Niessel HC (1989) Lumbale Periduralanästhesie. In: Astra Chemicals (Hrsg) Regionalanästhesie, 3. Aufl. Fischer, Stuttgart, S 150–160
11. Obbens EAMT, Doran G (1989) Advances in the diagnosis and treatment of pain. Curr Opin Neurol Neurosurg 2:222
12. Onofrio BM (1990) Long–term pain relief produced by intrathecal morphine infusion in 53 patients. J Neurosurg 72:200
13. Waldmann SD (1987) Cervical epidural implantable narcotic delivery systems in the management of upper body cancer pain. Anesth Analg 66:780

Teil IV: Spezielle Indikationen

15 Chronische Spastizität

H. MÜLLER

Grundlagen

Spastizität wird definiert durch:

- Muskeltonuserhöhung bei passiver Bewegung,
- Spasmen,
- Klonus,
- Steigerung der Muskeleigen- und Flexorreflexe und
- Parese.

Neurophysiopathologisch beruht die Spastizität auf einer Störung des Gleichgewichts der auf die spinalen Motoneurone einwirkenden inhibitorischen und exzitatorischen Transmitter. Der $GABA_B$-Agonist Baclofen, das als orale Präparation im Handel befindliche Lioresal, wirkt durch eine Verstärkung inhibitorischer Transmitterfunktionen im Rückenmark [2, 11].

Klinisch kann die Spastizität motorische Restfunktionen (willkürliche Residualmotorik), allgemeine Pflege bzw. Physiotherapie (Krankengymnastik zur Vermeidung von Kontrakturen und Fehlstellungen), Lagerung im Bett, Sitzen im Rollstuhl oder gar vitale Funktionen (Miktion, Defäkation, Schlaf, Atmung, Nahrungsaufnahme etc.) beeinträchtigen und Schmerzen verursachen. Bei $1/3$ der spastischen Patienten – und dies sind gerade solche mit schwerer Spastizität – ist die konventionelle orale Therapie ineffektiv. Bislang gab es für diese Patienten abgesehen von chirurgisch destruktiven und damit irreversiblen Verfahren keine Behandlungsmöglichkeit.

Positive Erfahrungen mit der periduralen oder intrathekalen Opiatanalgesie [5] führten zu der Überlegung, ob durch die spinale Gabe von Baclofen, das bei systemischer Anwendung die Blut-Hirn-Schranke nur im geringen Umfang passiert, diesen Patienten geholfen werden könnte. Die bei spinaler Gabe möglichen hohen Baclofenkonzentrationen am Wirkort lassen eine *verbesserte Wirksamkeit* bei *reduzierter Dosis* und niedrigerer (zerebraler) *Nebenwirkungsrate* (z.B. Sedierung) erwarten.

Der Wirkungsnachweis von intrathekal verabreichtem Baclofen beim Tier wurde von Wilson u. Yaksh erbracht [10]. Weitere tierexperimentelle oder In-vitro-Studien [1, 4, 8] ergaben keine Hinweise auf lokale Unverträglichkeit.

Erste klinische Fallbeschreibungen amerikanischer und deutscher Arbeitsgruppen um Penn sowie Müller, Zierksi und Dralle [3, 5, 8, 23] bestätigen die Wirksamkeit dieser Zufuhrweise.

Jede Punktion des praktisch antikörperfreien Spinalraums ist mit einem erheblichen hygienischen Risiko behaftet. Eine Langzeitapplikation ist deshalb nur mit komplett implantierten Pumpsystemen durchführbar, zumal tägliche Punktionen nicht praktikabel sind. Die Stabilität von Baclofenlösungen in diesen Pumpsystemen wurde vom Hersteller getestet und nachgewiesen.

Deutsche Multicenterstudie „Intrathekales Baclofen mit implantierten Pumpen"

Im Februar 1987 hat sich nach Auswertung der Ergebnisse von 30 seit Anfang 1985 von den Studienleitern behandelten Patienten [7] eine Gruppe von Neurologen, Neurochirurgen, Rehabilitologen und Anästhesisten aus 36 Zentren in der Bundesrepublik und West-Berlin als Multicenterstudie „Intrathekales Baclofen mit implantierten Pumpen" konstituiert. Ziele der Studie waren:

- die Überprüfung der Langzeiteffektivität von intrathekalem Baclofen im Hinblick auf den neurologischen und funktionellen Status inklusive Dosisfindung (Bolus und Infusion),
- die Überprüfung der allgemeinen und lokalen Verträglichkeit von intrathekalem Baclofen und
- die Beurteilung der chirurgisch-technischen Aspekte des Langzeitimplantats.

In der Studie wurden Patienten mit schwerer Spastizität einbezogen, die folgende Kriterien erfüllen mußten:

- ineffektive oder wegen Nebenwirkungen nicht vertretbare Therapie mit oralen Antispastika,
- relevante Folge der Spastizität in Form von erheblicher Beeinträchtigung des täglichen Lebens wie oben definiert und
- positive Beurteilung durch Patienten und Arzt bei einer der Langzeittherapie vorgeschalteten Austestung durch intrathekale Bolusgabe.

Bei den Patienten wurde in der Regel zunächst der intrathekale Katheter und ein subkutan im Oberbauch plaziertes Injektionsreservoir (Port) implantiert. Nach der Austestung des intrathekalen Baclofens durch perkutane Bolusinjektion über das implantierte Port (z.T. auch mittels Infusion über eine externe Pumpe) wurde das Port in einem Zweiteingriff nach bewiesener Effektivität unter Belassung des Katheters durch eine implantierbare Gasdruckpumpe mit kontinuierlicher langsamer Flußrate ersetzt, und dann mit einer der Wirkung angepaßten Dosierung in regelmäßigen Abständen ambulant wieder aufgefüllt wurde. Der geplante Beobachtungszeitraum bei jedem Patienten betrug mindestens ein Jahr.

Patienten

Bei 150 Patienten wurden Pumpenimplantationen vorgenommen. Insgesamt sind die spinalen Ursachen mit 65% (multiple Sklerose – spinales Trauma – degenerative, entzündliche, ischämische und andere spinale Ursachen) häufiger vertreten als zerebrale Ursachen der Spastizität mit 35% (Trauma – diffuse Hypoxie bzw. Ischämie – lokaler Infarkt – degenerative, entzündliche und andere zerebrale Ursachen). Die größten Gruppen bilden Patienten mit multipler Sklerose (29%) und spinalem Trauma (24%).

Die Patienten waren in unterschiedlicher Weise vorbehandelt. Krankengymnastik wurde in fast allen Fällen durchgeführt. Chirurgische Eingriffe zur Behandlung der Spastizität bzw. ihrer Auswirkungen waren bei 20% der Patienten vorausgegangen. Bei der vorherigen oralen Langzeittherapie mit Antispastika verspürten die Patienten in der Regel keinen Effekt. Die sehr kleine Gruppe von Patienten mit einem Effekt der oralen Medikation auf die Spastizität litten unter massiven störenden Nebenwirkungen.

Nur bei 25% der Patienten bestand eine spontane, willkürliche Miktion, und bei 80% der Patienten waren Abführmittel bzw. Einläufe in unterschiedlichem Umfang erforderlich. Ein Teil der männlichen Patienten litt unter schmerzhaftem Priapismus. 62% der Patienten hatten eine normale psychische Situation. Dazu wurden bei 10,8% verschiedene Abstufungen der Retardation bis zum apallischen Zustand beobachtet.

Die Dauer der Prüfphase über das Port lag im Mittel bei 5 Tagen. Die mittlere Flußrate der implantierten Pumpen lag bei 1,55 ml pro 24 h (Minimum: 0,97 ml/ 24 h, Maximum; 3,41 ml/ 24 h). Daraus ergaben ich für unsere Patienten Füllungsintervalle zwischen 12 und 48 Tagen, sofern die Pumpe sich nicht vollständig entleeren sollte.

Intrathekale Baclofendosis

Der übliche Einzelbolus von 100 µg ergab bei einem mittleren Wirkungsbeginn von 76,3 min (10–360 min) eine mittlere Wirkungsdauer von 15,0 h (2–48 h). Zum Vergleich: die maximale orale Tagesdosis nach Empfehlungen des Herstellers liegt bei 75–100 mg. Auf 24 h hochgerechnet liegt damit die mittlere effektive Baclofentagesdosis bei Bolusgabe in der Größenordnung von 150–160 µg (157,1 µg im Mittel und zwischen 5 und 600 µg pro Tag im Einzelfall). Die anfängliche Tagesdosis bei Infusion über die implantierte Pumpe lag bei 251,3 µg und stieg in 6 Monaten auf 332,7 µg und nach 12 Monaten auf 335,0 µg an. Wenn der anfängliche Anstieg der Dosis bis zu 6 Monaten als initiale Adaptation gedeutet wird, ergibt sich im weiteren Verlauf kein eindeutiger Hinweis auf eine Toleranzentwicklung. Übrigens ist auch für oral verabreichtes Baclofen keine Toleranzentwicklung bekannt.

Neurologische Scores

Der zur Beurteilung des Muskeltonus dienende Ashworth-Score und die Häufigkeit und das Ausmaß von Spasmen beschreibende Spasmen-Score waren im Bereich der oberen und unteren Extremitäten sowohl bei Bolusgabe als auch bei Dauerinfusion in hochsignifikanter Weise durch intrathekales Baclofen erniedrigt. Beispielsweise fiel bei praktisch jedem Patienten der Ashworth-Score von Werten zwischen 4 und 5 auf Werte zwischen 1 und 2, während der Spasmen-Score bei einem Teil der Patienten normal war, d.h. einschließlich Spasmen waren nicht obligatorisch vorhanden. Ähnlich wie der Spasmen-Score verhielt sich der Klonus-Score, der das Auftreten und die Dauer von Fußkloni beschreibt. Da bei manchen Patienten mit schweren motorischen Ausfällen eine gewisse Restspastizität zur Erhaltung der statischen Funktionen therapeutisch wünschenswert ist und auch vom Patienten benötigt wird, wurden Dosen, die eine komplette Aufhebung des Muskeltonus (d.h. eine schlaffe Lähmung) bewirken, vermieden. Dann mußten jedoch vereinzelt auftretende Spasmen oder eine Rückkehr des (erschöpflichen) Klonus in Kauf genommen werden. Eine Verbesserung der groben Muskelkraft in der oberen und unteren Extremität, dargestellt als Oxford-Score, wurde nicht beobachtet. Hinter der Spastizität verbirgt sich demnach in der Regel nur eine schlaffe Lähmung. Das Zurückgewinnen von Muskelkraft widerspricht ohnehin dem Prinzip der Irreversibilität eines neurologischen Schadens. Eine auch vorher schon vorhandene Willkürmotorik blieb unter der Therapie mit intrathekalem Baclofen unverändert erhalten. Hier ergaben sich sogar für die meisten Patienten verbesserte Nutzungsmöglichkeiten, wie sie dann auch in den funktionellen Scores zum Ausdruck kommen.

Funktionelle Scores

Die augenfälligsten Veränderungen beim Vergleich der funktionellen Scores der Beine (Score zwischen 1 und 10 je nach funktionellem Zustand, z.B. Score 1 = normale Funktion der unteren Extremitäten, Score 10 = feste Bettlägerigkeit ohne Möglichkeit der Lagerung) war eine Verschiebung von der Gruppe „bettlägeriger Patienten" in Richtung auf „Rollstuhlfähigkeit". So konnten vor der Therapie immerhin 44,1% der Patienten nicht vom Bett in den Rollstuhl gebracht werden. Nach Beginn der Behandlung mit intrathekalem Baclofen waren nur noch 23,0% der Patienten fest bettlägerig. Die Gruppe der Rollstuhlpatienten nahm mit der ersten Bolusgabe zur Austestung von 41 auf 62,7% zu. Bei den steh- und gehfähigen Patienten waren Veränderungen wegen der kleinen Zahl nicht eindeutig nachweisbar, obwohl es auch hier Patienten gab, die unter der Therapie klare Fortschritte im Sinne einer gesteigerten Mobilität machten.

Im Bereich der oberen Extremitäten (hier wurde eine ähnliche Unterteilung nach den funktionellen Möglichkeiten vorgenommen) läßt sich wiederum eine geringe Verschiebung von hohen zu niedrigeren Scores, d.h. eine funktionelle Verbesserung feststellen. So nehmen bereits nach der Bolusgabe die Gruppen mit eingeschränkten Funktionen von vorher 39,5 auf 47,% zu. Der Zuwachs stammt fast ausschließlich aus der Abnahme der Gruppe ohne Funktion der oberen Extremitäten (um 6,3%). Für den Rumpf, der zusammen mit dem Bauch, Hals und Nacken mit entsprechenden funktionellen Scores beurteilt wurde, waren die Veränderungen sehr ähnlich.

Während des stationären Aufenthalts nahm der Anteil der Patienten mit einem Blasendauerkatheter vorübergehend zu. Dazu können die besonderen pflegerischen Verhältnisse der stationären Betreuung als auch eine eventuelle zu Harnverhalt führende Wirkung hoher Baclofendosen beigetragen haben. Erst im ambulanten Bereich zeigte sich ein günstiger Einfluß der intrathekalen Baclofenzufuhr auf die Blasenfunktion. So nahm der Anteil der Patienten mit spontaner Miktion zu, während die Blasenkatheterisierung seltener erforderlich war. Bei der Defäkation traten praktisch keine Veränderungen auf. Schmerzhafter Priapismus, der vor der Behandlung bei 17,4% der Männer vorhanden war, verschwand unter der Therapie zunächst weitgehend, wurde jedoch bei der Untersuchung nach 12 Monaten von einzelnen Patienten wieder angegeben. Eine „normale" Sexualfunktion der männlichen Patienten war vor Therapie bei 23,4%, unter der Behandlung bei über 50% möglich. Hier muß jedoch einschränkend gesagt werden, daß es dem Patienten freigestellt wurde, Auskünfte über seine sexuelle Situation zu geben. Immerhin war etwa die Hälfte der Patienten zu derartigen Aussagen bereit.

Bei etwa $^2/_3$ der Patienten bestand eine (oft nur minimale) motorische Restfunktion der oberen und unteren Extremitäten, die durch die gleichzeitig bestehende Spastizität beeinträchtigt wurde. Bei 41,5% der Patienten konnte unter der spinalen Therapie die Willkürmotorik besser eingesetzt werden. Bei den meisten Patienten (54,7%) blieb der Zustand unverändert, bei 3,7% verschlechterte sich die Willkürmotorik. Hier gehen jedoch sowohl bei der positiven als auch bei der negativen Beurteilung subjektive Kriterien mit ein, da die genannten Zahlen sich auf Aussagen der Patienten beziehen. Nicht immer war eine initiale Umstellung auf den erniedrigten Tonus einfach. Die anfängliche Tendenz, eine überschießende Tonusreduktion zu fordern, wurde im Laufe der Behandlung im Sinne der Erhaltung eines spastischen Resttonus relativiert.

51,3% der Patienten klagten über Störungen des Schlafes durch ihre Spastizität, z.B. durch nächtlich auftretende Spasmen. 16,6% gaben Atemstörungen an, die vermutlich auch im Zusammenhang mit der Krankheit, z.B. bei bulbärer Symptomatik einer fortgeschrittenen multiplen Sklerose, gesehen werden müssen. Gelegentliches Erbrechen, z.B. durch Bauchspasmen, trat bei 6% auf. Allgemeine Störungen der Defäkation bzw. der Miktion, auf die bereits eingegangen wurde, wurden von 28,6 bzw. 42,6% der Patienten vor Beginn der Behandlung angegeben. Mit der Zufuhr von intrathekalem Baclofen reduzierte sich die Beeinträchtigung der verschiedenen vitalen Funktionen bei 72,5%, blieb bei 27,3% unverändert und nahm bei keinem Patienten zu.

Bei 78,6% der Patienten war die mit erstaunlicher Regelmäßigkeit bei praktisch allen Patienten durchgeführte Physiotherapie durch die Spastizität erschwert. Die Lagerung im Bett bzw. das Sitzen im Rollstuhl waren bei 66,6 bzw. 62,0% behindert. Diese Störungen der allgemeinen Pflege nahmen unter Baclofen bei 87,9% der Patienten ab, blieben bei 10,1% unverändert und verstärkten sich bei 1,8% der Patienten. In vielen Fällen war mit dem Beginn der Therapie eine zweckmäßige Krankengymnastik überhaupt erst möglich.

Bei den Patienten, die vor Beginn der Behandlung über Schmerzen klagten (schwere Schmerzen 39,3%, leichte bis mäßige Schmerzen 23,9%) kam es bereits nach den ersten Bolusinjektionen und damit nach der Unterdrückung von Spasmen (die offensichtlich die größte Rolle als Schmerzauslöser bei Patienten mit einem spastischen Symptomenkomplex spielen) bei 83,0% zu einer Reduktion oder einem Verschwinden der Schmerzen. Bei immerhin 15,7% dieser Gruppe blieben die Schmerzen unverändert bestehen. Danach blieb die anfangs erreichte Schmerzreduktion jedoch nur bei einem Teil der Patienten erhalten. Nach 12 Monaten klagten 20% der Patienten über im Vergleich zur letzten Untersuchung jetzt wieder zunehmenden Schmerzen. Offensichtlich ist also der gute Anfangseffekt im Hinblick auf die Schmerzreduktion nur bei einem Teil der Patienten von Dauer.

Nebenwirkungen und Komplikationen

In der Testphase, d.h. während der Anwendung von Bolusinjektionen über ein Port, wurden bei über der Hälfte der Patienten Nebenwirkungen, z.B. eine gewisse Sedierung, Kopfschmerzen, Harnverhalt und Übelkeit, beobachtet. Immerhin wurden auch in zwei Fällen ein komaähnlicher Zustand als Folge einer unbeabsichtigten Überdosierung beobachtet. Im weiteren Verlauf lag die Nebenwirkungsrate in der Größenordnung wie unter der oralen Therapie (um 20%), wobei jedoch die genannten gravierenden funktionellen Unterschiede berücksichtigt werden müssen und schwerwiegende Begleiterscheinungen nicht beobachtet wurden.

4 Patienten hatten eine tiefen Venenthrombose, die stationär behandelt wurde. In einem Fall kam es 3 Wochen nach dem Beginn der Therapie zu einer tödlich ausgehenden Lungenembolie, die autopisch bestätigt wurde. Inwieweit die motorische Immobilisation durch Unterdrückung des spastischen Muskeltonus ursächlich eine Rolle spielte, konnte nicht mit Sicherheit geklärt werden. Eine Thromboembolieprophylaxe mit Heparin wurde bei allen Patienten während des stationären Aufenthalts durchgeführt.

Die häufigsten Komplikationen waren solche mit dem Katheter (15,1% aller Patienten), insbesondere die in 17 Fällen (11,3%) auftretenden Katheterdislokationen. Komplikationen mit dem Port traten nur bei 11,2% der Patienten auf. Bei den implantierten Pumpen kann es in 11,2% zu mechanischen Komplikationen, wobei die Perforation der Haut über die Pumpe mit 6 Fällen in der bisherigen Beobachtungszeit am häufigsten vertreten war. Die Hautperforation trat typischerweise an der statisch besonders belasteten Haut über der lateralen Unterkante der Pumpe auf.

Tabelle 1. Technische Durchführung

Notwendigkeit des Ports in der Testphase	
Testung mit Port (primär unklare Fälle)	86%
Testung mit spinaler Punktion (primär klare Fälle)	14%
Anästhesie zur Portimplantation	
Nicht erforderlich (keine Sensibilität)	20%
Lokalanästhesie	8%
Spinal- oder Periduralanästhesie	12%
Allgemeinanästhesie	60%
Probleme bei spinaler Katheterisierung	
Keine Probleme	71%
Schwierige Punktion	18%
Multiple Punktionen wegen Problemen beim Vorschieben des Katheters (ungünstiger Winkel der Nadel?)	6%
Kathetereinführen nur über Laminotomie	5%
Liquorverlust bei Punktion	
Gering	80%
Mäßig	17%
Hoch	3%
Zusatzmaßnahmen bei Portanlage	
Antibiotikaprophylaxe[a]	38%
Testung der Katheterlage mit Kontrastmittel[a]	47%
Lumbale Fixierung des Katheters als Schutz vor Dislokation[a]	73%
Testung von Liquorfluß oder -aspiration[a]	89%
Komplikationen mit dem Port	
Keine	91,3%
Hautinfektion über Port	n = 2
Infektion der Porttasche	n = 2
Infektion des Portinhaltes	n = 6
Port nicht lokalisierbar	n = 1
Portleckage	n = 1
Port-Katheter-Diskonnektion	n = 1
Komplikationen mit dem Katheter	
Keine	80,3%
Dislokation des Katheters aus dem Spinalraum	n = 17 (11,3%)
Abknicken	n = 3
Leckage	n = 3
Verstopfung	n = 1
Abriß	n = 1
Infektion an Flankenschnitt (erforderlich beim Untertunneln des Katheters)	n = 1
Infektion an lumbaler Punktionsstelle	n = 1
Komplikation mit der Pumpe	
Keine	83%
Hautperforation über Pumpenrand (nach dem Ende der einjährigen Beobachtung häufig)	n = 3
Pumpenversagen: Leckage	n = 1
Pumpenversagen: zu rascher Fluß	n = 1
Pumpenversagen: Abnahme des Fluß bis Stillstand	n = 3
Drehen der Pumpe (Dwiddler-Syndrom)	n = 1
Deszension der Pumpe	n = 1
Serom	n = 3
Infektion der Pumpentasche	n = 10 (6,6%)
Infektion der Haut über Pumpe	n = 1

[a] Maßnahmen waren im Studienprotokoll gefordert worden.

Lokal begrenzte Infektionen waren bei 10,6% der Patienten nachweisbar. Dazu kommen die 5% (6 Fälle) Meningitis. Lokal begrenzte Infektionen am implantierten System konnten durch Explantation erfolgreich behandelt werden. Bei Meningitiden, die vor allem in der Portphase auftraten, wurde in der Regel eine lokal spinale Antibiose mit Gentamycin (Refobacin L) durchgeführt. Dadurch konnte in allen Fällen die Infektion beherrscht und das System gerettet werden. Während Infektionen im Inneren des Portsystems, die meist mit einer Meningitis einhergehen, durch die beschriebene direkte Gabe von Antibiotika beseitigt werden können, stellen Infektion in der Tasche eines Ports oder einer Pumpe eine Indikation zur Entfernung des Systems dar, da durch eine systemische Antibiose zwar die Infektion kurzzeitig unterdrückt werden kann, es aber regelmäßig zu Rezidiven kommt.

Insgesamt mußte in 20 Fällen das zuerst implantierte Port, zumeist mit seinem Katheter, wieder explantiert werden. Eine Portreimplantation wurde jedoch nur einmal durchgeführt, da wohl in den meisten Fällen längst die Entscheidung für oder wider die Pumpenimplantation gefallen war. In 11 Fällen wurde nur der Katheter explantiert. Insgesamt betrug die Rate von Katheterneueinlagen 15,3% (n = 23). Pumpenexplantationen wurden in 21 Fällen (14%) bei mechanischen oder hygienischen Komplikationen durchgeführt. Reimplantationen erfolgten in 15 Fällen (10%).

Da die technischen Aspekte der Therapie mit implantierbaren Ports und Pumpen für den vorliegenden Buchband von besonderer Bedeutung sind, sind diese Daten in Tabelle 1 ausführlicher dargestellt.

Insgesamt verstarben 7 Patienten während der Behandlung, wobei in den meisten (n = 5) ein neuer Schub der multiplen Sklerose, zumeist mit Bulbärsymptomatik, ursächlich zum Tod führte. Ein Kind verstarb an einer Virusmyokarditis. Nur in dem oben erwähnten Fall der Lungenembolie kann evtl. die Todesursache indirekt mit der antispastischen Effektivität der Therapie, in diesem Fall der zu ausgeprägten Unterdrückung des Muskeltonus, in Zusammenhang gebracht werden.

Literatur

1. Börner U, Müller H, Zierski J, Hempelmann G, Reinacher M (1988) CSF compatibility of antispastic agents. In: Müller H, Zierski J, Penn RD (eds) Local-spinal therapy of spasticity. Springer, Berlin Heidelberg New York Tokyo, pp 81–84
2. Bowery NG (1982) Baclofen: 10 years on. Trends Pharmacol Sci 3:400–403
3. Dralle D, Müller H, Zierski J, Klug N (1985) Intrathecal baclofen for spasticity. Lancet II:1003
4. Kroin JS, Penn RD (1985) Rabbit spinal cord histology following chronic intrathecal baclofen. Ciba-Geigy/USA
5. Müller H, Aigner K, Zierksi J (1985) Behandlung von Tumorschmerz mit Pumpsystemen zur rückenmarksnahen Opiatapplikation. Dtsch Ärztebl 82:2475–2484
6. Müller H, Zierski J, Dralle D, Börner U, Hoffmann O (1987) The effect of intrathecal baclofen on electrical muscle activity in spasticity. J Neurol 234:348–352
7. Müller Z, Zierski J, Penn RD (eds) (1988) Local-spinal therapy of spasticity. Springer, Berlin Heidelberg New York Tokyo

8. Penn RD, Kroin JS (1985) Continuous intrathecal baclofen for severe spasticity. Lancet II:125–127
9. Sabbe M, Grafe M, Oshita S, Yaksh TL (1989) Studies in dogs on the toxicology of baclofen continuously infused into the spinal intrathecal space. Ciby-Geigy/Switzerland
10. Wilson PR, Yaksh TL (1978) Baclofen is antiociceptive in the spinal intrathecal space of animals. Eur J Pharmacol 51:323–330
11. Zieglgänsberger W, Howe JR, Sutor B (1988) The neuropharmacology of baclofen. In: Müller H, Zierski J, Penn RD (eds) Local–spinal therapy of spasticity. Springer, Berlin Heidelberg New York Tokyo, pp 37–49
12. Zierski J, Müller H, Dralle D, Wurdinger T (1988) Implanted pump systems for treatment of spasticity. Acta Neurochir [Suppl 43]: 94–99

16 Tetanus

H. MÜLLER

Im Jahre 1986 wurde in einem Brief an die Zeitschrift *Lancet* erstmals die erfolgreiche Behandlung eines Tetanusfalles durch spinale Infusion von Baclofen, einem $GABA_B$-Agonisten, beschrieben [30]. Ein Jahr später folgte eine ausführlichere Beschreibung mehrerer charakteristischer Tetanusverläufe unter dieser Therapie [33]. Dabei gelang es offensichtlich, die im Vordergrund stehende und die Prognose dieser Infektion bestimmende Symptomatik, das Auftreten schwerer, auch die Atmung beeinträchtigende Konvulsionen im Rückenmarksbereich gezielt durch die Applikation eines inhibitorischen spinalen Transmitters zu unterdrücken, ohne eine allgemeine, das gesamte Zentralnervensystem betreffende Dämpfung im Sinne eine Narkose durchführen zu müssen. Die Patienten waren über lange Phasen ihrer Krankheit praktisch unauffällig, wach, konnten normal essen, Zeitung lesen oder fernsehen. Vorübergehend befreit von Ihren Überwachungskabeln, konnten sie sogar auf dem Flur der Intensivstation spazieren gehen. Unter der Behandlung war kein Symptom im Sinne eines Wundstarrkrampfes nachweisbar, wenn nicht gezielt oder auch unfreiwillig (z.B. durch das Herausrutschen eines Katheters) eine Unterbrechung der spinalen Baclofenzufuhr eintrat. Dann kam es jedoch abrupt zu Krämpfen und von einer Stunde auf die andere wurde das Vollbild der schweren Erkrankung offensichtlich.

Seit dieser Erstbeschreibung wurde weltweit eine größere Zahl von Patienten mit dieser Methode behandelt. Dabei stellte sich heraus, daß zwar praktisch immer die Effektivität der Methode gegeben war, in schweren Fällen hohe Dosen der spinalen Medikation selbst den Patienten jedoch mehr oder minder sedieren. Der Autor selbst hat insgesamt 6 Patienten auf diese Weise betreut, und bei weiteren 14 Patienten in Deutschland bzw. in Europa (Italien, Frankreich, Belgien, Niederlande) wurde auf oft abenteuerlichen Wegen eine rasche Versorgung der Patienten mit der nicht zugelassenen Medikation bewerkstelligt. Baclofen ist zwar in der oralen Form seit 1972 auf dem Markt, die injizierbare Form stand bis vor kurzem jedoch nur Studien, wie z.B. der vom Autor geleiteten Multicenterstudie „Intrathekales Baclofen mit implantierbaren Pumpen" (Behandlung chronischer Spastizitätsformen mit spinaler Baclofendauerinfusion über Pumpen), zur Verfügung. Neben einigen veröffentlichten Einzelfällen [14, 44, 46] liegen zwei nur z.T. veröffentlichte Studien aus Ländern, in denen Tetanus eine der Haupttodesursachen darstellt (Indonesien und Senegal), mit 20 bzw. 10 Patienten vor. Alle Behandlungen konnten auch bei unterschiedlichen, sich an technischen und finanziellen Gegebenheiten des jeweiligen Landes orientierenden Applikationsmethoden (Bolus,

Infusion mit externem Katheter oder implantiertem Port) die besondere Effektivität des Verfahrens, aber auch seine Grenzen und Risiken verdeutlichen. Daten zu den verschiedenen Patientengruppen sind in Tabelle 1 zusammengefaßt. Die Pathophysiologie der Symptome des Tetanus und der Wirkmechanismus des spinalen Baclofens sollen hier ebenso wie einige aus den bisherigen Erfahrungen erarbeitete neue Grundregeln zum Umgang mit der Methode vorgestellt werden.

Geschichtliches

Im Jahre 1884 wurde erstmals der inokulative Transfer des infektiösen, aber auch des toxischen Agens der Tetanusinfektion am Tier demonstriert [37]. Bald darauf konnten Tetanusbazillen von menschlichen Opfern isoliert [26] und das von ihnen produzierte Toxin als Verursacher der Symptome entlarvt werden [18]. Im selben Jahr wurden von Behring die Prinzipien der aktiven und passiven Tetanusimmunisierung entwickelt [4]. Beide Prinzipien wurden auch für den Akutfall der manifesten Erkrankung angewendet, wobei ein sicherer Effekt nie nachgewiesen werden konnte, was darauf beruht, daß das im Zentralnervensystem angekommene und damit Symptome auslösende Toxin dem Zugriff der Immunbehandlung weitestgehend entzogen ist. Die sich nach dem 2. Weltkrieg entwickelnde Intensivmedizin hat dann die derzeit übliche Behandlung mit Beatmung unter Sedierung mit Barbituratzufuhr in den 50er und 60er Jahren, danach mit Benzodiazepingabe und evtl. Langzeitrelaxierung in den Vordergrund gerückt.

Epidemiologie

Als Folge von Impfungen ist die Tetanusinfektion in Europa und Nordamerika extrem selten geworden (jährlich weniger als 20 Fälle in Deutschland; Tetanussterblichkeit in den USA: 0,25 Todesfälle im Jahr pro 1 Mio. Einwohner), während sie in manchen unterentwickelten Regionen der Erde, z.B. in bestimmten indischen Provinzen, zu den häufigsten Todesursachen zählt. Im Jahre 1982 starb weltweit 1 Mio. Menschen an Tetanus [20]. 1985, in dem Jahre, in dem wir erfolgreich unseren ersten Fall mit spinalem Baclofen behandelten, wurden 18 Fälle in der Bundesrepublik gemeldet, wovon 6 starben. In unterentwickelten Gebieten der Erde sind in der Regel die genannten therapeutischen Prinzipien im Sinne von Beatmung und Intensivmedizin nicht gegeben, so daß die Letalitätsraten höher sind. Schwere Tetanusfälle mit kurzer Inkubations- und Invasionsphasezeit und vor allem vegetativer Entgleisung haben in bestimmten Ländern Afrikas eine fast 100%ige Letalität [1].

Tabelle 1. Ergebnisse der Tetanusbehandlung mit spinalem Baclofen

Zuordnung (s. Text)	n	Alter	Geschlecht	Schwere der Krankheit	Beatmung unter Benzodiazepinen	Dosis (µg)	Wirkung gegen Krämpfe	Wirkung gegen vegetative Entgleisung	Tracheotomie (n)	Behandlungsdauer (Tage)	Methode der Zufuhr	Technische Komplikationen	Akzidentelle Überdosierung	Verstorben
Eigene Patienten	6	50–72	m = 5/ w = 1	mäßig = 2 schwer = 4	(ohne Beatmung n = 2) 4–9 Tage	300–2100 Inf.	gut bis sehr gut	n = 3 gut	n = 3	13–30 Tage	Port	n = 2 (Verstopfung, Dislokation)	n = 2	0
Mit Ampullen versorgte Patienten in Deutschland und Europa	14	42–79	m = 10/ w = 4	mäßig = 4 schwer = 10	(ohne Beatmung n = 4) 5–15 Tage	500–2200 Inf.	mäßig bis sehr gut	n = 5 gut	n = 4	16–42 Tage	Port n = 8 Spinaler Katheter n = 6	n = 6 (Dislokation!)	n = 6	0
Studie in Senegal (Saïssy, im Druck)	10	34 ± 7	m = 5/ w = 5	mäßig = 1 schwer = 9	(ohne Beatmung n = 5, Beatmung n = 5) Dauer?[a]	500–1000 Boli	gut bis sehr gut	n = 3 keine	n = 0	?	Sinale Punktion 1x/Tag Bolus!	n = 5 (Abbruch der Baclofenzufuhr)	n = 5	1/4[a]
Studie in Indonesien (Manila)	20	28–68	m = 12/ w = 8	mäßig = 6 schwer = 14	(ohne Beatmung n = 11 Beatmung n = 9 Dauer?[b]	400–2000 Inf.	mäßig bis sehr gut	n = 6 mäßig bis gut	n = 0	?	Katheter	n = 5 (Dislokation, Infektion)	n = 5	3

[a] Abbruch der Baclofenzufuhr bei Umstellung auf Beatmung (alle anderen Gruppen mit Fortsetzung der Baclofenzufuhr, sofern durch technisches Problem nicht unmöglich).
[b] Patienten mit Baclofenbolusbehandlung/Patienten ohne Baclofen nach Abbruch der Zufuhr und Beatmung

Tetanus

Prognose

Die Tetanussymptomatik geht letztlich auf zentralnervöse Intoxikation mit einem strychninähnlichen Toxin (ein Protein mit dem Molekulargewicht 150 000) zurück, das von anaeroben Clostridien gebildet wird. Kennzeichnend ist eine spinale Hyperexzitation mit Opisthotonus und Konvulsionen, die die Spontanatmung beeinträchtigen. Dennoch hat die Einführung intensivmedizinischer Behandlungsprinzipien (Beatmung unter hochdosierter Benzodiazepinzufuhr, evtl. sogar Relaxierung) die Letalität der Erkrankung, die weltweit im Mittel bei etwa 30–60% liegt [24], nur begrenzt beeinflussen können, da diese Therapien, insbesondere die Langzeitbeatmung, selbst eine Reihe von Risiken in sich bergen. Langzeitbeatmung ist deshalb erforderlich, weil das im Zentralnervensystem angekommene Toxin eine lange Verweildauer von etwa 3 Wochen hat und auch nach dieser Zeit Beatmungsfolgen, z.B. Pneumonien, eine Fortsetzung der Beatmung erforderlich machen können. Zugleich liegen heute entsprechend dem hohen intensivmedizinischen Aufwand die Kosten eines Falles in der Größenordnung von 50 000–100 000 DM [40].

Tetanus ist ein sehr variables Krankheitsbild: Einige Patienten haben nur sehr milde Symptome, andere entwickeln innerhalb weniger Stunden nach den ersten Prodromi vital bedrohliche Konvulsionen. Bei den meisten Patienten, deren Daten hier vorgestellt werden, waren Inkubationszeit (Trauma bis erste Prodromi) und Onset-Zeit (erste Prodromi bis volle Symptomatik) bekannt. Nach der Dauer dieser Intervalle und dem Auftreten von bestimmten Symptomen läßt sich eine Einteilung des Schweregrads vornehmen [39]. Danach waren 14 der in Deutschland und Europa behandelten 20 Patienten als schwere Tetanusform, der Rest als mäßige Form zu deklarieren. Keiner der Patienten wies eine milde Tetanusform (Inkubationszeit länger als 14 Tage, keine Dysphagien, Krämpfe mehr angedeutet und von kurzer Dauer) auf. Bei den beiden Studien in Entwicklungsländern handelte es sich ebenfalls um schwere und mäßige Verlaufsformen.

Alle in Europa und die meisten in Indonesien mit spinalem Baclofen behandelten Patienten überlebten. In der afrikanischen Studie wurde die Baclofenzufuhr in Form der pharmakokinetisch ungünstigen Bolusgabe bei 5 Patienten wegen Atemdepression unterbrochen. Unter der dann erfolgenden Beatmung mit Benzodiazepingabe und Relaxierung verstarben 4 Patienten. In der Gruppe der ausschließlich mit spinalen Boli behandelten Patienten verstarb nur ein Patient von 5, und zwar durch einen septischen Schock nach Harnwegsinfekt. Obwohl die Zahlen noch nicht ausreichen, um definitive Aussagen zu machen, scheint die spinale Baclofenzufuhr die Mortalität zu senken.

Pathogenese

Das Tetanustoxin gelangt von dem Ort seiner Produktion, der infizierten Wunde, auf zwei Wegen zum Zentralnervensystem: Entweder kommt es zu einer Penetration über Nervenendigungen in dem Infektionsgebiet (primär lokaler Tetanus), oder das Toxin wird nach vaskulärer und lymphogener Umverteilung sekundär über Nervenendigungen des gesamten Körpers aufgenommen (generalisierter Tetanus [23]). Da das großmolekulare Protein die Blut-Hirn-Schranke nicht überschreiten kann, gelangt es nach diesem „uptake" über einen retrograden axonalen Transport in sensorischen, motorischen und autonomen Nerven zum Zentralnervensystem, d.h. zum Rückenmark und Hirnstamm, wo aus der Peripherie ankommende Nerven eintreffen [41]. Die für die Symptomatik entscheidenden Motoneurone werden vermutlich retrograd mit einbezogen [48]. Bereits kurz nach der Manifestation der Erkrankung ist Tetanustoxin praktisch nur noch im Zentralnervensystem und nicht mehr in der Peripherie nachweisbar. Durch einen transsynaptischen Transfer von diesen motorischen Neuronen auf alle mit dem Motoneuron in Verbindung stehende inhibitorische Synapsen kommt es dann zu einer kompletten Enthemmung der Bewegungsneurone [38]. Dabei werden selektiv inhibitorische Interneurone betroffen, während exzitatorische Synapsen weder blockiert noch aktiviert werden [15]. Auch die Synthese und Speicherung inhibitorischer Transmitter ist unverändert erhalten [19], lediglich ihre Sekretion wird gehemmt, und zwar entweder durch eine Hyperpolarisation der Synaptosomenmembran (d.h. Vesikel mit inhibitorischen Trasmittern können nicht mehr „platzen") [43], oder indem die aktive synaptische Freisetzung durch Pinozytose, an der aktin- und myosinähnliche Proteine beteiligt sind [27], biochemisch gehemmt wird [28].

Tetanustoxin und GABA

Ist nun die Wirkung des Tetanustoxins repräsentativ für eine GABA-Hemmung? Tatsächlich hat das Tetanustoxin keine Spezifität für einen bestimmten Transmitter oder eine Synapse. Die selektive Hemmung inhibitorischer Synapsen ist vermutlich Folge einer besonderen Konfiguration der Vesikel, die im inhibitorischen Bereich abgeflacht sind, während runde Vesikel für exzitatorische Nervenendigungen typisch sind [42]. Tetanustoxin wirkt sowohl auf glyzinerge als auch auf GABA-Synapsen [11]. Beide sind Teil der Hemmung durch Ia-Afferenzen, ausgehend von antagonistischen Muskeln und der rekurrenten Hemmung über Renshaw-Zellen [49]. Die Erregung der Renshaw-Zellen durch Kollateralen der Motoneurone (Transmitter Azetylcholin) wird nicht vom Tetanustoxin beeinflußt [7].

Baclofen [Beta-(P-Chlorphenyl)-Gamma-Aminobuttersäure] als $GAGA_B$-Agonist [17] reduziert polysynaptische [13, 50] und monosynaptische [12] Reflexe. Die spinale Baclofenzufuhr reduziert in einem niedrigen Dosisbereich nur pathologisch motorische Aktivitäten und läßt die Willkürmotorik unbeeinträchtigt [34]. Hohe, über den klinischen Bereich hinausgehende Dosen (die zugleich eine zerebrale Intoxikation durch Liquoraszension hervorrufen) bewirken beim Tier auch eine allgemeine muskuläre Hypotension [50]. Die selektive Beeinflussung exzessiver oder „pathologischer" spinaler Motorik macht Baclofen zum idealen Kandidaten der Tetanustherapie. Baclofen ersetzt sozusagen im Rückenmark die durch das Toxin an dem Übertritt in den synaptischen Spalt gehinderten inhibitorischen Transmitter. Die zerebralen Wirkungen von Baclofen umfassen eine im therapeutischen Bereich milde Sedierung, bei Überdosierung kommt es zu einer Narkose mit Atem- und Kreislaufdepression.

Lokal-spinale Therapie

Es gibt nur sehr wenige Tierversuche, bei denen versucht wurde, mittels topischer Applikation inhibitorische Transmitter zur Antagonisierung von Wirkungen des Tetanustoxins zu verwenden. Die synaptische Blockade der Renshaw-Zellen durch das Toxin kann mit elektrophoretisch zugeführten Glyzin, zu dem es bislang keinen klinisch verfügbaren selektiven Transmitteragonisten gibt, aufgehoben werden [10]. Die lokale Applikation von GABA auf einen kortikalen Tetanusfokus, erzeugt durch lokales Aufbringen des Toxins, unterdrückt die zuvor im EEG vorhandenen Krampfentladungen des Versuchstiers [8].

Obwohl die entscheidenden pathophysiologischen Vorgänge letztlich ihren Ursprung im Rückenmark haben, gab es bislang kaum Versuche einer lokalen Therapie. So wurde mit nur geringem Erfolg Tetanusantitoxin intrathekal oder intrazisternal verabreicht [22]. Gleiches gilt für die spinale Gabe von Kortikosteroiden [47]. Die spinale Applikation von Bupivacain oder Morphin [21, 29] kann allenfalls als adjuvante Maßnahme bei Beatmung in Betracht gezogen werden.

Neben den Benzodiazepinen, die auch heute noch die größte Rolle bei der Behandlung von Tetanuspatienten spielen, wurde in älteren Lehrbüchern die systemische Zufuhr von zentral relaxierenden Substanzen, wie Chlorpromazin und Mebrobamat, empfohlen. Zu diesen heute eher „altmodischen" Substanzen gibt es aber ebenso wie zu der systemischen Anwendung moderner zentraler Relaxanzien (Baclofen, Dantrolene, Tizanidin) nur sehr wenige klinische Studien bei Tetanus [2, 9], wobei wegen der mäßigen Effektivität wiederum die Beatmung als unvermeidlich angesehen wird. Alle diese Substanzen waren lediglich als systemische Alternative zu Benzodiazepinen gedacht, deren Wirkung beim Tetanus in einer Hemmung polysynaptischer spinaler Reflexen, aber auch vitaler Gehirnfunktionen besteht. Bei den erforderlichen hohen Dosen an Benzodiazepinen kommt es deshalb unvermeidlich auch zu einer tiefen Narkose mit Atemdepression, die ihrerseits die Beatmungsnotwendigkeit weiter erforderlich macht. An die Stelle der Behinderung der Atemmechanik durch Krämpfe tritt der Ausfall des zentralen Atemantriebs. Während die oben genannten älteren zentralen Relaxanzien nie für eine lokale Therapie in Betracht gezogen wurden, wurde die spinale Anwendung von Benzodiazepinen (in Frage kommt nur das wasserlösliche Midazolam) bei läsionalen Spastikformen, nicht jedoch beim Tetanus, erprobt. Dabei kam es zu einer Reduktion der motorischen Tätigkeit, zugleich aber auch zu einer massiven Sedierung [31]. Deshalb kann spinales Midazolam eine durchaus sinnvolle Therapie beim Tetanus darstellen. Ob damit die Beatmung umgangen werden kann, ist jedoch fraglich.

Baclofen, das weltweit meistverkaufte orale Antispastikum (Platz 2: Diazepam, etwa gleichauf mit Dantrolene) wurde entwickelt, um eines der Hauptprobleme des natürlichen zentralnervösen Transmitters, der GABA, abzustellen: GABA passiert nicht die Blut-Hirn-Schranke. Der zentralnervös ankommende Anteil des Baclofens liegt jedoch auch nur bei 5–10% und betrifft das Gehirn nach systemischer Gabe das gut durchblutete Gehirn mehr als das Rückenmark [6]. Dennoch hat Baclofen im Vergleich zu Benzodiazepinen eine wesentlich bessere spinal „relaxierende" Wirkung bei gleichzeitig relativ gering ausgeprägter zerebraler Dämpfung. Spinales Baclofen hat sich als antispastisch wirksam erwiesen bei schweren Formen von Spastizität, bei denen alle Formen von oraler antispastischer Behandlungen (auch mit Baclofen) versagt haben bzw. bei denen extreme Dosen oralen Baclofens notwendig wären, die für den Patienten mit einer Dauernarkose identisch sind [36].

Die Frage, ob für die Tetanusbehandlung nicht eine systemische Zufuhr ausreichend wäre, kann nicht beantwortet werden, da es keine entsprechenden Studien gibt. Aus den Erfahrungen mit läsionaler Spastizität kann jedoch geschlossen werden, daß systemisches Baclofen kaum imstande sein dürfte, tetanusinduzierte Spasmen zu unterdrücken, ohne in Intoxikationsbereiche zu kommen.

Vegetative und periphere Tetanusfolgen

Neben seinen zentralen Wirkungen am Motoneuron blockiert das Tetanustoxin auch die Transmission an exzitatorischen cholinergen Synapsen des peripheren somatischen und des autonomen Nervensystems [3, 16]. Während der zuerst genannte Effekt, eine entsprechend dem geringen Toxingehalt in der Peripherie nur sehr milde Relaxierung, von den zentralen Konvulsionen praktisch überdeckt wird, werden die Effekte am vegetativen Nervensystem als mögliche Erklärung für die sympatische Überaktivität beim Tetanus in Form von Tachykardie, Hypertension und Schwitzen und für die metabolischen Veränderungen, insbesondere Hyperglykämie und Hyperkatabolie, herangezogen [25].

Periphere Aktionen des Tetanustoxins sind beim Menschen fraglich bzw. spielen neben den zentralen Symptomen eine untergeordnete Rolle. Zwar konnte die oben genannte cholinerge Überaktivität an Synapsen der Peripherie im Tierversuch nachgewiesen werden, dennoch muß man betonen, daß aber die sympathische Überaktivität auch indirekte Folge von (evtl. gleichfalls enthemmenden) Toxineinflüssen im Bereich der in das Tetanusgeschehen einbezogenen bulbären Zentren sein können, die das autonome Nervensytem und insbesondere die vegetativen Kreislaufreaktionen regulieren. Auch die Hyperglykämie und die Hyperkatabolie sind primär durch die muskuläre Hyperaktivität und sekundär durch die häufigen pneumonischen oder septischen

Komplikationen ausreichend erklärt. Hier dürfte von Bedeutung sein, daß GABA-Rezeptoren auch in hoher Dichte im Bereich des Hirnstammes vorkommen und Interaktionen von GABA oder GABA-Agonisten wie Baclofen über diese Rezeptoren eine Bradykardie und Hypertension hervorrufen können, d.h. eine zum Tetanustoxin gegensätzliche Wirkung [5]. Demnach kann von Baclofen – wenn es diese Zentren bei lumbaler Gabe überhaupt erreicht – auch ein günstiger Einfluß auf die typischen vegetativen Begleitreaktionen des Tetanus erwartet werden. Alle Beobachter (mit Ausnahme von Saissy et al. [45]) beschrieben eine erstaunliche vegetative Stabilität der Tetanuspatienten unter spinalem Baclofen. In Fällen mit bereits manifesten Zeichen einer sympathischen Überaktivität kam es zu einer Normalisierung. Der Gebrauch von β-Blockern und blutdrucksenkenden Medikamenten – bei Tetanus sehr oft erforderlich – kann so vermieden werden.

Spinale Baclofendosierung

Wie in mehreren Fallbeispielen demonstriert, kann der mit spinalem Baclofen behandelte Tetanuspatient bei kompletter Spastikunterdrückung normal wach sein, wenn bestimmte Dosisbereiche eingehalten werden. Dies erklärt sich aus dem günstigen Verhältnis zwischen starker antispastischer Wirkung im Rückenmark bei nur geringer zerebraler Dämpfung. Bei der Behandlung des Tetanus sind jedoch im Gegensatz zur Therapie der läsionalen Spastizität höhere Dosen erforderlich, die im Grenzbereich zur Intoxikation mit Bewußtseinsbeeinträchtigung liegen.

Die Angaben über Dosierungen, bei denen mit einer Beeinträchtigung der Bewußtseinslage gerechnet werden muß, sind widersprüchlich [36]. Grundsätzlich ist bei der Bolusgabe von Baclofen immer eine gewisse Sedierung zu erwarten, die Infusion erlaubt im Gegensatz zur Bolusgabe die Zufuhr höherer Dosen. Bei der spinalen Baclofeninfusion ergibt sich bei konstanter Infusionsrate ein stabiles Konzentrationsgefälle, das mit einem raschen Abfall vom lumbalen zum zerebralen Liquor hin verläuft. Der Baclofenbolus bringt dagegen, wie auch beim spinalen Morphin bekannt [33], eine verspätet einsetzende Konzentrationswelle zum Gehirn mit sich ([35], Müller, unveröffentlichte pharmakokinetische Ergebnisse). So kommt es durch die Aszension des Liquors 2–4 h nach der Injektion zu einem zerebralen Konzentrationsanstieg, der z.B. beim spinalen Morphin in Dosisabhängigkeit zur „späten" Atemdepression führen kann. Auch Bolusinjektionen in kurzen Abständen bzw. Bolusinjektionen bei gleichzeitig laufender spinaler Infusion derselben Substanz bringen sowohl bei Baclofen als auch bei Morphin Risiken einer Aszension mit sich.

Bei Patienten, die nicht an Tetanus leiden und die diese lokale Behandlungsform noch nie erhalten haben, führen Bolusgaben von über 150–200 μg Baclofen spinal und entsprechend von über 500–600 μg Baclofen als kontinuierlich zugeführte Tagesinfusionsdosis zu starker Sedierung. Noch höhere Dosen lösen ein allmählich einsetzendes und u.U. mehrtägiges Koma mit Beatmungsnotwendigkeit aus. Bei einem Langzeitpatienten kann andererseits die Baclofeninfusionsdosis durchaus in der Größenordnung von 1000–1500 µg pro Tag liegen, ohne daß der Patient bewußtseinsmäßig beeinträchtigt ist. Dieser Gewöhnungsvorgang kann auch innerhalb weniger Tage provoziert werden, z.B. bei der Austestung eines chronisch spastischen Patienten. Überraschenderweise sind aber andererseits bei der Langzeitanwendung die antispastisch wirksamen Tagesdosen weitestgehend konstant, so daß die von den Opiaten her bekannte Mechanismen der Toleranzentwicklung nicht sicher auch für Baclofen zutreffen.

Die bei einem manifesten Tetanus erforderlichen Tagesdosen (bei kontinuierlicher Zufuhr) liegen zwischen 300 und 2200 µg Baclofen spinal, wobei zu Beginn der Behandlung ein Bolus vorausgehen sollte, um rasch therapeutische Spiegel zu erreichen. Obwohl der Tetanuspatient wesentlich höhere spinale Baclofendosen verträgt, hängt es von vielen Faktoren ab, ob es gelingt, ihm die Beatmung zu ersparen:

- Bei Patienten, bei denen die Baclofenbehandlung im Anfangsstadium der Erkrankung einsetzt, kann man so auf Benzodiazepine ganz verzichten und evtl. die Patienten wach erhalten, wobei natürlich die Überwachung auf einer Intensivstation weiterhin erforderlich ist. Ein Tetanuspatient ohne sonstige systemische Sedierung mit Benzodiazepinen, Barbituraten etc. kann Tagesinfusionsdosen von bis zu 1500, in einigen Fällen bis zu 2000 µg Baclofen spinal ohne Zeichen der Sedierung vertragen, was bei Patienten ohne Tetanus zwangsläufig zu einem Koma führen würde. Entsprechend konnte bei der erwähnten Untersuchung im Senegal gezeigt werden, daß bei 9 von 10 Patienten Bolusdosen bis zu 1000 µg ohne wesentliche sensuelle Beeinträchtigung vertragen wurden (Saissy, 1990, 1992), wobei das riskante Bolusverfahren in Ermangelung von Kathetertechniken praktiziert wurde und in unseren Breiten nicht unbedingt nachahmenswert ist. Wiederholte Bolusdosen gleicher Höhe im Abstand von einem Tag führten jedoch bei weiteren 4 Patienten zu Bewußtseinsstörungen und Atemdepression (nach der 2., 3. oder 4. Injektion).
- Bei extremen Spasmen, d.h. bei besonders schwer verlaufenden Tetanusfällen, ist der spinale Baclofenbedarf evtl. auch so hoch, daß Baclofen auch ohne gleichzeitige Anwendung systemischer Sedativa zu extremer Sedierung und Beatmungsnotwendigkeit führt. Dennoch ist spinales Baclofen auch in diesen Fällen indiziert, weil es wesentlich effektiver ist als Benzodiazepine, die ebenfalls das Bewußtsein beeinträchtigen.
- Jede Kombination mit Benzodiazepinen, ja selbst durch eine vorausgehende Benzodiazepinzufuhr bedingter Benzodiazepinüberhang reduziert die für den Tetanuskranken typische erstaunliche Verträglichkeit hoher Baclofendosen von der Bewußtseinslage her. Erst nach mehrtägiger Beatmung kann bei einem Übergang von systemischen Benzodiazepinen auf spinales Baclofen an eine Spontanatmung gedacht werden [44]. Wenn demnach initial bereits mit den zur Behandlung des Tetanus erforderlichen hohen systemischen Benzodiazepindosen begonnen wurde, kann nach der

Umstellung auf spinales Baclofen und Beendigung der Benzodiazepinzufuhr die Beatmung erst nach 2–7 Tagen ausgeleitet werden. Die Fortsetzung der Benzodiazepinzufuhr zusammen mit spinalem Baclofen hat nur Sinn, wenn gleichzeitig eine nicht durch den Tetanus bedingte Beatmungsindikation besteht.

Technik und Geräte

Voraussetzung für die Wirksamkeit von Baclofen ist die sichere spinale Applikation. Die Dislokation des spinalen Katheter, auch nur in den Periduralraum, bedeutet, daß mit dem Abklingen der Restwirkung von Baclofen erneut Tetanusspasmen auftreten. Da die meisten Zentren noch nicht über große Erfahrungen mit der Dauerkatheterisierung des Spinalraums haben, waren technische Schwierigkeiten bei den oben genannten Einzelfällen häufig. Ein wichtiges Problem war die schwierige Unterscheidung von Spinal- und Periduralraum. Nach einer Punktion der Dura mit der relativ dicken Tuohy-Nadel, ohne daß es gelingt, den Katheter einzuschieben oder mit anschließender Dislokation des Katheters, tritt für mehrere Tage Liquor aus dem Duraleck in den Periduralraum, so daß bei erneuter Punktion reichlich, meist leicht blutiger Liquor aus einem peridural liegenden, jedoch vermeintlich intrathekalen Katheter abgezogen werden kann. Gleichzeitig ist die Dura schlaff und hat keine durch die Liquorfüllung bedingte Wandspannung mehr. Sie weicht einer dicken Tuohy-Nadel aus, und die Einlage eines spinalen Katheters wird unmöglich. Alle Punktionsversuche enden mit periduraler Katheterlage. In vielen Fällen wird dann ein Versagen des Verfahrens angenommen, obwohl die Ursache der mangelnden Wirksamkeit in einer Katheterfehllage liegt. Die Beweisführung für ein nur technisch bedingtes Versagen der Therapie ergibt sich aus einer direkten perkutanen Bolusinjektion mit einer dünnen Spinalkanüle, die dann einen guten Effekt ergibt. Auch die radiologische Katheterdarstellung, obwohl nicht ganz einfach zu beurteilen, kann zur Bestimmung der Lage herangezogen werden, zumal die röntgenologische Katheterdarstellung mit wasserlöslichem Kontrastmittel in jedem Fall nach Katheteranlage, aber auch bei Unklarheiten, durchgeführt werden sollte. Das Myelogramm, d.h. der intrathekale Katheter, ist gekennzeichnet durch:

- einen in allen Ebenen zentral im Wirbelkanal liegenden Kontrastmittelzapfen (Epidurogramm: Kontrastmittel reichert sich zuerst randständig an und bildet einen vorderen und hinteren Saum in der seitlichen Aufnahme),
- unscharfe Ränder nach kaudal und kranial, die sich bei Durchleuchtung durch Kopf- und Fußtiefkippen des Tisches in Bewegung setzen (Epidurogramm: scharf begrenzte, aber oft unregelmäßige kraniale und kaudale Ränder ohne Bewegungstendenz beim Kippen);
- glatte laterale Ränder (Epidurogramm: seitliche Zipfel im Bereich der Spinalnervenwurzelaustritte, oft mit einem Ausfließen von Kontrastmittel bis in die Peripherie);

- eine oft vorhandene longitudinale Streifenzeichnung im spinalen Kontrastmittel, die gerade über alle Unregelmäßigkeiten der knöchernen Wirbelsäule hinwegläuft und durch die Fasern der Kauda bedingt ist (Epidurogramm: keine Längsstreifen);
- klarer Liquor sollte jederzeit aspirierbar sein (epidural: aus Duraleck herübergelaufener Liquor ist oft blutig, später xanthochrom).

Zur intrathekalen Infusion empfehlen sich alle spinale Portkathetersets mit Silikon- oder Polyurethankathetern. Das Port wird in einem kurzen operativen Eingriff zumeist in Vollnarkose eingelegt. Dabei sollte man sich an die dem jeweiligen Set beiliegende Anleitung und Gebrauchsanweisung halten. Unmittelbar nach der Operation wird das Port perkutan mit einer Huber-Nadel anpunktiert und mit der Infusionspumpe verbunden. Die Nadel wird täglich steril erneuert, wobei die Punktionsstelle gewechselt wird. In kurzen Abständen sollte die korrekte Lage des Katheters (Liquoraspiration) und der eingestochenen Nadel (Durchgängigkeit) überprüft und das externe Kathetersystem zur Infusionspumpe auf Abknickungen oder Dislokationen inspiziert werden.

Eine Alternative sind evtl. die neuen Mikrospinalkatheter, die allerdings nur für eine befristete Anwendung über wenige Tage zugelassen sind. Wegen des hohen Infektionsrisikos des nach außen abgeleiteten Spinalkatheters sollte während der gesamten Behandlung auf peinliche Asepsis beim Umgang mit dem Applikationssystem geachtet werden. Eventuell kann auch ein dünner Periduralkatheter (z.B. 20 G) spinal eingelegt werden. Bei allen nach außen abgeleiteten Kathetern kommt es oft zu ungewollter Dislokation durch Zug oder beim Verbandswechsel, was für einen Tetanuspatienten in vielen Fällen bedeutet, daß rasch Krämpfe auftreten und vorübergehend Beatmung und Benzodiazepinzufuhr erforderlich werden.

Die Infusionspumpe sollte eine niedrige Infusionsrate haben („Kommastelleninfusionspumpe"), und ihre Zuleitung muß so gesichert sein, daß auch bei Bewegung des Patienten keine Diskonnektion auftreten kann. Am sinnvollsten sind kleine batteriebetriebene Geräte, die patientennah angebracht sind. Huber-Nadeln mit Klebeelektroden können das häufige Herausrutschen der Verbindungsnadeln verhindern.

Vorgehen

Allgemeine Regeln und ein den Ablauf der Behandlung betreffendes Schema zum Vorgehen im Falle eines diagnostizierten Tetanusfalles sind in Tabelle 2 zusammengefaßt.

Die Anpassung der Dosierung sollte in Abhängigkeit von der klinischen Tetanussymptomatik, insbesondere von den bedrohlichen Symptomen, wie allgemeine Krämpfe, Rigidität und Opisthotonus, einerseits und der Bewußtseinslage andererseits abängig gemacht werden. Die bei unseren ersten Patienten als Überwachung vorgenomme Registrierung eines kontinuierlichen

Tabelle 2. Regeln zur Anwendung spinaler Opiate bei Tetanus

Ein implantiertes Port mit spinalem Katheter ist besser als ein nach außen abgeleiteter Katheter (weniger Dislokation, bessere hygienische Verhältnisse).

Das intrathekale Infusionssystem muß mehrmals täglich auf Funktionstüchtigkeit überprüft werden (korrekte Nadellage, Füllung in Spritzenpumpe). Bei abruptem Nachlassen der Wirkung: Liquoraspiration, Überprüfung auf Injektionswiderstand, Myelographie.

Externe tragbare Pumpe auf niedriges Tagesvolumen einstellen (1–8 ml): günstige Konzentration der Baclofenlösung für den genannten Zweck etwa 250–500 µg pro ml, Herstellung der Lösung durch Verdünnung mit physiologischer Kochsalzlösung.

Tägliches Neueinstechen der Portnadel und Wechsel der Nadel und der Hautstelle über dem Port, täglicher steriler Verbandswechsel.

Da nur in seltenen Fällen die initiale Beatmung umgangen werden kann, erfolgt der Beginn der spinalen Baclofenzufuhr mit allmählicher Dosissteigerung unter Beatmung bei rascher Reduktion der Benzodiazepinzufuhr.

Weben des Risikos der Überdosierung möglichst keine zusätzlichen Boli bei laufender spinaler Infusion geben. Bolusinjektion nur am Anfang der Therapie, um den Wirkungsbeginn zu beschleunigen. Dabei sagt die Dauer der Boluswirkung etwas über den ungefähren täglichen Infusionsbedarf aus, der in der Größenordnung der errechneten 24-h-Dosis + 1/3 dieser Dosis (Infusionsdosis höher als gleich lang wirkende Bolusdosis) liegt. Antagonisierung bei Überdosierung mit Flumazenil [45].

Wegen des Risiko der Überdosierung ist die spinale Baclofengabe, wenn möglich, nicht mit anderen systemisch verabreichten, zentral depressiven Substanzen, wie Barbituraten oder Benzodiazepinen, zu kombinieren.

Wichtigste Regel: Methode nur unter intensivmedizinischen Bedingungen (ständige Überwachung der Atmung und des Wachheitsgrades des Patienten) verwenden, jederzeit für eine Intubation und Beatmung (auch über ein prophylaktisch angelegtes Tracheostoma) bereit sein.

---

integrierten Elektromyogramms diente der Dokumentation des Wirkungseffektes und ist in der klinischen Praxis bei den relativ eindeutigen Symptomen nicht erforderlich. Da im Prinzip bei einem spontan atmenden Patienten zu jeder Zeit ein Übergang auf Beatmung erforderlich sein kann, wäre evtl. eine frühzeitige Tracheostomie in Erwägung zu ziehen. Die Zeit bis zum Wirkungseintritt einer initialen spinalen Baclofenbolusinjektion liegt bei mindestens 2 h. Bei der langsam laufenden Infusion, die zur Vermeidung zerebraler Depression jedoch unbedingt erforderlich ist, dauert es etwa 24 h, bis sich der Effekt einer erhöhten Dosis einstellt. Es ist bei dieser schlechten Steuerbarkeit verständlich, daß stets mit Intoxikation einerseits und Krämpfen andererseits als Folge von voreiligen zwischenzeitlich vorgenommenen Dosiserhöhung bzw. -erniedrigungen zu rechnen ist. Ebenso kann die wegen einer momentanen Unruhe erfolgende zusätzliche Bolusgabe im weiteren Verlauf zu Überdosierungen führen.

Entsprechend der genannten kinetischen Verhältnisse ergibt die kontinuierliche Infusion einen über die Zeit konstanten Abfall der Baclofenkonzentration vom Infusionsort, der Katheterspitze, in Richtung auf das Gehirn.

Tabelle 3. Behandlungsschema Tetanus

Nach der sicheren Diagnoststellung (Verletzungsanamnese, Symptomatik, EMG, EEG, CT, Maus-Schutztest, Erregernachweis in Wunde) wird parallel zu den üblichen therapeutischen Maßnahmen (Hyperimmunglobulin, Penicillin, Wundresektion) ein spinales Port oder ein Katheter angelegt. Evtl. erfolgt (bei kurzer Inkubation- und Onset-Zeit) die Anlage des Tracheostomas. Wenn erforderlich, muß jetzt auch intubiert und unter Benzodiazepingabe beatmet werden.

Erste Baclofendosis als Bolus 100–300 µg Baclofen und gleichzeitig Beginn der Infusion (300– 600 µg/24 h), danach je nach Effekt in Schritten von 100–200 µg zusätzlich pro Tag steigern. Benzodiazepine möglichst vermeiden. Nach nur kurzer Phase der Benzodiazepinzufuhr kann innerhalb von 2–4 Tagen evtl. auf Spontanatmung übergegangen werden. Günstiger und zumeist gefahrloser Therapiebereich: 600–1200 µg pro Tag. Bei darüber liegenden Dosen kann die aszensionsbedingte Sedierung in den Vordergrund treten.

Auslaßversuch nach 2–3 Wochen. Besser langsame Dosisreduktion. Nach erfolgreichem Absetzen der Therapie ohne Tetanuszeichen für eine knappe Woche: Explantation des Portes oder Katheters.

Deshalb sind auch in vielen Fällen Trismus und Dysphagie noch vorhanden, was ein weiterer Grund für eine frühzeitige Tracheotomie bedeutet, da Trismus und Dysphagie dann eigentlich keine vitalen Konsequenzen mehr haben. Dennoch wurde ein Großteil der Patienten auch ohne Tracheotomie und bei vorhandener Spontanatmung problemlos betreut.

Auffällig war eine große Zahl von technischen Problemen mit den Applikationssystemen. Bereits geringfügige Störungen wie das Herausrutschen der Huber-Nadel, aber auch Dislokation, bzw. Fehlplazierung des Katheters bedeuten zwangsläufig, daß sich kein Effekt einstellt oder der vorher vorhandene Effekt verlorengeht. Dabei zeigte sich, daß abrupte Veränderungen der Effektivität fast immer auf ein technisches Problem zurückzuführen sind, während die durch die Krankheit bedingten Veränderungen von Medikamentenwirkung und Dosis immer allmählich erfolgen. Bei Verdacht auf ein technisches Problem sollte immer das System sorgfältig überprüft werden (Liquoraspiration, Kontrastmittelinjektion und Durchleuchtung).

Das injizierbare Baclofen für die Behandlung von Tetanusfällen war bis vor kurzem nur über die Studien „Intrathekales Baclofen mit implantierbaren Pumpen" zu erhalten. Durch Einbeziehung des Tetanus bei den Anwendungsindikationen können seit Mitte 1991 Ampullen für Tetanuspatienten auch direkt von Ciba-Geigy bezogen werden. Mit der Zulassung der injizierbaren Zubereitung ist nicht vor Ende 1993 zu rechnen.

Literatur

1. Adams EB (1968) The prognosis and prevention of tetanus in Africa. S Afr Med J 42:739-743
2. Aguilar Bernal OR, Bender MA, Lacy ME (1986) Efficacy of dantrolene sodium in management of tetanus in children. J R Soc Med 79:277-281
3. Ambache N, Morgan RS, Payling Wright G (1948) The action of tetanus toxin on the rabbit's iris. J Physiol (Lond) 107:43-55
4. Behring E, Kitasato S (1890) Über das Zustandekommen der Diphtherie-Immunität und der Tetanus-Immunität bei Tieren. Dtsch Med Wochenschr 16:1-6
5. Bousquet P, Feldman J, Block R, Schwartz J (1981) The central hypotensive action of baclofen in the anaesthetized cat. Eur J Pharmacol 76:193-201
6. Bowery NG (1982) Baclofen 10 years on. Trends Pharmacol Sci 3:400-403
7. Brooks VB, Curtis DR, Eccles JC (1973) The action of tetanus toxin on the inhibition of motor neurons. J Physiol (Lond) 135:655-672
8. Carrea R, Lanari A (1962) Chronic effects of tetanus toxin applied locally to the cerebral cortex of the dog. Science 137:342-343
9. Carrington de Costa RB (1986) Tizanidine in treatment of tetanus. European Congress of Intensive Care Medicine, 11.-14. 6. 1986, Hamburg
10. Curtis DR, De Groat WC (1968) Tetanus toxin and spinal inhibition. Brain Res 10:208-212
11. Curtis DR, Felix D, Game CJA, McCullough RM (1973) Tetanus toxin and the synaptic relase of GABA. Brain Res 51:358-362
12. Curtis DR, Lodge D, Bornstein JC, Peet MJ (1981) Selective effect of (-)baclofen on spinal synaptic transmission in the cat. Exp Brain Res 70:493-500
13. Cutting DA, Jordan CC (1975) Alternative approach to analgesia: Baclofen as a model compound. Br J Pharmacol 54:171-176
14. Demaziere J, Saissy JM, Vitris M, Seck M, Marcoux L, Ndiaya M (1991) Intermittent intrathecal baclofen for severe tetanus. Lancet I:427
15. Davies J, Tongroach P (1979) Tetanus toxin and synaptic inhibition in the substantia nigra and striatum of rats. J Physiol (Lond) 290:23-36
16. Duchen LW (1973) The effect of tetanus toxin on the motor endplates of the mouse. J Neurol Sci 19:153-167
17. Dunlap K (1981) Two types of gamma-aminobutyric acid receptors on embryonic sensory neurones. Br J Pharmacol 74:579-585
18. Faber K (1890) Die Pathogenese des Tetanus. Berl Klin Wochenschr 27:717-720
19. Fedinec AA, Shank RP (1971) Effect of tetanus toxin on the content of glycine and aspartate in the rat spinal cord. J Neurochem 18:2229-2234
20. Furste W (1892) Epidemiology of tetanus. Trauma 22:1032-1036
21. Gullo A, Romano E, Macovero G (1983) Long-term epidural anaesthesia for management of tetanus. Anaesthesia 38:817-820
22. Gupta PS (1980) Intrathecal human tetanus immunoglobulin in early tetanus. Lancet II:439
23. Habermann E (1978) Tetanus. In Vinken PJ, Bruyn GW (eds) Infections of the nervous system. North Holland, Amsterdam New York Oxford, pp 491-547
24. Kerr JH (1981) Intensive care therapy of tetanus. Intensive Care Med 7:209-216
25. Kerr JH, Corbett JL, Prys-Roberts C, Crampton Smith C, Spalding JMK (1968) Involvement of the sympathetic nervous system in tetanus. Lancet II:236-241
26. Kitasato S (1889) Über den Tetanusbacillus. Z Hyg Infektionskr 7:225-234
27. Kryzhanovsky GN, Glebov RN, Dmitrieva NM, Federova VI (1974) Effect of tetanus toxin on contractility of the actomyosin-like protein in rat brain. Bull Exp Biol Med 78:1365-1368
28. Mallenby J, Green J (1981) How does tetanus toxin act? Neuroscience 6:281-300

29. Miller MT (1983) Epidural morphine in treatment of tetanus. S Afr Med J 63:31–33
30. Müller H, Börner U, Zierski J, Hempelmann G (1986a) Intrathecal baclofen in tetanus. Lancet 1:317–318
31. Müller H, Gerlach H, Boldt J, Börner U, Hild P, Oehler KU, Zierski J, Hempelmann G (1986) Spastik-Behandlung mit rückenmarksnaher Gabe von Morphin oder Midazolam. Anaesthesist 35:306–316
32. Müller H, Gips H, Krumholz W, Zierski J, Lüben V, Hempelmann G (1986) Pharmakokinetik der kontinuierlichen periduralen Morphininfusion. Anaesthesist 35:672–678
33. Müller H, Börner U, Zierski J, Hempelmann G (1987a) Intrathecal baclofen for treatment of tetanus-induced spasticity. Anesthesiology 66:76–79
34. Müller H, Zierski J, Dralle D, Börner U, Hoffmann O (1987b) The effect of intrathecal baclofen on electrical muscle activity in spasticity. J Neurol 234:384–352
35. Müller H, Zierski J, Dralle D, Krauß D, Mutschler E (1988a) Pharmacokinetics of intrathecal baclofen. In: Müller H, Zierksi J, Penn RD (eds) (1988) Local-spinal therapy of spasticity. Springer, Berlin Heidelberg New York Tokyo, pp 223–226
36. Müller H, Zierski J, Penn RD (Eds) (1988b) Local-spinal therapy of spasticity. Springer, Berlin Heidelberg NewYork Tokyo
37. Nicolaier A (1884) Über infectiösen Tetanus. Dtsch Med Wochenschr 10:842–844
38. Osborne RH, Bradford HF (1973) Tetanus toxin inhibits aminoacid release from nerve endings in vitro. Nature New Biol 244:157–158
39. Patel JC, Jaog GG (1959) Grading of tetanus to evaluate prognosis. Indian J Med Sci 13:834–840
40. Plötz J (1986) Tetanus – Der aktuelle Fall. Immunbiologische Informationen Gelbe Hefte 26:41–44
41. Prince DL, Griffin JW (1977) Tetanus toxin: retrograde axonal transport of systemically administered toxin. Neurosci Lett 4:61–65
42. Prince DL, Griffin JW, Peck K (1977) Tetanus toxin: evidence for binding at presynaptic nerve endings. Brain Res 121:379–384
43. Ramos S, Grollmann EF, Lazo PS, Dyer SA, Habig WH, Hardegree MC, Kaback HR, Kohn LD (1979) Effect of tetanus toxin on the accumulation of the permanent lipophilic cation tetraphenylphosphonium by guinea-pig brain synaptosomes. Proc Natl Acad Sci USA 76:4783–4787
44. Romijn JA, Vanlieshout JJ, Velis DN (1986) Reversible coma due to intrathecal baclofen. Lancet II:696
45. Saissy JM, Demazière J, Vitris M, Seck M, Marcoux L, Gaye M, Ndiaye M (1992) Treatment of severe tetanus by intrathecal injections of baclofen without artifical ventilation. Int Care Med 18:241–244
46. Saissy JM, Raux O, Gohard R, Diatta B (1990) Tetanos severe et baclofene intrathecal. Ann Fr Anesth Reanim 9:183–184
47. Sanders RKM (1966) Betamethasone in tetanus. Lancet II:1467–1468
48. Schwab ME, Suda K, Thoenen H (1979) Selective retrograde transsynaptic transfer of a protein, tetanus toxin, subsequent to its retrograde axonal transport. J Cell Biol 82:798–810
49. Takano K, Terhaar P, Tiebert B (1976) Effect of tetanus toxin at different doses on polysynaptic reflexes. Pflugers Arch 362:R29
50. Wilson PR, Yaksh TL (1978) Baclofen is antinociceptive in the spinal intrathecal space of animals. Eur J Pharmacol 51:323–330

17 Arterielle Verschlußkrankheit

H. STROSCHE und H.-W. KRAWZAK

Intraarterielle Applikationen vasoaktiver Substanzen bzw. anderer Chemotherapeutika in fortgeschrittenen Stadien der peripheren arteriellen Verschlußkrankheit, der Osteomyelitis und bei speziellen Weichteiltumoren der unteren Extremität sind seit Jahren akzeptierte konservative Behandlungsstrategien [2, 3, 11, 17, 26], ihre störungsfreie kontinuierliche Gabe über externe Verweilkatheter oder durch intermittierende Einzelpunktionen sind allerdings mit einer hohen Komplikationsrate belastet [4, 5, 6, 8, 11, 18, 23]. Katheterinfektionen bzw. -verschluß, Arterienverletzungen mit Blutung oder Ausbildung eines Punktionsaneurysmas, thromboembolische Komplikationen, Intimadissektionen bei transkutanen Punktionen arteriosklerotischer Gefäße schränken die längerfristige kontinuierliche intraarterielle Extremitätenperfusion ein.

Darüber hinaus sind beide Applikationsformen aus logistischen Gründen und wegen des geringen Patientenkomforts für die ambulante Therapie ungeeignet [16, 25].

Vollständig subkutan implantierbare Katheterinfusionssysteme, sog. Ports, haben sich als permanenter zentralvenöser Zugang sowie zur lokoregionalen intraarteriellen oder intraportalen Chemotherapie von Lebertumoren durch eine vergleichsweise niedrigere Komplikationsrate und breite Akzeptanz der Patienten bewährt [1, 7, 10, 18, 22, 23, 24].

Im folgenden wird über die chirurgische Implantationstechnik sowie unsere Erfahrungen bei bisher 24 Patienten mit peripherer Mikro- bzw. Makroangiopathie berichtet.

Patientengut

An der Chirurgischen Klinik Feuerbach, Stuttgart, und der Chirurgischen Universitätsklinik der Ruhr-Universität Bochum am Marienhospital Herne wurden bisher 24 Portsysteme bei 24 Patienten zur regionalen intraarteriellen Extremitätenperfusion bei Durchblutungsstörungen implantiert (13 Männer und 11 Frauen mit einem Durchschnittsalter von 71 Jahren). 15 Patienten litten an einer diabetischen Gangrän, 9 an einer peripheren arteriellen Verschlußkrankheit im Stadium III bzw. IV (3/6) nach Fontaine. Bei allen Patienten wurde präoperativ eine Becken-Bein-Angiographie mittels digitaler Subtraktionsangiographie (DSA) durchgeführt. Während die Patienten mit diabetischer Gangrän eine durchgängige Hauptstrombahn aufwiesen, zeigten die Patienten mit peripherer arterieller Verschlußkrankheit multiple Mehretagenverschlüsse mit erheblich gestörter Ausstrombahn, so daß ein erweiterter rekonstruktiver Eingriff nicht in Frage kam. Allerdings wurde bei 2 Patienten zur störungsfreien Portimplantation der Eingriff mit einer Profundarevaskularisation mit Venenpatch und bei einem Patienten mit einer Thrombendarteriektomie der A. femoralis communis kombiniert.

16mal erfolgte die Katheterplazierung in die A. femoralis superficialis, 6mal in die A. femoralis communis und 2mal in die A. profunda femoris.

Therapiert wurde mit einem vasoaktivem Prostaglandin und/oder einem Antibiotikum.

Kathetersystem

Bei allen Patienten wurde das Implantofix-System implantiert. Der Port besteht aus einer Kunststoffkammer aus Polysulfon mit Silikonmembran, die ca. 2000 Punktionen standhält. Die Konnektion des Katheters mit der Kammer ist frei und wird über eine Schraubkupplung hergestellt. Die Katheter haben eine variable Länge bis 500 mm, teilweise wurden Ventilkatheter verwendet, deren verschlossene Katheterspitze eine seitliche Öffnung aufweist, die durch ein Ventil abgedichtet ist, um den Rückfluß des Blutes zu verhindern. Ein Retentionswulst an der Spitze dient zur sicheren Fixierung des Ventils in der Arterie. Die Höhe der Kammer beträgt 5 mm, der Durchmesser 11,7 mm und das Volumen 0,33 ml.

Implantationstechnik

Die präoperative angiographische Darstellung der Becken-Bein-Etage ist im Hinblick auf Durchgängigkeit der Leistengefäße und Wahl des Implantationsortes obligatorisch.

In rückenmarksnaher Regionalanästhesie oder Vollnarkose erfolgt die infrainguinale Freilegung der Leistengefäße, der A. femoralis communis, der A. superficialis sowie der A. profunda femoris.

Danach wird nach leicht bogenförmiger Inzision über dem Beckenkamm eine subkutane Tasche auf der Fascia glutae zur Aufnahme der Punktionskammer präpariert. Die Kammer des Systems wird probepositioniert, die Punktionsmembran des Ports soll weit kaudal der Hautinzision liegen, um störungsfreie perkutane Punktionen zu gewährleisten. Nach Entlüftung des Systems mit Kochsalz wird der Gefäßkatheter durch einen subkutanen Tunnel ohne Schleifenbildung zur Leiste durchgezogen und über eine quere Arteriotomie spannungsfrei ca. 3 cm tief in das ausgewählte Empfängergefäß eingebracht (Abb. 1–3). Der Verschluß der Arteriotomie erfolgt durch Einzelknopfnähte, der Katheter wird zur Vermeidung einer Dislokation von zwei Fäden miterfaßt und eingeknotet.

Die Katheterplazierung kann, falls erforderlich, mit einer Desobliteration der Femoralisgabel bzw. einer Profundaplastik kombiniert werden. Intraope-

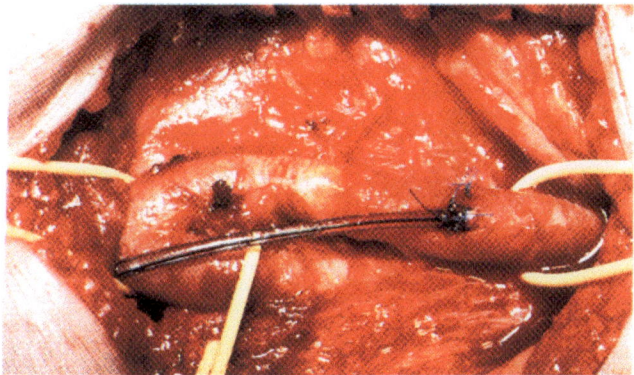

Abb. 1. Leistensitus. Der Portkatheter ist in der A. femoralis communis plaziert und eingeknotet

Abb. 2. Übersicht. Port vor Versenken in die präparierte Tasche kaudal der Inzision, der Katheter ist subkutan zur Leiste durchgezogen und in der Arterie plaziert

rativ wird eine Probepunktion mit einer speziellen Portkanüle vorgenommen und die korrekte Lage des Katheters angiographisch kontrolliert.

Abschließend erfolgt die Fixierung der Basisplatte des Ports mit nicht resorbierbarem Nahtmaterial auf der Fascia glutea.

Bereits am 1. postoperativen Tag wird das System zur Therapie genutzt. Die Applikation der Medikamente erfolgt über Motorpumpen mit vorgeschaltetem 0,22-µm-Bakterienfilter und speziellen Einmalinfusionssystemen. Nach jeder Behandlung wird der Katheter mit einem „Heparin-Lock" Versehen. (Bei Kathetern mit Ventil ist dies nicht erforderlich.)

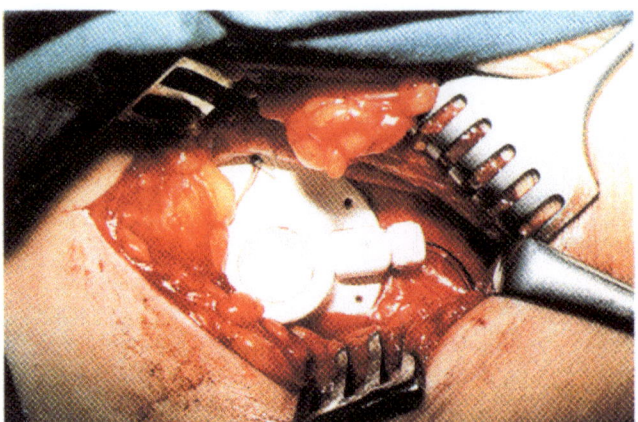

Abb. 3. Port beim Versenken in der Porttasche

Ergebnisse

Bei 24 Patienten wurden 24 Portsysteme implantiert (Implantofix), insgesamt wurden 612mal punktiert, im Durchschnitt 26mal.

An Komplikationen traten 2 Katheterokklusionen durch Abknickung, 2 ortsständige Thrombosen der A. femorsalis superficialis und eine Kammertascheninfektion auf. Die Thrombose der A. femoralis superficialis konnte angiographisch über das Port gesichert und erfolgreich über das System mit Urokinase lysiert werden. Ebenfalls konnten die Katheterabknickungen korrigiert und anschließend therapiert werden (Tabelle 1).

10 Ports sind mittlerweile nach Therapieende komplikationslos explantiert worden. Bei 11 Patienten liegt das Implantofixsystem reizlos in situ, bei 2 Patienten bereits 13 bzw. 16 Monate.

Bei 3 von 11 Patienten konnten nach behandlungsfreiem Intervall wegen lokaler Befundverschlechterung die Kammern zur weiteren Therapie genutzt werden. 23 von 24 Patienten (1 Explantation) akzeptierten das implantierte System, erlebten die Bewegungsfreiheit während der Behandlungspausen sowie die intakte Körperoberfläche als angenehm. Die Punktionen waren in der Regel schmerzfrei.

Tabelle 1. Komplikationen bei 24 Portsystemen zur arteriellen Extremitätenperfusion

Katheterokklusion	2 = 8,33%
Thrombose der A. femoralis	2 = 8,33%
Systeminfektion	1 = 4,17%
Gesamt	5 = 20,83%

Diskussion

Der Gefäßzugang für Langzeitinfusionsbehandlungen und längerfristige Chemotherapie kann zu einem ernsthaften Problem werden [4, 5, 6, 7]. Wiederholte Einzelpunktionen bei Patienten mit peripherer arterieller Verschlußkrankheit sind durch Verletzungen der vorgeschädigten Gefäßwand durch Dissektion oder Punktionsaneurysma sowie Nachblutungen belastet. Externe perkutane Kathetersysteme haben eine hohe Komplikationsrate, sind zeitlich befristet einsetzbar und für den Patienten unkomfortabel [4, 5, 16, 19, 20, 21, 23]. Darüber hinaus weisen sie eine hohe Infektionsrate auf [5, 16].

Über die vergleichsweise komplikationsarme Anwendung vollständig implantierbarer Katheterinfusionssysteme bei onkologischen Patienten zur lokoregionalen Chemotherapie von Lebermetastasen über die Leberarterie oder Pfortader oder zur systemischen Therapie über die V. subclavia liegen ausreichend positive Erfahrungen vor [1, 7, 9, 12, 22, 23], hingegen wird bislang nur vereinzelt über ihre Anwendung bei der peripheren arteriellen Verschlußkrankheit berichtet [13, 14, 15].

In der Regel handelt es sich bei den Patienten mit peripheren Durchblutungsstörungen um ältere, ruheschmerzbedingt unruhige Patienten, so daß längerfristige intraarterielle Infusionsbehandlungen über externe Systeme oder Einzelpunktionen, abgesehen von ihrer hohen Komplikationsrate, nicht realisierbar sind.

Unsere Erfahrungen bei bisher 24 Patienten sind vielversprechend. Die aufgetretenen Komplikationen sind auf anfängliche methodische Probleme zurückzuführen. Katheterabknickungen sowie ortsständige Thrombosen traten unter Beachtung der eingangs geschilderten Implantationstechnik nicht mehr auf.

Mit zunehmenden eigenen Erfahrungen zeigten sich weitere Vorteile der vollständig implantierbaren Systeme: einerseits die permanente Verfügbarkeit zur angiographischen Kontrolle und andererseits die Möglichkeit einer lokalen thrombolytischen Therapie. Weiter ergeben sich neue Perspektiven für den Einsatz dieser Systeme zur adjuvanten Therapie bei angioplastischen Verfahren.

Die Implantation des Portsystems bei Patienten mit peripheren Durchblutungsstörungen stellt unter Beachtung weniger, aber wichtiger Details, wie 1. feste Auflage der Kammer, 2. sichere Fixierung der Basisplatte mit nicht resorbierbarem Nahtmaterial, 3. ausreichender Weichteilpolsterung über der Punktionsmembran und schließlich 4. spannungsfreier Verankerung des Katheters in der Empfängerarterie, einen operationstechnisch einfachen Eingriff dar.

Wir sehen derzeit folgende Indikationen zur intraarteriellen Extremitätenperfusion über Portsysteme (Tabelle 2):

– diabetische Mikroangiopathie,
– primär inoperable Patienten mit drohendem Gliedmaßenverlust,

Tabelle 2. Indikationen zur intraarteriellen Extremitätenperfusion über Ports bei peripheren Durchblutungsstörungen

Diabetische Mikroangiopathie
Primär inoperable Patienten mit drohendem Gliedmaßenverlust
Adjuvant bei Angioplastien
Adjuvant bei gefäßrekonstruktiven Eingriffen bei Patienten mit schlechter Ausstrombahn

– adjuvant bei gefäßrekonstruktiven Eingriffen bei Patienten mit schlechter Ausstrombahn,
– adjuvant bei angioplastischen Eingriffen.

Obwohl eigene Erfahrungen bisher nicht vorliegen, scheint es sinnvoll, diese Applikationsform auch ambulant einzusetzten [12, 13].

Literatur

1. Balch CM, Urist MM (1983) Vollständige implantierbare Infusionspumpe. Dtsch Med Wochenschr 108:1008–1013
2. Blume J, Kiesewetter H, Rühlmann U (1987) Clinical and haemaorheological efficacy of i.a. PGE_1 infusions in intermittent claudication. In: Bollinger A, Rogatti W (Hrsg) Clinical Relevance of Prostaglandin E. Vasa [Suppl] 17:32–35
3. Böhme H, Heil S (1986) Klinische Erfahrungen mit der intermittierenden intraarteriellen Infusion von Urokinase im Stadium III und IV der peripheren arteriellen Verschlußkrankheit. In: Trübestein G (Hrsg) Konservative Therapie arterieller Durchblutungsstörungen. Thieme, Stuttgart New York, S 442–445
4. Burri C, Gasser G (1971) Der Vena-cava-Katheter. Springer, Berlin Heidelberg New York
5. Burri C, Krischak G (1975) Komplikationen beim Kava-Katheter. In: Ahnefeld FW, Burri C, Dick W, Halmagyi M (Hrsg) Klinische Anästhesiologie und Intensivmedizin 6. Grundlagen der postoperativen Ernährung. Springer, Berlin Heidelberg New York, S 117–122
6. Clouse HD, Ahmed R, Ryan BB, Oberfield RA, McCaffrey JA (1977) Complications of long term transbrachial arterial infusion chemotherapy. Am J Roentgenol 129:799–803
7. Dahl HD, Hengstman JH, Bode U, Hansen H (1986) Klinische Anwendung eines vollständig implantierbaren Kathetersystems. Dtsch Med Wochenschr 111:88–92
8. Ducatman BS, McMichan JC, Edwards WD (1985) Catheter-induced lesions of the right side of the heart. A one-year prospective Study of 141 autopsies. JAMA 253:791–795
9. Egeli RA (1983) Les possibilités d'accès vasculaire dans les cas de chimiothérapie lourde ou à long terme. Med Hyg 41:3977–3982
10. Gross-Fengels W, Beyer D, Krüger J, Friedmann G, Ghussen F (1987) DSA zur Darstellung tumorbedingter Gefäßveränderungen und Komplikationen bei lokaler Chemotherapie der Leber über „Portsysteme". ROFO 146:420
11. Gruss JD, Bartels D, Otha T, Machado JL, Schlechtweg B (1982) Conservative treatment of inoperable arterial occlusion of the lower extremities with intraarterial prostaglandin E. Br J Surg 69 [Suppl]:11–13
12. Gyves JW, Ensminger W, Niederhuber J et al. (1984) A totally implanted injection port system for blood sampling and chemotherapy administration. JAMA 251:2538–2541

13. Hauer G (1986) Intraarterielle Dauertherapie mit implantierbarem Port. Münch Med Wochenschr 128:599–600
14. Hauer G, Vorhammer B, Marb H (1987) Intraarterielle Langzeitbehandlung über einen implantierten Port. Angio 9:217–222
15. Krawzak H-W, Strosche H (1989) Vollständig implantierbare Kathetersysteme zur arteriellen Extremitätenperfusion. Chirurg 60:475–478
16. Lokich JJ, Becker B (1983) Subclavian vein thrombosis in patients treated with infusion chemotherapy for advanced malignancy. Cancer 52:1586–1589
17. Müller–Bühl U, Diehm C (1986) Intraarterielle Infusionsbehandlung der mischinfizierten Gangrän mit Cefotaxim-Natrium. Med Klin 81:751
18. Niederhuber JE, Ensminger W, Gyves JW, Liepman M, Doan K, Cozzi E (1982) Totally implanted venous and arterial access system to replace external catheters in cancer treatment. Surgery 92:706–712
19. Oberfield RA, McCaffrey JA, Polio J, Clouse ME, Hamilton T (1979) Prolonged and continous percutaneous intra-arterial hepatic infusion chemotherapy in advanced metastatic liver adenocarcinoma from colorectal primary. Cancer 44:414–423
20. Raaf JH (1979) Vascular access grafts for chemotherapy. Ann Surg 190:614–622
21. Reilly JJ, Steed DL, Ritter PS (1984) Indwelling venous access catheter in patients with acute leukemia. Cancer 53:219–223
22. Strosche H (1990) Bedeutung des omphaloportalen Systems bei der Diagnostik und Therapie der Metastasenleber kolorektaler Karzinome. Eine morphologische, radiologische und klinische Studie. Thieme, Stuttgart New York
23. Strosche H, Lindecken D, Schlenkhoff D, Mayer M, Elff M (1986) Chirurgische Technik vollständig implantierbarer Katheterinfusionssysteme. Chir Prax 36:611–619
24. Thies H, Mlasowsky B (1987) Pro und Contra vollständig implantierbarer Kathetersysteme. Zentralbl Chir 112:1367
25. Thomas JH, MacArthur RI, Pierce GE, Hermreck AS (1980) Hickman-Broviac catheters – Indications and results. Am J Surg 140:791–796
26. Trübestein G (Hrsg) Konservative Therapie arterieller Durchblutungsstörungen. Thieme, Stuttgart New York

Teil V: Technik

18 Injektions- und Infusionstechnik

K. BÖHME

Die rückenmarksnahe Opiattherapie stellt ein relativ junges Verfahren zur Schmerztherapie dar. Wie groß der Anteil der so zu behandelnden Patienten im Rahmen der Karzinomschmerztherapie ist, ist bisher unklar. Zenz betrachtet diese Form der Analgesie lediglich in wenigen Fällen als indiziert [28]. Bei ca. 8% der Karzinompatienten unserer Schmerzambulanz war die rückenmarksnahe Gabe von Opiaten erforderlich. Bei der Indikation mußten folgende Kriterien erfüllt sein:

- keine ausreichende Wirksamkeit antipyretischer-antiphlogistischer Analgetika, auch nicht in Kombination mit Psychopharmaka (Gabe nach Zeitschema);
- Opioidsensible Schmerzen, aber intolerable Nebenwirkung auch nach einer Adaptationsphase;
- Ausschluß anderer Verfahren, z.B. operativ stabilisierender Verfahren, Strahlentherapie;
- kooperativer Patient und kooperative Angehörige, evtl. ambulante Pflege durch ausgebildete Pflegekräfte;
- Ausschluß von Kontraindikationen, z.B. Infektionen oder Präfinalstadium;
- bei intrakorporalen Pumpen soll die voraussichtliche Lebenserwartung länger als ein halbes Jahr betragen.

Für die rückenmarksnahe Opiatapplikation (RMOA) werden intrathekale oder peridurale Katheter mit implantiertem Port oder implantierter Pumpe verwendet. Über den Port kann das Medikament entweder als Bolus oder als kontinuierliche Infusion mit Hilfe einer tragbaren extrakorporalen Pumpe gegeben werden. Hier soll die Technik der Bolusgabe und der kontinuierlichen Infusion dargestellt werden. Probleme der Funktionsfähigkeit des Portsystems sind bei Langzeitanwendung folgende: Infektion, Verlegung des Systems, Diskonnektion, Dislokation und Dekubitus. Während der drei letzten Punkte vor allem durch die operative Technik bedingt sind bzw. den Versorgungszustand der Haut und den allgemeinen Zustand des Patienten betreffen, beruhen Infektion und Verlegung des Systems zum überwiegenden Teil auf fehlerhafter Injektions- und Infusionstechnik.

Bolusapplikation

Die Bolusapplikation eines Medikamentes über ein Portsystem hat wie die Infusion unter bestimmten Bedingungen zu erfolgen:

– Sterilität,
– Verwendung besonderer Punktionsnadeln.

Eine hygienische Händedesinfektion mit geprüften Desinfektionsmitteln ist unabdingbar. Schon beim Aufziehen und evtl. Verdünnen des Medikamentes ist darauf zu achten, daß es nicht zu Verunreinigungen kommt, z.B. Verwendung von Kanülen zum Aufziehen um das Neigen einer Ampulle bzw. die Berührung des Spritzenkonus mit dem Rand der Ampulle zu vermeiden. Danach erfolgt mindestens zweimal großflächige Desinfektion der Haut über dem Port, wobei die Einwirkzeiten des Desinfektionsmittels zu berücksichtigen sind, mindestens 1 min. Es sind ähnliche Kriterien anzulegen wie bei einer Gelenkpunktion [2].

Für die Portpunktion sind spezielle einmalig zu benutzende Nadeln zu verwenden, die das Septum des Ports nur geringfügig schädigen. Nach jüngeren Untersuchungen schädigt die sog. Huber-Nadel, das Septum des Ports durch Stanz- und Schneideffekte [14, 19]. Die so in das Lumen des Ports gelangten Partikel können den Katheter verlegen [14]. Eine neue Kanüle, die von Haindl u. Müller beschrieben wurde, hat diesen Effekt nicht und ist deshalb der Huber-Nadel vorzuziehen [13]. In Abb. 1 sind die Auswirkungen der Punktion mit der Huber-Nadel dargestellt. Abbildung 2 zeigt die stanzarme

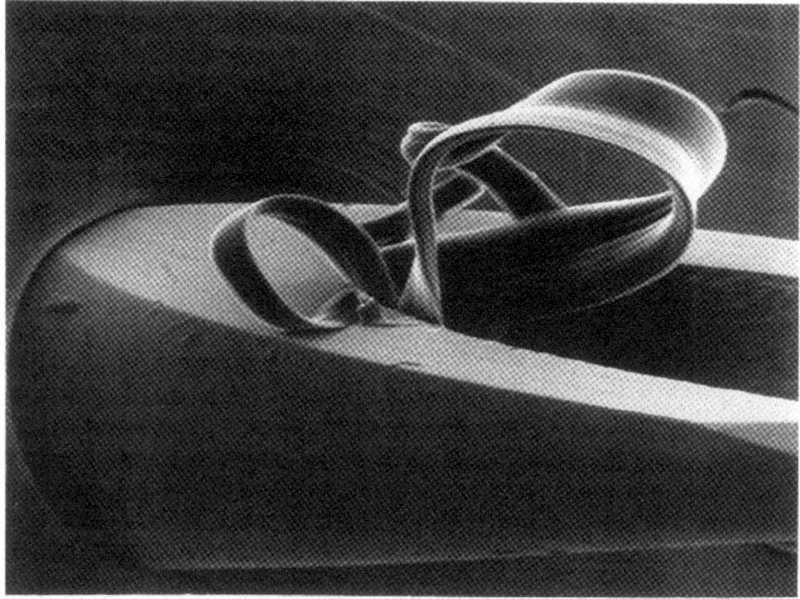

Abb. 1. Huber-Kanüle beim Durchtritt durch die Portmembran

Injektions- und Infusionstechnik   155

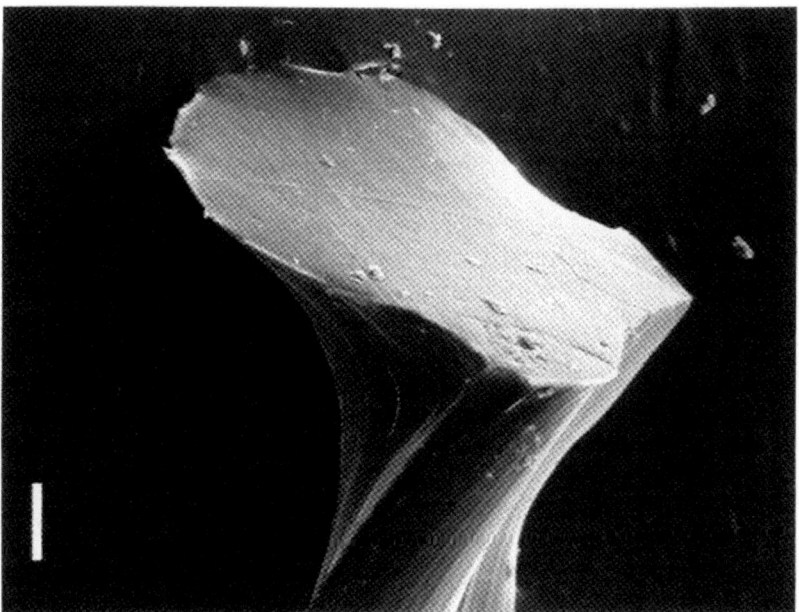

Abb. 2. Span nach Punktion mit Huber-Kanüle (Balken = 0,1 mm)

Kanüle (Surecan B. Braun Melsungen AG). In Abb. 3 ist das atraumatische Durchstichverhalten dieser Kanüle zu erkennen. Bei der Punktion ist darauf zu achten, daß es zu keinem Kontakt der Nadel mit der harten Ummantelung des Port kommt, da dadurch die Nadelspitze in jedem Fall verbogen wird, was bei Weiterverwendung der Nadel zu Beschädigung der Membran des Ports führt [14].

Wie in Abb. 4 dargestellt, empfiehlt es sich, mit der linken Hand den Port zwischen Daumen und Zeigefinger zu halten und dann die Punktion auszuführen. Bei intrathekalen Kathetern wird über eine Aspiration geprüft, ob Liquor zurückläuft. Ist dies der Fall, so wird die aufgezogene Menge des Medikamentes langsam injiziert. Das Injektionsvolumen liegt bei intrathekaler Katheterlage zwischen 1 ml und 4 ml, bei periduraler Katheterlage je nach Lokalisation zwischen 2 ml (zervikal) und 10 ml (lumbal). Während der Dosisfindung geben wir bei Bedarf lumbal peridural 3–5 mg Morphin in 10 ml NaCl. Intrathekal verabreichen wir eine Bedarfsdosis von 0,25–0,5 mg je nach enteraler Vorbehandlung mit Morphin, z.B. MST. Nach der Injektion kann ein Sprühverband oder Pflaster angelegt werden.

Infusionstechnik mit extrakorporalen Pumpen

Nach Ermittlung des Tagesbedarfs von z.B. Morphin kann die Gabe des Medikamentes auch über eine an den Port gekoppelte extrakorporale, tragbare

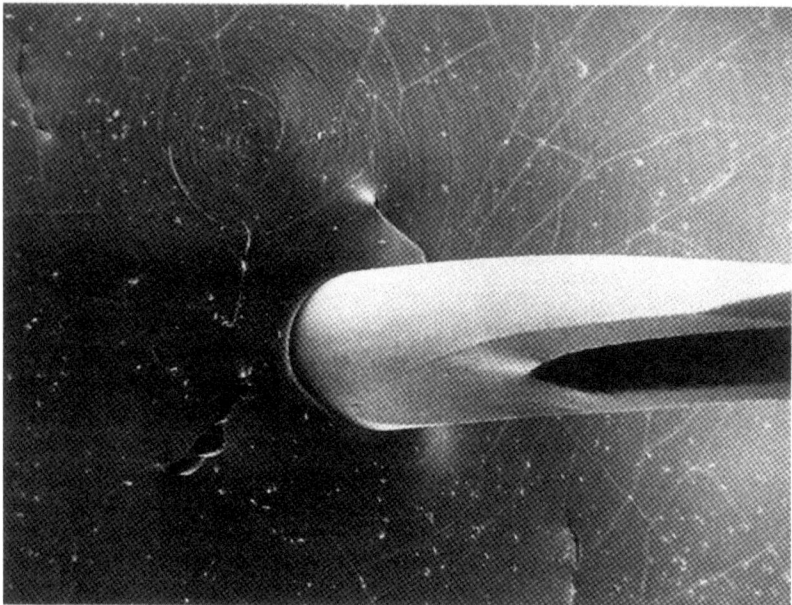

Abb. 3. Stanzarme Kanüle (z.B. Surecan) nach Punktion

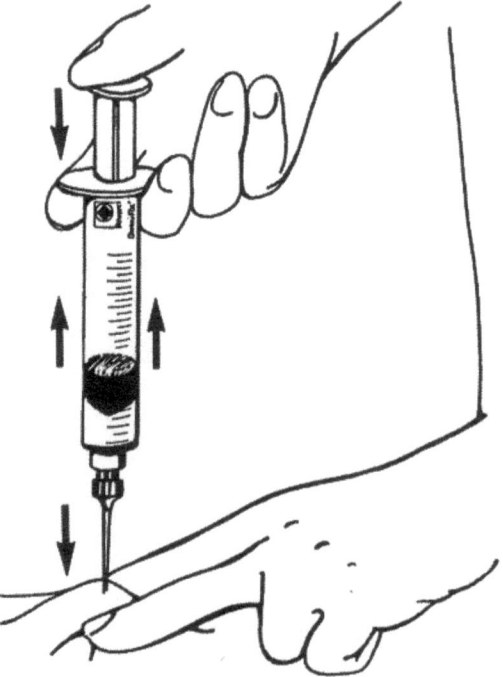

Abb. 4. Haltung von Port und Spritze

Pumpe erfolgen. Dabei gelten für die Punktion die gleichen Grundsätze wie für die Bolusapplikation. Die Nadel wird aber durch eine Kanüle mit einer Fixierungsplatte und einem Zuleitungsschlauch, z.B. Cytocan, ersetzt. Der Anschliff der Kanüle entspricht der oben beschriebenen Nadel.

Vorgehen

Entsprechend der verwendeten Pumpe wird das Reservoir mit dem evtl. verdünntem Medikament steril gefüllt und die Leitung des Reservoirs über einen Bakterienfilter mit der Kanülenzuleitung verbunden. Nach Entlüften des gesamten Systems und Desinfektion der Haut wird die Punktion durchgeführt.

Aufbringen einer desinfizierenden Paste, z.B. Polyvidonjod, und Verband schließen die Anlage der Pumpe ab.

Wir haben bisher die Punktionsnadel in maximal 2tägigen Abständen gewechselt. Ist der Patient eingewiesen oder besteht eine regelmäßige Versorgung durch Hausarzt oder frei tätige Krankenpflegekräfte, dann ist es über eine gezielte zeitliche Planung möglich, daß der Patient z.B. baden oder duschen kann. Bei Wechsel der Kanüle im Abstand von 2 Tagen ist bei der Auswahl des Bakterienfilters darauf zu achten, daß dieser auch eine entsprechende Filterwirkung hat [1].

Kommt es trotz sorgfältigen Vorgehens zu einer Infektion der Haut, so ist eine weitere Punktion zunächst kontraindiziert und eine lokale Behandlung beispielsweise mit Polyvdonjod angezeigt. Eine systemische Gabe von Antibiotika ist nur bei Infektion des Portsystems indiziert. Das System ist, wenn eine Infektion vorliegt, zu explantieren.

Vor- und Nachteile der beiden Verfahren

Die Vor- und Nachteile resultieren aus:

- Problemen des Systems (Infektion, Portverlegung),
- Kinetik des Medikamentes.

Betrachtet man unsere Patienten, so können wir auf 63 Implantate seit 1987 zurückblicken. Diese gliedern sich in 36 Portsysteme zur Bolusapplikation, 8 Portsysteme mit extrakorporaler Pumpe und 19 intrakorporale Pumpen.

Bei den insgesamt 63 Implantaten kam es zu 7 Infektionen (11,1%), 6 Infektionen bei Portsystemen zur Bolusapplikation und eine Infektion einer intrakorporalen Pumpe. Während die Infektion des Pumpensystems und eine Infektion eines Portsystems aufgrund des zeitlichen Zusammenhangs auf die Implantation zurückzuführen sind, sind die übrigen Infektionen nach der zweiten (2mal) und der vierten (3mal) Woche eher in einem Zusammenhang mit den wiederholten Punktionen zu sehen.

Auch andere Autoren weisen auf die hygienische Problematik hin [18], wobei bei sorgfältigem Vorgehen eine Infektion aus dem Medikamentenreservoir eher unwahrscheinlich ist [22]. Es ist daher zu vermuten, daß es durch mehrfache Punktionen zu einer Keimeinbringung in die Porttasche kommt.

Aus diesem Grund sollte nach den jetzigen Erfahrungen der Infusionstechnik mit extrakorporalen Pumpen der Vorzug gegeben werden. Bei Lebenserwartung über einem halben Jahr ist die Implantation einer Pumpe zu erwägen [23].

Ein weiterer Grund, der gegen die Bolusapplikation spricht, ist die Möglichkeit der Katheterverlegung durch Silikonpartikel, die durch Verwendung ungeeigneter Nadeln aus der Portmembran gestanzt werden.

Aus zahlreichen Veröffentlichungen ist die Komplikation einer Atemdepression nach lumbal verabreichten Morphin bekannt [7, 12, 15, 25]. Dabei spielt neben den teilweise extrem hohen Dosen (15 mg Morphin intrathekal [15]) vor allem der Umstand des Liquortransports nach zentral (sog. rostraler Fluß) eine Rolle [3, 26]. Dieser Umstand führt auch zum Transport von lumbal gegebenen Morphin nach zentral mit der Möglichkeit zentral ausgelöster Nebenwirkungen. Untersuchungen zur Liquorkonzentration im zervikalen Bereich (C_7–Th_1) in zeitlichem Zusammenhang mit lumbaler Morphingabe (5 mg in 10 ml NaCl) zeigen, daß es nach etwa 2–3 h zu Konzentrationen im Liquor zwischen 1025 und 747 ng/ml betragen kommt [10, 11]. Dies sind Größenordnungen, die den lumbalen Liquorkonzentrationen von Nordberg et al. [24] bei 6 mg Morphin peridural lumbal gegeben schon recht nahe kommen und die die Werte bei Gabe von 4 mg überschreiten. Es ist durchaus denkbar, daß bei Bolusgabe von Morphin zwar mit zeitlicher Verzögerung eine ähnlich hohe Liquorkonzentration wie im lumbalen Bereich erreicht wird. Dagegen sprechen Messungen von Müller et al., wo unter kontinuierlicher periduraler Morphininfusion lediglich $1/6$–$1/7$ der lumbal gemessenen Morphinkonzentration im zervikalen Liquor gefunden werden [23]. Dies läßt den Rückschluß zu, daß zentrale Nebenwirkungen durch die Infusionstechnik gemindert sind. Ausgeschlossen, wie von anderen Autoren [4, 5] behauptet, ist die Atemdepression nicht.

Nach Abwägen der Vor- und Nachteile sollte – wenn möglich – der kontinuierlichen Medikamentenzufuhr der Vorzug gegeben werden. Einzelgaben sind vor allem während der Dosisfindung sinnvoll.

Intrathekale/peridurale Applikation

Unterschiede zwischen der intrathekalen und periduralen Infusion bzw. Bolusapplikation bestehen von der technischen Seite nicht. Die Unterschiede bestehen in der Dosis des Medikamentes. Ein qualitativer Unterschied im Sinne einer höheren Nebenwirkungsrate bei intrathekaler Gabe, wie noch von Zenz [27] behauptet, liegt wohl eher in einer nicht entsprechenden Dosisreduktion beim Übergang auf eine intrathekale Medikamentengabe. Die in der Regel zu hohen Morphindosen insbesondere bei intrathekaler Gabe waren kurz nach Einführung der rückenmarksnahen Morphinapplikation Ursache für die aufgetretenen Atemdepressionen. Diese sind leicht erklärbar, wenn über Bolusgaben zwischen 1 und 15 mg berichtet wird. Der niedrigere intrathekale Bedarf z.B. an Morphin gegenüber periduraler Gabe beruht auf der verzögerten Penetration des Morphins durch die Dura und auf einer teilweise Aufnahme in die Blutzirkulation durch die periduralen Venen.

Die Diffusion eines Medikamentes durch die Dura wird durch die Lipophile bestimmt. Morphin ist eine hydrophile Substanz und damit ist die Penetration schlechter, nicht aber die Potenz am Rezeptor, beispielsweise gegenüber Pethidin [16]. Ein weiterer Punkt, der die Diffusion beeinflußt, ist insbesondere bei längerer Katheterlage zu berücksichtigen. Es handelt sich um die Ausbildung von Gewebereaktionen, die zu narbigen Veränderungen [16] mit einer deutlichen Abnahme der Wirksamkeit des Morphins führen können. Dosissteigerungen im Laufe der Behandlungszeit unter anderem auch aus diesem Grund werden berichtet [18]. Die Aufnahme des Morphins in die Blutbahn ist immerhin so groß, daß für kurze Zeit selbst analgetisch wirksame Blutspiegel erreicht werden [8, 9, 10].

Coombs et al. beschreiben die Ausbildung von Fibrosierungen bei periduralen Katheterlagen (4 von 5 Patienten), während bei zwei intrathekalen Kathetern post mortem keine Reaktionen trotz einer Liegezeit von 3,5–4 Monaten gefunden wurden [4].

Von den oben beschriebenen Implantaten waren 40 mit einem intrathekalen und 23 mit einem periduralem Katheter verbunden.

In Abb. 5 sind die benötigen Morphindosen pro Tag bei intrathekaler bzw. periduraler Katheterlage unserer Patienten dargestellt. Zum einen sind die

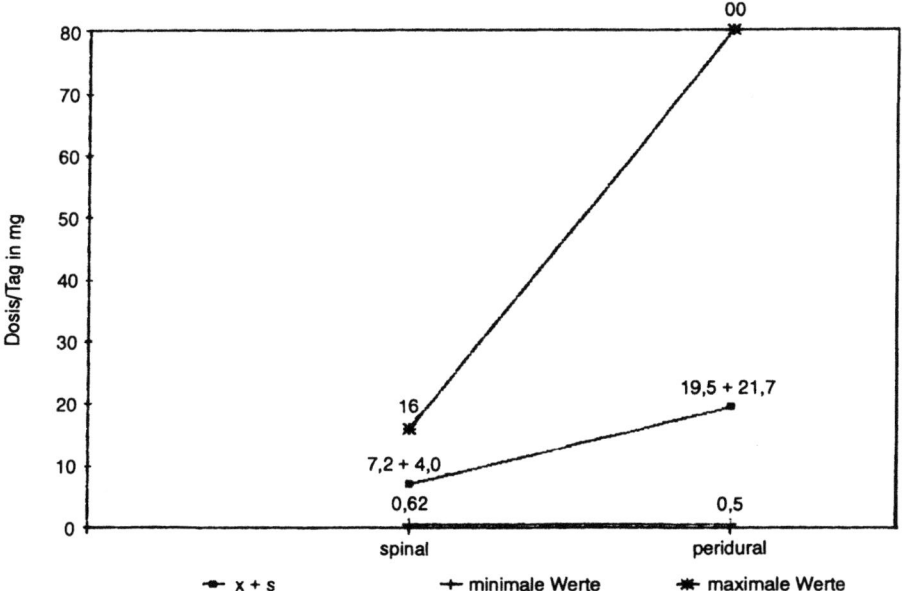

Abb. 5. Rückenmarknahe Morphingabe spinal/peridural (n = 60)

Mittelwerte der beiden Gruppen mit 7,2 + 4,8 mg (spinal) und 19,5–21,7 mg (peridural) angegeben, d.h. die peridurale Dosis ist im Mittel 2,7mal höher als die peridurale.

Die ebenfalls aufgezeigte Spannweite zeigt aber die oben beschriebene Problematik noch deutlicher: während intrathekal die benötigte Morphintagesdosis zwischen 0,62 mg und 16 mg schwankte, wurden peridural zwischen 0,5 mg und 80 mg (2 Patienten) benötigt. Die beiden Patienten mit dem hohen Tagesbedarf von 80 mg waren mit Portkathetern und extrakorporalen Pumpen mit Demandfunktionen (MS 26) versorgt. Möglicherweise haben sich die Patienten aus Angst vor auftretenden Schmerzen zusätzlich zu den oben beschriebenen Möglichkeiten in diesen Dosisbereich „hineingesteigert". Einen ähnlich hohen Bedarf mit analoger Therapie beschrieben auch Müller et al. [18]. Zenz berichtet sogar über Morphindosen von 290 mg pro Tag [29]. Zusammengefaßt ist die intrathekale Katheterlage die günstigste Voraussetzung, um über lange Zeit mit einer relativ konstanten und niedrigeren Morphindosis eine ausreichende Schmerzlinderung zu erreichen. Dabei ist einer kontinuierlichen Zufuhr über eine extra- oder intrakorporalen Pumpe der Vorzug zu geben, da dadurch die bei Bolusapplikation auftretenden hohen Liquorkonzentrationen von Morphin im Stammhirnbereich vermindert werden können.

Literatur

1. Ahnefeld FW, Dick W (1977) Filtersysteme zur Vermeidung materieller und bakterieller Verunreinigungen. In: Ahnefeld FW, Bergmann H, Burri C, Dick W, Halmagyi M, Rügheimer E (Hrsg) Klinische Anästhesiologie und Intensivtherapie. Infusionslösungen, technische Probleme in der Herstellung und Anwendung. Springer, Berlin Heidelberg New York
2. Bernau A, Rompe G, Rudolph H, Werner HP (1988) Intraartikuläre Injektionen und Punktionen. Dtsch Ärztebl 85:74
3. Bromage PR (1975) Mechanism of action of extradural analgesia. Br J Anaesth 47:199
4. Chrubasik J, Scholler KL, Wiemers K, Weigel K, Friedrich G (1984) Low-dose infusion of morphin prevents respiratory depression. Lancet I:793
5. Chrubasik J, Vogel W, Friedrich G (1984) Morphinkonzentrationen im Serum unter Bedarfsgesteuerter periduraler Morphininfusion. Anästh Intesivther Notfallmed 19:231
6. Coombs DW, Fratkin JD, Meier FA, Nierenberg DW, Saunders RL (1985) Neuropathologic lesions and CSF morphin concentrations during chronic continous intraspinal morphin infusion. A clinical and post-mortem study. Pain 22:337
7. Glynn CJ, Mather LE, Cousins MJ, Wilson PR, Graham JR (1979) Spinal narcotics and respiratory depression. Lancet II:356
8. Dick W, Traub E, Möller RM (1983) Klinische Untersuchungen zur epiduralen Morphinapplikation in der geburtshilflichen Analgesie. Reg Anaesth 32:14
9. Driessen A, Kossmann B, Dick W, Möller RM (1981) Untersuchungen zur postoperativen Schmerztherapie mit periduralen Morphingaben nach urologischen Operationen. Anaesthesist 30:575
10. Gourlay GK, Cherry DA, Cousins MJ (1985) Cephalad migration of morphin in CSF following lumbar adminstration in Patients with cancer pain. Pain 23:317
11. Gourlay GK, Cherry DA, Plummer JL, Armstrong PJ, Cousins MJ (1987) The influence of drug polarity on the absorption of opioid drugs into CSF and subsequent

cephalad migration following lumbar epidural adminstration: application to morphin and pethidin. Pain 31:297
12. Gustafsson LL, Feychting B, Klingstedt C (1981) Late respiratory depression after concomitant use of morphin epidurally and parenterally. Lancet I:892
13. Haindl H, Müller H (1988) Eine atraumatische Nadel für die Punktion von Ports und Pumpen. Klin Wochenschr 66:1006
14. Haindl H, Müller H (1989) Untersuchungen an Spezialkanülen für die Punktion von implantierten Portkathetersystemen. Biomed Technik 34:79
15. Liolios A, Andersen FH (1979) Selective spinal analgesia. Lancet I:357
16. McQuay HJ, Sullivan AF, Smallman K, Dickenson AH (1989) Intrathecal opioids, potency and lipophilicity. Pain 36:111
17. Meier FA, Coombs DW, Saunders RL, Pageau MG (1982) Pathologic anatomy of constant morphin infusion by intraspinal silastic catheter. Anesthesiology 57:A 206
18. Müller H, Zierski (1987) Rückenmarksnahe Opiattherapie. Nervenheilkunde 6:246
19. Müller H, Zierksi J (1988) Die Huber-Nadel als Spezialkanüle für die Punktion von implantierten Ports und Pumpen – ein Irrtum in zahlreichen Variationen. Klin Wochenschr 66:963
20. Müller H, Vogelsberger W, Aigner K, Herget HF, Hempelmann G (1983) Kontinuierliche peridurale Opiatapplikation mit einer implantierten Pumpe. Implantationstechnik und erste Ergebnisse. Reg Anaesth 6:47
21. Müller H, Aigner K, Worm I, Lobisch M, Brähler A, Hempelmann G (1984) Langzeit-Erfahrungen mit der kontinuierlichen peridurale Opiatanalgesie mittels implantierter Pumpe. Anaesthesist 33:433
22. Müller H, Biscoping J, Gips H, Tilkes F, Strunz P, Hempelmann G (1985) Hygienische Verhältnisse und Stabilität der Medikamente bei periduraler Langzeit-Infusion mit implantierten und externen Pumpen. Anaesthesist 34:247
23. Müller H, Gips H, Krumholz W, Lüben V, Hempelmann G (1986) Pharmakokinetik der kontinuierlichen peridurale Morphininfusion. Anaesthesist 35:672
24. Nordberg G, Hedner T, Mellstrand T, Dahlström B (1983) Pharmacokinetic aspects of epidural Morphin analgesia. Anesthesiology 58:545
25. Reiz S, Westberg M (1981) Side-effects of epidural Morphin. Lancet I:203
26. Schulte-Steinberg O, Rahlfs VW (1977) Spread of extradural analgesia following caudal injektion in children. A statistical study. Br J Anaesth 49:1027
27. Zenz M (1982) Peridurale versus intrathekale Opiatanalgesie. In: Brückner JB (Hrsg) Anaesthesiologie und Intensivmedizin. Schmerzbehandlung epidurale Opiatanalgesie. Springer, Berlin Heidelberg New York
28. Zenz M (1984) Therapiemöglichkeiten bei Krebsschmerzen. Münch Med Wochenschr 126:929
29. Zenz M (1986) Rückenmarksnahe Opioidtherapie. In: Bergmann H (Hrsg) Klinische Anästhesiologie und Intensivtherapie. Schmerztherapie – eine interdisziplinäre Aufgabe. Springer, Berlin Heidelberg New York

19 Das Problem der Blutentnahme

H. Müller

Neben dem Punktionsvorgang, dessen typische Nadelfehllagen in Abb. 1 dargestellt sind und zu dem allgemeine Regeln in Tabelle 1 zusammengefaßt wurden, ist die Blutaspiration bei Entnahme von Blutproben eine weitere Phase beim Umgang mit einem implantierten intravaskulären Port, in deren Gefolge es zu Komplikationen kommen kann. Die Ursache liegt in der nicht vollständigen Freispülung von Blutresten, die zu einer Verstopfung des Sy-

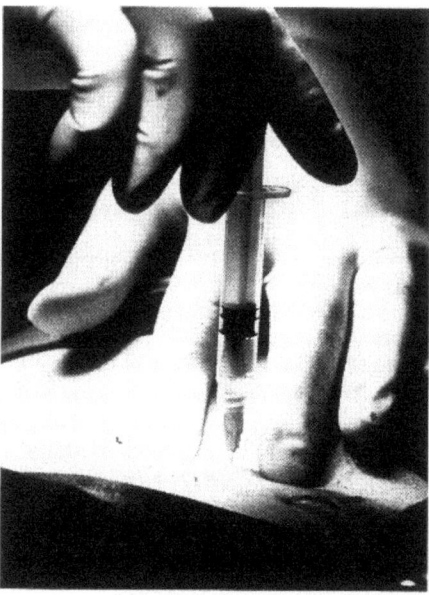
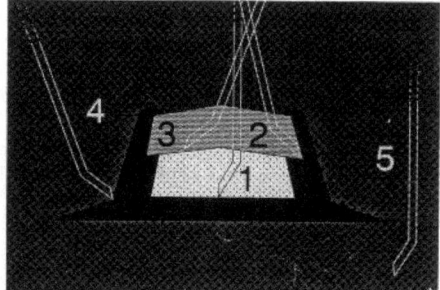

Abb. 1. Neben der korrekten Nadellage *(1)* kann die Nadel im Septum mit *(2)* und ohne Bodenkontakt *(3)* sein, wodurch eine Okklusion des Systems vorgetäuscht wird. Nadellagen außerhalb der Kammer *(4)* oder gar außerhalb der Porttasche *(5)* kommen bei schwer zu lokalisierenden Ports vor (z.B. kleines Port bei adipösem Patienten oder Port wegen ungünstiger Position bzw. unzureichender Fixierung gegenüber der Haut schräg gekippt). Problemlösung bei *2* bzw. *3* s. Tabelle 2. Bei Schwierigkeiten, das Port bzw. sein Einlaßseptum zu finden, hilft die röntgenologische Darstellung (bei Metallports) oder das Hinzuziehen eines in der Punktion von Ports besonders erfahrenen Kollegens. Bei wiederholten Problemen sollte evtl. das System oder nur das Port ausgetauscht werden, wobei ein großes und gut punktierbares Port, eine andere Lokalisation (in weniger adipösen Bezirken) und eine bessere Fixierung auf der Unterlage gewählt werden

Tabelle 1. Allgemeine Regeln der Port-Punktion

1. Stanzfreie Nadel, z.B. Huber-Nadeln, verwenden (aber s. Text!).
2. Auf Sterilität achten: sterile Handschuhe, Hautdesinfektion, Abdecktuch:
   - zuerst mechanische Desinfekton: mit sterilem Tupfer kräftig Desinfektionsmittel verreiben
   - dann Sprühdesinfektion, die während weitere Vorbereitungen getroffen werden, antrocknen soll
   - bei wiederholten Punktionsversuchen zwischendurch sprühdesinfizieren
3. Port durch Palpation lokalisieren und zwischen den Fingern fixieren.
4. Dünnstmögliche Nadel nehmen, z.B. 20 (–22) G für Blut, Kontrastmittel, Lipide bei parenteraler Ernährung oder 22 (–24) G für Blutentnahme oder schnelle Infusionen und 24 G (und dünner) für Injektionen nichtdickflüssiger Medikamente.
5. Nadel bis zum Grund der Kammer vorschieben (wenn die Portmembran nicht gleich getroffen wird, sondern die Nadel mehrfach gegen den festen Rand des Portes trifft, wegen eventueller Hakenbildung neue Nadel nehmen): Vorschieben der Nadel durch das Septumgummi ergibt typisches „zähes" Punktionsgefühl (wie beim Punktieren des Gummistopfens einer Infusionsflasche), Bodenkontakt beendet abrupt das Vorschieben und gibt bei Metallports ein metallisch klingendes „Click", bei Kunststoffports ein mehr stumpfes „Plopp".
6. Zwischen Nadel und Spritze kurzes dünnes Schlauchstück (evtl. mit Dreiwegehahn) schrauben (Prinzip der „imobilen Nadel", d.h. bei Bewegungen der Spritze wird die Nadel nicht unnötig in der Membran verkantet). *Achtung:* Das Luer-Gewinde mancher Huber-Nadeln aus Metall hat eine schlechte Paßform zu der Kunststoffüberwurfmutter des Katheters. Hier entstehen oft Undichtigkeiten mit Verlust von Medikamentenlösung bzw. ist oft ein Auseinanderschrauben von Kanüle und Schlauch unmöglich, zumal die im Port steckende Nadel beim Abschrauben nicht gut festgehalten werden kann.
7. Zum Punktieren mindestens 5-ml-Spritzen verwenden (2-ml-Spritzen erzeugen hohe Drücke, die portnahe Konnektion zur Diskonnektion, evtl. auch zur Katheterruptur führen können). Bei großen Spritzen ist das gefühlvolle Injizieren schwer. Hier muß sehr langsam gespritzt werden, da sonst im Port Überdrücke entstehen.

stems führen kann. Blutrückfluß kann auch spontan durch intravaskuläre Druckschwankungen im Venensystem (Husten, Pressen etc.) bzw. Pulsationen im arteriellen System auftreten. Selbst das Zurückziehen der Nadel aus dem Port, bei dem es durch das adhäsive Hochziehen des Septums zu einer Sogwirkung kommt, kann dazu führen, daß eine Blutsäule wieder in einen bereits freigespülten Katheter hochgezogen wird. Verhindern läßt sich die Ansammlung von Blut und damit Koagelbildung im Port nur durch die Verwendung von Kathetern mit Rückschlagventilen, zumeist Schlitzventilen an der Katheterspitze, was jedoch nur bei intraarteriellen Kathetern, z.B. A.-hepatica-Kathetern, üblich ist.

Im Gegensatz zum intraarteriellen Portkatheter, bei dem die Medikamentenapplikation in das arterielle Versorgungsgebiet entscheidend ist, ergibt sich die Indikation für ein intravenöses Port nicht nur aus der Möglichkeit einer (systemischen) Verabreichung von Medikamenten, sondern auch aus der Notwendigkeit zur regelmäßigen Entnahme von Blutproben für Laboruntersuchungen. Für Patient und Arzt wäre es nicht nachvollziehbar, wenn ein implantiertes venöses Port – ebenso wie ein Venenverweilkatheter – zwar für die Verabreichung von Medikamenten (zentralvenös müssen oder sollten verabreicht werden: hochkalorische parenterale Ernährung, Elektrolyte, Bikarbonat, Chemotherapie, Antibiotika etc.) verwendet wird, Blutentnahmen aber gleichzeitig über direkte Punktion vorgenommen würden. So sind gerade schlechte Venenverhältnisse oder das Unvermögen, überhaupt noch venöse Zugänge zu finden, Anlaß, ein Port anzulegen. Das jederzeit punktierbare Port entbindet den Arzt vor der zeitaufwendigen und oft problematischen Aufgabe der Venenpunktion und bedeutet für den Patient, daß unnötige Schmerzen bei langen Venensuchaktionen reduziert werden.

Welche Rolle die Ablagerung von Blutkoageln für die Verlegung eines Ports spielen kann, wurde in einer kleinen eigenen (bislang unveröffentlichten) Untersuchung ermittelt, die zugleich demonstriert, daß die Form des Portinnenraumes eine große Rolle für den Umfang der bleibenden Koagelbildung spielen kann. Getestet wurden dabei unterschiedlich gebaute Porttypen [Spinalgesic-Port (AHS-Travenol): Dom- oder Kuppelport mit verformbartem, abgerundetem und großen Innenraum Port-a-Cath (Pharmacia): hohes Port mit relativ dicker, wenig beweglicher Membran und großem Innenraum Implantofix (Braun): flaches Port mit kleinem Innenraum und relativ dünner Membran]. Es muß betont werden, daß die genannten Ports entweder nicht mehr im Handel sind oder zwischenzeitlich mehrfach vom Hersteller verändert wurden.

Die Ports wurden mit frischem Blut gefüllt und für etwa 10 min ruhen lassen. Dann wurden sie mit Kochsalzlösung innerhalb von etwa 15–20 min freigespült, was auch immer gelang. Beim Auseinandersägen der Ports fanden sich jedoch Koagelreste an ganz bestimmten Stellen, insbesondere beim Port-a-Cath (untere Kante und obere Kante zum Septum). Beim Implantofix-Port fehlte die Auskleidung der oberen Kanten mit Koageln, da offensichtlich durch die Deformierung des Septums eine bessere Spülung gelang. In den großräumigen Spinalgesic-Ports (Innenraum: 2 ml) fanden sich keine Koagel, offensichtlich weil das Port beim forcierten Spülen fast Kugelform annimmt, so daß keine Nische für das Gerinnsel bleibt (Abb. 2). Demnach sollten im Innenraum eines zur Blutaspiration verwendeten Portes möglichst keine schlecht erreichbaren Nischen sein. Die Form des in dieser Hinsicht günstigen Domports hat andererseits eine Reihe von Nachteilen, z.B. ist die eingesteckte Nadel viel schlechter fixiert als in einem Port mit Dosenform. In Folgemodellen der genannten Firmen für Ports mit planem Septum wurden zwischenzeitlich die Innenkanten der Portkammer abgerundet.

Neben dem thrombotischen Verschluß von Portsystemen kann auch die Präzipation aus langsam laufenden Lösungen einer parenteralen Ernährung, vorwiegend in Form vom Fett- oder Aminosäureniederschlägen, zu einer Verlegung des Ports und/oder des dazugehörenden Katheters führen. In dem Präzipitat eines derartig verschlossenen Katheters oder Ports finden sich neben Fett und Aminosäuren zusätzlich auch rote Blutzellen und Gerinnungseiweiße (bei wiederholter Blutaspiration) und Makrophagen oder Lymphozyten, im Falle einer Infektion auch Granulozyten [7, 8].

Einfluß der Form eines Portes auf die Koagel-Bildung

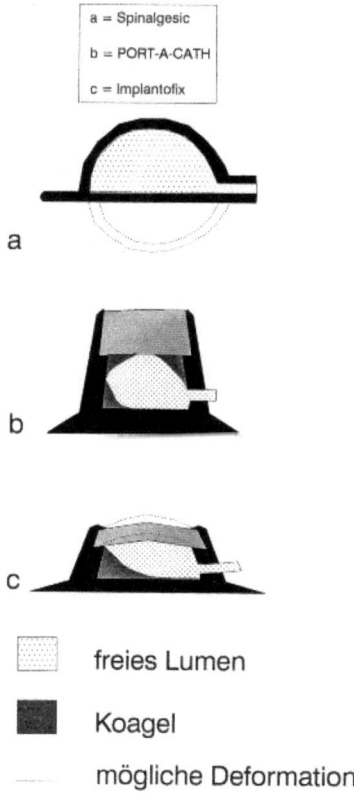

Abb. 2. Ablagerungbereiche im Inneren verschiedener Porttypen bei Blutinstillation und Spülung im Abstand von 10 min. Der Effekt der Spülung hängt auch von der Form des Innenraums ab

Eiweißniederschläge, vor allem im distalen Anteil des Katheters, kommen jedoch auch bei nicht für parenterale Ernährung verwendeten Gefäßports und bei nicht intravaskulären Kathetern, z.B. periduralen Ports, vor [10]. Die Ursache liegt in der Bildung von Protein-Sludge im distalen Katheterende, wenn keine dauernde Durchströmung vorhanden ist. In der Zusammensetzung können neben dem Eiweißanteil auch Zellen in ähnlicher Zusammensetzung wie im vorausgegangenen Absatz nachweisbar sein (Abb. 3). Übrigens sind alle bisher genannten Ursachen von Okklusionen nicht portspezifisch, sondern wurden bereits bei zentralvenösen Kathetern und Broviacoder Hickmann-Kathetern beschrieben [2, 12]. Lediglich die nächste genannte Ursache, der Verschluß durch Silikonpartikel, ist für die Portanwendung typisch. Der Protein-Sludge, obwohl regelmäßig vorhanden, ist übrigens nur selten ein Anlaß für einen kompletten Verschluß des Katheters.

Schließlich können bei dem Verschluß auch aus der Silikonmembran ausgestanzte Partikel, die auch bei der Verwendung von Huber-Kanülen nicht ganz vermieden werden können, eine Rolle spielen [11]. Tatsächlich gibt es vergleichende Untersuchungen zur Anwendung von Normalnadeln und Huber-Kanülen, die keine großen Unterschiede in der Dauer der Funktionsfähigkeit des Portkathetersystems zeigen [9]. Die ideale Punktionnadel für ein Port ist entweder eine Huber-ähnliche Nadel, bei der jedoch die für den Stanzeffekt entscheidende (proximale) Kante der Kanülenöffnung entschärft wurde, oder eine Kanüle mit gut sitzendem, d.h. lückenlos eingepaßtem Guide, wie bei einer Spinalkanüle. Stanzfreie Kanülen sind übrigens nicht nur zur Portpunktion wünschenswert, sondern auch für alle Punktionen von extrem infektionsempfindlichen, weil bradytrophen Strukturen, z.B. für Gelenkpunktionen in der Orthopädie. Hier kann es zur Verschleppung von (trotz Hautdesinfektion) keimhaltigen Stanzzylindern der Epidermis in den von der immunologischen plasmatischen und zellulären Abwehr ausgegrenzten Gelenkinnenraum kommen. Die modifizierte stanzfreie Huber-Kanüle [4] wäre demnach auch für diese Zwecke sinnvoll bzw. aus forensischen Gründen evtl. sogar notwendig. Ähliches kann auch mit einer Spinalkanüle erreicht werden. Diese sind einerseits in den zur Portpunktion typischen Größen (22–27G) erhältlich und zudem wesentlich preiswerter als jede Portkanüle. Ein Nachteil ist die der ursprünglichen Funktion angepaßte Länge, die dazu führt, daß diese Nadeln sehr unhandlich sind. Bislang ist keine kurze Kanüle dieser Art auf dem Markt. Ein weiterer Nadeltyp, die sog. Whitacre-Nadel [5], ebenfalls zur Spinalanästhesie als stanzfreie Kanüle entwickelt und neuerdings wieder aktuell [13], käme für diesen Zweck in Frage. Bei dieser Kanüle gibt es eine verschlossene Spitze und eine kurz oberhalb davon befindliche seitliche Öffnung. Sie ist jedoch nur mit hohem Aufwand herzustellen und ruft bei der Punktion durch die stumpfe Spitze größere Schmerzen hervor. Bei der Punktion von implantierten Pumpen, die unter einem gewissen Druck stehen, sind übrigens Spinalkanülen mit Guide weniger empfehlenswert, da hier nach dem Herausziehen des Guides das Restvolumen unkontrolliert herausspritzen würde, bis die Auffangspritze auf die Kanüle gesetzt wird.

Welche Maßnahmen sich zur Prophylaxe oder Therapie bei Verstopfungen im Portkathetersystem anbieten, ist in Tabelle 2 und 3 dargestellt. Wenn medikamentöse Auflösung der Gerinnsel oder Konglomerate erforderlich ist, kommen verschiedene Maßnahmen in Frage. Die Anwendung von Streptourokinase dient der Verflüssigung von Koageln, während das Auflösen von Fett-Aminosäure-Präzipiaten mit Alkohol erfolgen kann. Ausgestanzte Silikonchips lassen sich selbstverständlich nicht auflösen, und ihr gewaltsames Einschwemmen in den Körper ist auf jeden Fall problematisch. Pathologisch-anatomische Untersuchungen an den Lungen von unter der Porttherapie an der Grundkrankheit verstorbenen Patienten wären hier wünschenswert um Aussagen über die Relevanz dieser Begleiterscheinung machen zu können. In Einzelfällen ist zu erwarten, daß Stanzpartikel evtl. sogar in den großen Kreislauf gelangen und dann in Endstrombahnen (Gehirn, Koronarien, Darm) ischämische Schäden hervorrufen.

Tabelle 2. Katheterspülung zur Prophylaxe von Okklusionen

1. Nach allen Injektionen bzw. Blutabnahmen 10 bzw. 20 ml physiologische Kochsalzlösung bei Gefäßports, 2–5 ml bei intrathekalen oder periduralen Ports (Verdünnungsvolumen beeinflußt Wirkung der Medikamente bei periduraler Gabe bzw. Umfang der zerebralen Aszension bei spinalen Medikamenten). Bei intrathekalen, epiduralen oder intraperitonealen Kathetern sind keine anderen Spülsubstanzen außer physiologischer Kochsalzlösung erlaubt.
2. Prophylaxe der Koagelverlegung (Heparin-Lock), wenn das Katheter-System nicht kontinuierlich verwendet wird: physiologische Kochsalzlösung mit mindestens 100 IE/ml Heparin, insgesamt 5 ml, dabei den letzten Millimeter während des Herausziehens der Nadel spritzen (vermeidet Unterdruck im Port beim Hochziehen der Nadel). Das Heparin-Lock („lock": engl. für Türschloß) sollte bei intraarteriellen Kathetern mindestens einmal wöchentlich, bei intravenösen Systemen mindestens einmal monatlich vorgenommen werden.
3. Prophylaxe der Präzipitalverlegung bei parenteraler Ernährung (Klem et al. 1987) (Alkohol-Lock) mit 1 ml 45%-Alkohol (Verdünnung mit physiologischer Kochsalzlösung) über mindestens 1 min. Danach normales Heparin-Lock.

Tabelle 3. Freispülen verschlossener Systeme

Achtung: Immer erst überprüfen, ob das Unvermögen zu injizieren nicht darauf beruht, daß die Kanülenspitze noch im Septumgummi steckt (s. Abb. 1) oder die Nadel mit einem Stanzzylinder verstopft ist. Deshalb: mit neuer Nadel neu stechen!
Weiter kann der Katheter geknickt sein. Dies kann evtl. durch Lageveränderung des Patienten (Seitlagerung, Arm strecken etc.) korrigiert werden. Bei diesen durch Lagerung korrigierbaren Fehllagen ist vor der Medikamentenapplikation Kochsalzlösung zur Spülung zu verabreichen. Bei venösen Ports sollte dann auch wieder Blut aspiriert werden können. Besser ist es jedoch, zur Verifizierung des Problems eine kleine Menge (1–2 ml) Kontrastmittel unter Bildwandlerkontrolle zu injizieren. Bei spinalen oder periduralen Ports sind nur wasserlösliche Myelographie-Kontrastmittel (z.B. Solutrast M) erlaubt. Aus der Röntgenuntersuchung kann sich die zwingende Notwendigkeit einer Neuanlage des Portsystems ergeben, z.B. bei Dislokation aus dem Gefäß oder bei Fehllagen im Gefäß, z.B. Katheterspitze im Herz.

1. *Vermutetes Blutgerinnsel:* Spülung mit Urokinase (Streptokinase): Nach dem Herstellen einer Urokinaselösung mit 5000 IE/ml durch Verdünnen mit physiologischer Kochsalzlösung wird langsam *(Cave: Überdruck)* aus einer 1- oder 2-ml-Spritze so viel Lösung in das Port injiziert, wie trotz Verschluß möglich (maximal 0,5 ml). Dieser Vorgang wird so lange wiederholt, bis das System offen ist, wobei zwischen den Kinaseapplikationen jeweils mindestens 5–10 min, besser 30 min gewartet wird. Vor jeder Nachinjektion sollte versucht werden, das gelöste Gerinnsel durch Aspiration aus dem System zu entfernen. Wenn die Kinasespülung keinen Erfolg hat, muß das System entfernt und operativ neu angelegt werden. Ausführlichere Beschreibung des Freispülens von Kathetersystemen (zumeist bei Broviac- und Hickman-Kathetern) s. Glynn et al. (1980), Delaplane et al. (1982), Hurtubise et al. (1980)
2. *Vermutete Verlegung mit Präzipitaten aus parenteraler Ernährung:* Versuch mit dem erwähnten Alkohol-Lock (Klem et al. 1987) in ähnlicher Weise wie bei der Kinaseanwendung, d.h. wiederholte Injektion kleiner Mengen und Reaspiration, bis System frei ist. Wenn dies nicht gelingt, muß das System operativ ersetzt werden.
3. *Vermutete Verlegung mit Silikonstanzzylindern aus Septum:* In typischer Weise setzen sich Materialzylinder vor Engpässen ab, z.B. an der Katheterspitze oder vor in die Zuleitung eingeschalteten Konnektoren. Spritzen mit Kraft drückt den Zylinder weiter zusammen und macht das System endgültig unpassabel. Eventuell hilft vorsichtige, ruckartige Aspiration. In den meisten Fällen muß das System operativ ausgetauscht werden.

Literatur

1. Delaplane O, Scott JP, Riggs TW (1982) Urokinase therapy for a catheter-related right atrial thrombus. J Paediatr 100:142–152
2. Fleming CR, Barham SS, Ellefson RD (1985) Analytical assessment of Broviac catheter occlusion. JPEN 9:314–316
3. Glynn MFX, Langer B, Jeejeebhoy KN (1980) Therapy for thrombotic occlusion of long-term intravenous alimentation catheters. JPEN 4:387–390
4. Haindl H, Müller H (1988) Eine atraumatische Nadel für die Punktion von Ports und Pumpen. Klin Wochenschr 66:1006–1009
5. Hart JR, Whitacre RJ (1951) Pencil-point needle in prevention of postspinal headache. J Am Med Ass 147:657–659
6. Hurtubise MR, Bottino JC, Lawson M (1980) Restoring patency of occluded central venous catheters. Arch Surg 115:212–213
7. Klem W, Pharm B, Eystein HB, Flaatten H, With K (1987) Effects of different rinsing regimen on totally implantable vascular access after 70 days infusion of total parenteral nutrition in vitro. JPEN 11:566–568
8. Lerebours E, Ducable G, Fransheschi A (1985) Catheter obstruction during prolonged parenteral alimentation. Are lipids responsible? Clin Nutr 4:135–138
9. Loutfi A, Leclerc Y (1987) The need to use a Huber-point needle in the Port-A-Cath implantable device. Can J Surg 30:75–99
10. Müller H, Zierski J (1988) Die Huber-Kanüle als Spezialkanüle für die Punktion von implantierten Ports und Pumpen – ein Irrtum in zahlreichen Variationen. Klin Wochenschr 66:963–969
11. Müller H, Aigner K, Worm I, Lobisch M, Brähler A, Hempelmann G (1984) Langzeiterfahrungen mit der kontinuierlichen periduralen Opiatanalgesie mittels implantierter Pumpe. Anaesthesist 33:433–439
12. Pessa ME, Howard R (1985) Complications of Hickman-Broviac catheters. Surg Gynecol Obstet 161:257–259
13. Sprotte G, Schedel R, Pajunk H (1987) Eine „atraumatische" Universalkanüle für einzeitige Regionalanästhesien. Reg Anaesth 10:104–108

20 Technische Komplikationen

H. HAINDL

Vorteile der Portkathetersysteme

Portkathetersysteme sollen einen leicht erreichbaren Zugang zum Gefäßsystem, zum Liquorraum oder zu anderen Körperräumen, die sonst nur schwer erreichbar sind, gewährleisten. Wir haben Statistiken vorliegen, nach denen sie diese Aufgabe mit hoher Zuverlässigkeit erfüllen können, ebenso gibt es aber auch Erfahrungsberichte, die das Gegenteil besagen. Beispielhaft sei die Arbeit von Schuman et al. [13] genannt, die einen deutlichen Rückgang der Komplikationen gegenüber perkutanen Kathetern aufzeigt. Auch gegenüber perkutanen Systemen, die speziell für die Langzeitapplikation gedacht sind, Hickman- und Broviac-Katheter, weist der Port noch eine deutliche Minderung der Komplikationen auf. Die Gegenüberstellung von Komplikationsraten verschiedener Autoren weist aber erhebliche Unterschiede auf (Tabellen 1 und 2, Abb. 1).

Tabelle 1. Ergebnisse mit verschiedenen Systemen des Gefäßzugangs[a]

	Implantierte Ports	Perkutan		
		Hickmann	Intracath	Intrasil
Anzahl der Patienten	195	240	68	166
Durchschnittsalter (Jahre)	56	52	57	54
Durchschnittliche Dauer (Tage)	340	230	14	11
Gesamte Dauer (Tage)	66 000	53 278	559	1023
Infektionen (je Katheter und Tag)	1/6600	1/770	1/31	1/34
Thrombosen (je Katheter und Tag)	1/630	1/800	1/56	1/96
Komplikationen insgesamt (je Katheter und Tag)	1/460	1/300	1/15	1/16,5
Behandlung abgeschlossen (%)	4	31	49	49
Letalität (%)	55	40	8	6
Entfernung des Systems wegen Komplikationen (%)	6	14	24	46

[a] Nach Schumann et al. [13].

Tabelle 2. Komplikationsvergleich in verschiedenen Studien

	Quelle [13]	[1]	[10]	[14]
Anzahl der Katheter	195	325	92	32
Tage/Patient insgesamt	66 000	?	12,797	7,240
Tage/Patient im Mittel	340	182	127	137
Streuung	?	7–438	7–450	8–729
Kompletter Verschluß	?	12 (3,7%)	0	7 (21,5%)
Aspirationsverschluß	?	–	13 (14%)	0
Subklavis-/Jugularisthrombose	1,6%	12 (3,7%)	15 (16%)	0
Nadeldislokation	?	10 (3,1%)	9 (9,8%)	1 (3,1%)
Katheterbruch	?	–	0	0
Lokale Infektion	0,015%	–	6 (6,5%)	0
Katheterbedingte Sepsis		9 (2,8%)	2 (2,2%)	0

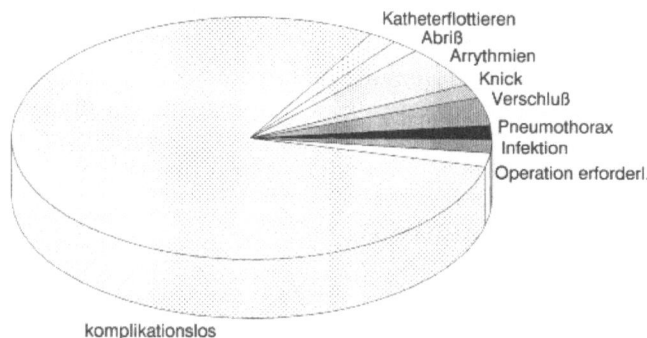

Abb. 1. Komplikationen bei venösen Ports, perkutane Anlage bei Kindern (n = 54), Chemotherapie bei akuter lymphatischer Leukämie. (Nach [11])

Sind diese Vorteile unbestritten?

Zahlreiche Kliniken haben nach anfänglicher Euphorie die Implantation von Portkathetern wieder eingestellt. Der Grund war zumeist, daß die erwartete Minderung von Komplikationsraten nicht eintrat und die dadurch geringen Vorteile gegenüber den Perkutankathetern den operativen Aufwand nicht wert zu sein schienen. Diese so unterschiedlichen Einschätzungen der Portkathetersysteme lassen sich leicht erklären.

Überall dort, wo die Implantation routiniert und standardisiert von Erfahrenen vorgenommen wird und vor allem die Handhabung der einmal implantierten Portkathetersysteme in den Händen sorgfältig eingewiesener Personen liegt, sind die Vorteile für den Patienten und seine Therapeuten unübersehbar. Dort aber, wo vielleicht ein oder zwei Portkatheter im Jahr gelegt werden und für jeden Portpatienten eine Nachbehandlung improvisiert werden muß,

Technische Komplikationen

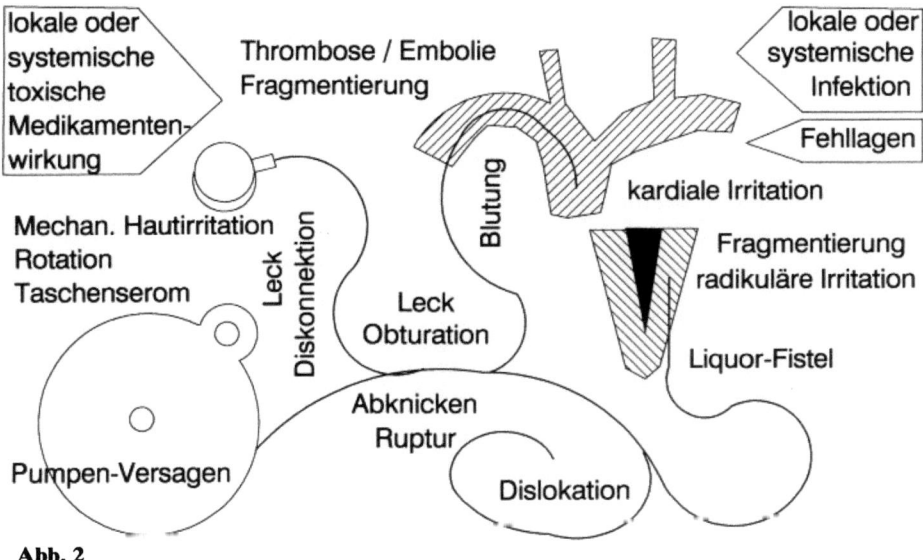

Abb. 2

treten Komplikationen auf. Diese sind größten Teils handhabungsbedingt, aber auch technische Schwächen der Systeme führen zu typischen Komplikationen (Abb. 2).

Portverschlußsyndrom

Beim Versuch, in das Port zu injizieren, stellt der Arzt oder der Patient fest, daß dies nicht mehr möglich ist. Die gängige Erklärung für diesen Fall ist der thrombotische Verschluß der Katheterspitze. Nun tritt dieses Syndrom aber auch durchaus bei epiduralen und spinalen Kathetern auf. Hier versagt die Erklärung der thrombotischen Ursache. Untersuchungen von Müller u. Zierski [11] konnten zeigen, daß bei zahlreichen wegen Okklusion explantierten Portkathetern die Ursache in mechanischen Verschlüssen durch Partikel zu suchen war. Die Herkunft der Partikel ist leicht zu klären, wenn man sie sich ansieht (Abb. 3 und 4): Es sind Partikel, die aus der Silikonmembran heraus gestanzt worden sind, teilweise auch Gewebepartikel, die aus der darüber liegenden Haut stammen. Die Lebensdauer eines Ports ist bislang von den meisten Autoren nach der Zahl der Einstiche beurteilt worden, die das Port vertragen kann, ohne undicht zu werden. Vieles deutet darauf hin, daß die Okklusion ein viel häufigeres Problem ist als die Undichtigkeit des Ports. Es gibt technische Lösungen, die Fragmentationstoleranz einer Silikonmembran zu verbessern, d.h. man kann viele Fragmente herausstechen, und die Membran bleibt dennoch dicht. Wenn dies z.B. durch eine zirkuläre Kompression der Membran erreicht wird, hat es aber andererseits zur Folge, daß die Fragmentation zunimmt, die Partikelbelastung des Systems also größer wird.

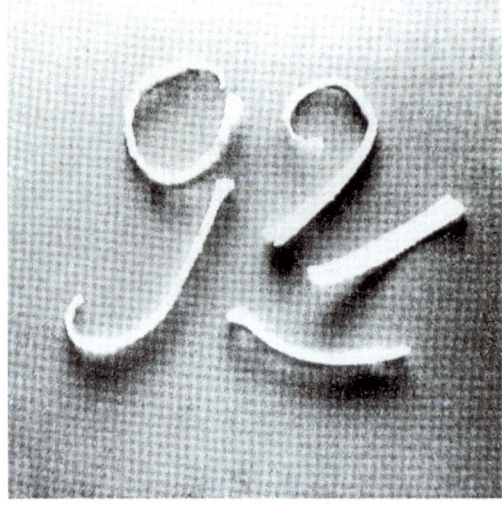

Abb. 3

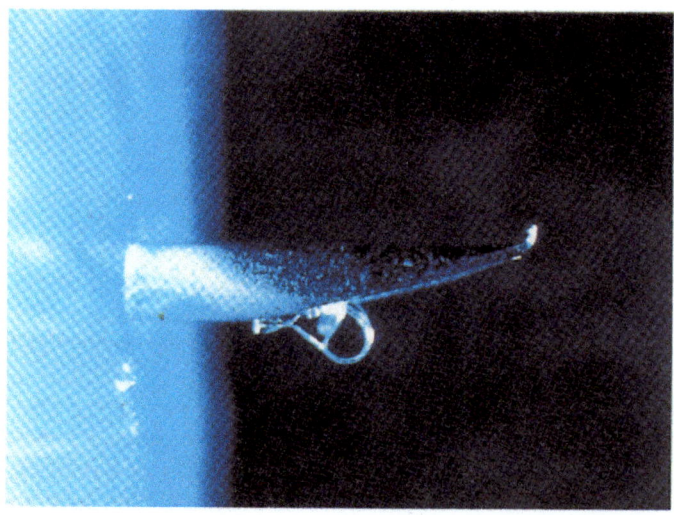

Abb. 4

All dies sollte natürlich nicht passieren, wenn eine sog. stanzarme Kanüle verwendet wird. Die noch heute meist verwendete Kanüle nach Huber unterscheidet sich nach Untersuchungen von Leclerc u. Loutfi [8, 9] und von Sherry et al. [2] nicht von einer normalen Injektionskanüle. Die Bilder zeigen den Vorgang der Fragmentation so eindeutig, daß es keiner weiteren Erklärung bedarf. Inzwischen gibt es auf dem Markt allerdings Kanülen, die tatsächlich zu einer weitgehenden Vermeidung der Fragmentation führen, und wenn überhaupt, nur noch winzige Teilchen aus der Membran herauslösen [3].

Es ist also festzustellen, daß viele Portkatheterverschlüsse, die man für thrombotisch gehalten hat, in Wirklichkeit partikelbedingte Verschlüsse gewesen sind. Dennoch spielt der thrombotische Verschluß eine Rolle, er ist jedoch in der Regel nicht auf einen technischen Fehler zurückzuführen, sondern auf einen Handhabungsfehler. Durch eine korrekte Injektionstechnik läßt sich der thrombotische Verschluß relativ sicher vermeiden. Wenn der Verschluß einmal aufgetreten ist, entsteht daraus häufig die nächste Komplikation:

Überdrucksyndrom

Der Anwender stellt den Verschluß des Ports fest. Es liegt nahe, den Verschluß durch Druck zu beheben. Dies ist als erster Versuch nicht sinnvoll. Wenn es sich um einen partikulären Verschluß handelt, werden die Partikel in der Regel durch eine Druckerhöhung nur fester eingekeilt und damit gänzlich unbeweglich. Es ist sinnvoll, den ersten Versuch mit Unterdruck zu machen um eventuelle Partikel zu lösen. Wenn sich ein thrombotischer Verschluß mit Unterdruck löst, wird man ihn in der Regel auch durch nachfolgende Druckinjektion wieder aus dem Katheter herausspülen können. Bei der Anwendung von Druck ist jedoch zu bedenken, daß kein Portkathetersystem den Drükken, die sich mit Spritzen erzielen lassen, gewachsen ist. Es ist ohne weiteres möglich, mit kleinen Spritzen Drücke über 20 bar zu erzeugen (Tabelle 3) [4]. Mit einem Hochdruckwasserstrahl von 20 bar kann in einem Gefäß schon einiger Schaden angerichtet werden. Daher hat es auch keinen Sinn, die Druckfestigkeit von Portkathetern beliebig zu steigern. Es ist vielmehr sinnvoll, daß die Systeme eine Sollbruchstelle haben, die möglichst konstruktiv definiert ist und nicht dem Zufall überlassen bleibt. Überdruckrupturen im Bereich des Ports sind in der Regel leicht beherrschbar, Katheterrupturen tief im Körperinneren (Abb. 5) können fatale Folgen haben. Laffer et al. [7] berichten, daß diese Komplikation bei 200 Patienten immerhin 3mal aufgetreten ist. Eine Sollbruchstelle im Portbereich, z.B. durch das Luxieren der Silikonmembran,

Tabelle 3. Druckversuche mit Spritzen unterschiedlicher Volumina. (Nach [5])

Spritzenvolumen	Langsamer Druckanstieg	Schneller Druckanstieg
20 ml	5,01 bar	7,46 bar
10 ml	7,05 bar	11,70 bar
5 ml	12,36 bar	16,53 bar
2 ml	13,82 bar	16,61 bar
1 ml Insulinspritze	21,95 bar	27,85 bar

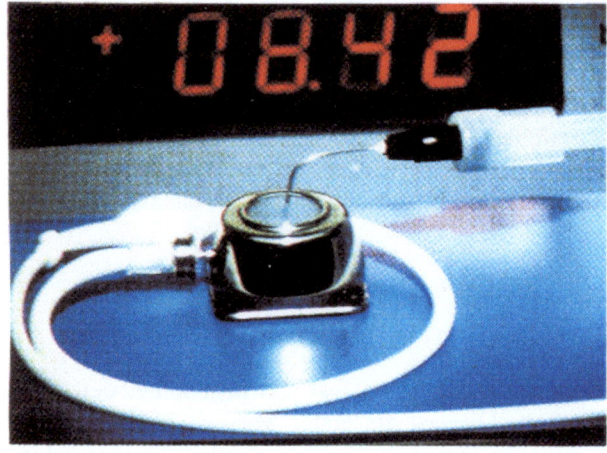

Abb. 5

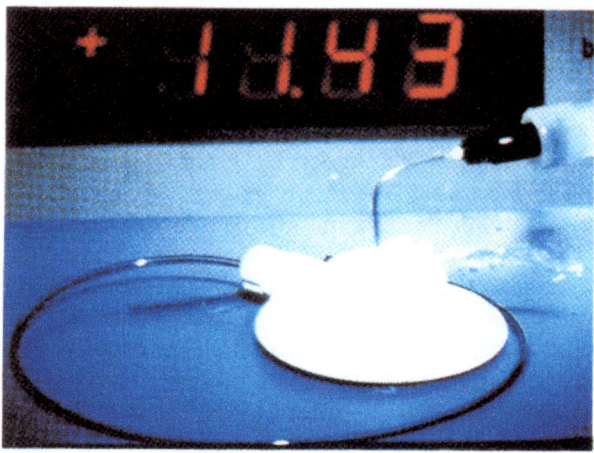

Abb. 6

hat für den Patienten wesentlich weniger gravierende Folgen (Abb. 6). Das Ereignis kann nicht übersehen werden weil es zumeist schmerzhaft ist, im Fall einer Blutung wird diese durch ein subkutanes Hämatom deutlich und kann durch Druck mit dem Daumen in der Regel beherrscht werden.

Es gibt aber auch noch andere Komplikatiosmöglichkeiten: Abbildung 7 zeigt ein Port, das sich auf das 35fache seines Ausgangsvolumens aufblasen ließ. Zwar ist das entsprechende Modell nach der Erstveröffentlichung dieser Komplikation vom Markt genommen worden, dies hat andere Hersteller aber nicht entmutigt, mit vergleichbaren Konstruktionen, die sich als pharmakologische Zeitbomben erweisen können, auf dem Markt zu erscheinen. Das gezeigte Port läßt sich mit Drücken unter 2 bar, also mit Drücken, die als Injektionswiderstand noch kaum bemerkt werden, ballonartig aufblasen. Es bedarf keiner großen Phantasie, sich vorzustellen, was geschieht, wenn der Patient 5

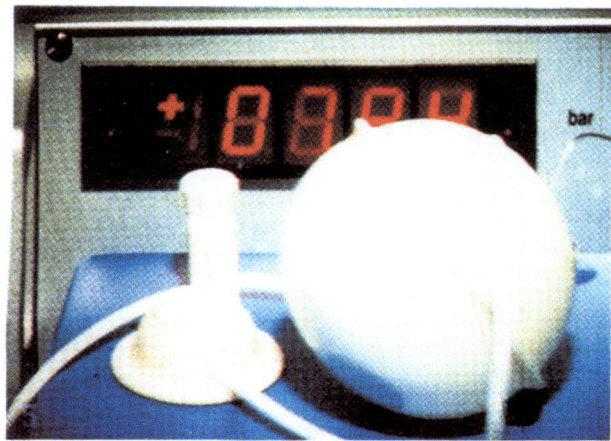

Abb. 7

Tage lang sein Schmerzmittel in den Port injiziert, möglicherweise die Dosis steigert, weil es nicht mehr wirkt, und sich dann der Katheter öffnet und er die Gesamtdosis als Bolus erhält.

Diskonnektionssyndrom

Ein anderer Zwischenfall ist die Diskonnektion zwischen Katheter und Port. Diese sollte eigentlich nicht auftreten, da die druckbedingten Kräfte auf die Konnektion unerheblich sind. Diskonnektionen treten meistens durch Zug, ausgelöst durch Körperbewegungen, auf. Der Grund kann sowohl in fehlerhafter Implantationstechnik als auch in unzureichender Zugfestigkeit der Port-Katheter-Verbindung liegen.

Ein weiteres Problem ist die Fragmentation der Katheter und ihre Embolisation. Da diese Komplikation immer wieder auftritt, ist zwingend zu fordern, daß Portkatheter röntgendicht sind. Besonders häufig treten diese Fälle bei Silikonkathetern auf die zwischen dem Schlüsselbein und der 1. Rippe abgequetscht werden [12]. Dies läßt sich durch eine hinreichend laterale Passage des Katheters vermeiden, dennoch wäre es günstiger, wenn die Katheter dieser Belastung standhalten würden.

Paravasation

Bei der Schmerztherapie über Portkatheter stellt die Paravasation des Medikamentes in der Regel eine harmlose Komplikation dar. Bei der Gabe gewebetoxischer Substanzen in der Onkologie kann die Pravasation katastrophale Folgen haben. Die Ursache für Paravasate liegt seltener im Injizieren neben den Port als vielmehr in der Dislokation einer Infusionskanüle. Deshalb ist es

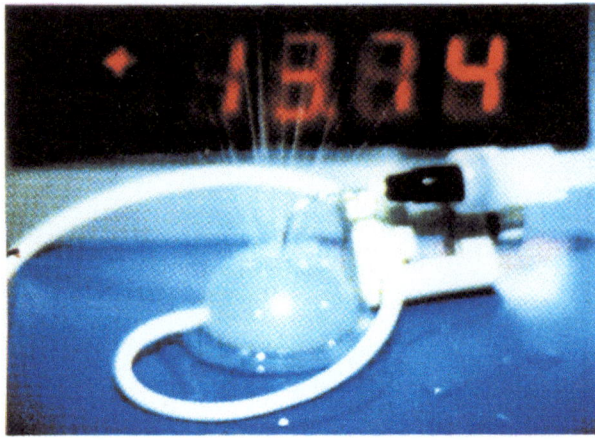
Abb. 8

wichtig, daß sich die Kanülen korrekt befestigen lassen, um dieses Ereignis zu vermeiden. Ein anderer Mechanismus der Paravasation tritt auf, wenn die Membran durch zahlreiche stanzende Einstiche so perforiert ist, daß sie unter Druck zu lecken beginnt (Abb. 8). Dies hat zur Folge, daß das injizierte Medikament, das durch die Kanüle in den Port hineingekommen ist, diesen auf kürzestem Wege durch die Membran wieder verläßt. Auch dies ist ein Grund, die Injektionsdrücke zu begrenzen, deshalb empfehlen alle Porthersteller auch, nur Spritzen von über 10 ml Volumen zu verwenden. Auch die unerkannte Diskonnektion von Port und Katheter kann ein Paravasat zur Folge haben. Deshalb empfiehlt es sich, vor der Injektion zytotoxischer Substanzen grundsätzlich eine Funktionskontrolle des Ports durchzuführen.

Portinfektion

Die Infektion eines Ports ist ein ernstes Ereignis. Sie ist weniger technisch als vielmehr handhabungsbedingt; die Möglichkeiten der Infektion Herr zu werden hängen allerdings sehr stark von der technischen Gestaltung des Portkatheters ab. Eine Porttascheninfektion wird dadurch begünstigt, daß der Portkatheter in einer serösen Tasche liegt, die ein Milieu für relativ ungestörtes Bakterienwachstum darstellt. Portkatheter mit einer bakteriostatischen Eigenwirkung, wie etwa metallische Systeme, sind hier sicherlich im Vorteil, ebenso Systeme aus Materialien, denen Zellen anhaften, so daß es nicht zu einer ausgeprägten Taschenbildung kommt. Bei einer Infektion des Portinneren spielt die Gestaltung der Hohlräume eine wesentliche Rolle: Je mehr scharfe Kanten es im Portinneren gibt, desto größer ist die Gefahr der Ablagerung von Blutbestandteilen, die wiederum einen guten Nährboden für Keime aller Art darstellen. Die Chance, einen blutkontaminierten Port wieder zu reinigen, unterscheidet sich von Fabrikat zu Fabrikat nicht unerheblich. Dies konnten Klem et al. [6] an Vergleichsuntersuchungen belegen.

Portdislokation

Die Fixation im Subkutangewebe ist in der Regel nicht hinreichend, um die stabile Lage eines Ports zu gewährleisten. Deshalb ist die Nahtfixierung zu fordern. Diese sollte an mindestens zwei Punkten erfolgen, da es andernfalls zum Drehen des Ports um seine Fixierungsstelle kommen kann, was das langsame Herausziehen des Katheters zur Folge hat („twiddler"-Syndrom). Je schwerer das Port ist, desto besser muß seine Fixierung sein. Systeme, die relativ schwer sind und eine kleine Grundplatte haben, neigen auch zum Abkippen. In dieser Beziehung sind Kunststoffports wegen ihres geringen Gewichtes überlegen.

Diese Zusammenstellung erhebt keinen Anspruch auf Vollständigkeit. Sie soll deutlich machen, daß das technische System Portkatheter durchaus noch Verbesserungsmöglichkeiten aufweist.

Literatur

1. Champault G (1986) Totally implantable catheters for cancer chemotherapy: French experience on 325 cases. Cancer Drug Deliv 3:131–137
2. Cherry DA, Gourlay GK, Cousins MJ, Cannon BJ (1985) A technique for the insertion of an implantable portal system for the long-term epidural administration of opioids in the treatment of cancer pain. Anaesth Intensive Care 13:145–152
3. Haindl H, Müller H (1988) Eine atraumatische Nadel für die Punktion von Ports und Pumpen. Klin Wochenschr 66:1006–1009
4. Janßen R (1989a) Vergleichende Untersuchung von Portsystemen. Dissertation, Münster
5. Janßen R (1989b) Vergleichende Untersuchungen an Portsystemen. Melsungen
6. Klem W, Bentdal EH, Flaaten H, With K (1987) Effects of different rinsing regimen on totally implantable vascular access after 70 days infusion of total parenteral nutrition in vitro. J Parenteral Enteral Nutr 11:566–568
7. Laffer U, Düring M, Block HR, Zuber M, Stoll HR (1989) Implantierbare Kathetersysteme – Erfahrungen bei 205 Patienten. Dtsch Med Wochenschr 114:655–658
8. Leclerc YE, Loutfi A (1987a) The need to use the Huber-point needle in the Port-A-Cath implantable device. Can J Surg 30:75–99
9. Leclerc YE, Loutfi A (1987b) Implantable device for venous access. Can J Surg 30:127–129
10. Lokich JJ, Bothe A Jr, Benotti P, Moore C (1984) Complications and management of implanted venous access catheters. J Clin Oncol 3:170–717
11. Müller H, Zierski J (1988) Die Huber-Nadel als Spezialkanüle für die Punktion von implantierten Ports und Pumpen – ein Irrtum in zahlreichen Variationen. Klin Wochenschr 66:963–969
12. Noyen J, Hoorntje J, De Langen Z, Leemslag JW, Sleijfer D (1987) Spontaneous fracture of the catheter of a totally implantable venous access port: case report of a rare complication. J Clin Oncol 5:1295–1299
13. Schuman E, Brady A, Gross G, Hayes J (1987) Vascular access options for outpatient cancer therapy. Am J Surg 153:487–489
14. Strum S, McDermed J, Korn A, Joseph C (1986) Improved methods for venous access: The Port-A-Cath, a totally implanted catheter system. J Clin Oncol 4:596–603

21 Technische Forderungen an Portkathetersysteme

R. JANSSEN und H. HAINDL

Die Tauglichkeit eines Portkathetersystems zeigt sich für den Anwender häufig leider erst nach der Implantation. Die folgenden Gesichtspunkte sollen es dem Anwender ermöglichen, sich ohne großen technischen Aufwand ein orientierendes Bild über die Qualität eines Ports zu verschaffen. Wie also muß ein gutes Port beschaffen sein?

- Es sollte auch nach zahlreichen Punktionen einen sicheren Wiederverschluß der Membran gewährleisten. Als Standard hat sich etabliert, mindestens 2000 Punktionen mit einer nichtstanzenden Kanüle von 22 G zu fordern. Wenn ein Hersteller allerdings angibt, er garantierte 2000 Einstiche, dann garantiert er mehr, als er kann. Die Traumatisierung der Membran hängt nicht nur von der Zahl der Einstiche ab, sondern auch sehr stark von ihrer Verteilung. Bei der Konzentration vieler Einstiche auf kleiner Fläche – dies ist häufig genau in der Mitte der Membran – kann es auch bei einem guten Port unter 2000 Einstichen zu Leckagen kommen. Die Zahl ist allerdings auch so hoch gewählt, weil sie selten relevant wird.
Anders sieht es mit dem Einfluß der Kanülenstärke aus. Manches Port, das 2000 Einstiche mit 22-G-Kanülen verkraftet, beginnt schon nach relativ wenigen Einstichen mit 19-G-Kanülen zu lecken. Zur Zeit gibt es noch keine wirklich stanzfreie 19-G-Kanülen für Ports. Ausstanzungen tolerieren Silikonmembranen gut, wenn sie komprimiert sind. Dabei sind Ports aus Metall im Vorteil, da sich die relativ hohen Kompressionskräfte in Kunststoffports nicht ohne weiteres realisieren lassen.
- Das Port sollte im Röntgenbild gut sichtbar sein – ebenso der Katheter –, aber es sollte keine Artefakte verursachen. Alle Metallports verursachen erhebliche Artefakte, insbesondere in der Schnittbilddiagnostik. Häufig ist es aber für den Patienten wichtig, daß diese Diagnostik durchgeführt werden kann. Hier liegen die Vorteile der Kunststoffports.
- Das Port muß eine Sollbruchstelle haben, und diese muß im subkutanen Bereich liegen. Gründe dafür sind in Kap. 20 angeführt. Hier haben Kunststoffports häufig einen Vorteil, da die nicht so fest eingespannte Membran bei Überdruck luxiert.
Der Portkatheter sollte möglichst druckfester sein als das Port. Wenn dies nicht der Fall ist oder sein kann, sollte durch geeignete Maßnahmen sichergestellt sein, daß die Sollbruchstelle dennoch im Subkutanbereich liegt und nicht tief im Patienten.
- Das Gesamtsystem sollte bis mindestens 5 bar, besser bis 10 bar druckfest sein. Mit Spritzen können erhebliche Drücke aufgebaut werden.

- Das Port sollte beim Gebrauch wenige Partikel freisetzen. Dies ist nicht ganz einfach. Wenn der Boden aus Metall ist, werden hier keine Partikel freigesetzt, dafür aber die Kanülenspitzen verbogen, so daß beim Herausziehen Partikel aus der Silikonmembran gelöst werden können. Ist der Boden aus Kunststoff, so können unter unglücklichen Umständen Partikel freigesetzt werden, andererseits bleiben die Kanülen im allgemeinen an der Spitze intakt, und es entstehen keine Partikel aus der Silikonmembran. Dies ist ein noch nicht gelöstes Dilemma. Bei Ports mit dünnen Kathetern sollte das Problem durch ein integriertes Filterelement gelöst werden.
- Das Port sollte so gestaltet sein, daß bei seiner Implantation möglichst wenig Hohlräume im Subkutanraum entstehen, da diese als seröse Höhlen die Infektionsgefahr erhöhen.
- Zum System sollten eine ausführliche, bebilderte Gebrauchs- und Implantationsanweisung sowie eine Patienteninformation und ein Patientenausweis gehören.

Daneben gibt es noch einige Dinge, die sicher nicht zwingend zu fordern sind, dem Arzt und teilweise dem Patienten aber das Leben leichter machen:

- Der Katheter sollte, wenn möglich, separat geliefert und zugfest an das Port angekoppelt werden können. Dies erleichtert in vielen Fällen die Implantation erheblich, insbesondere, wenn ohne das Freilegen des Gefäßes implantiert wird.
- Das Port sollte doppelt steril verpackt sein. Bei Gamma- oder dampfsterilisierten Produkten entfällt die Restgasproblematik.
- Das Port soll mehrere große Löcher haben, mit denen es sich leicht auf der Faszie fixieren läßt.
- Ein passendes Einführungsbesteck erleichtert die Handhabung für den Implanteur.

22 Technische Forderungen an Portkanülen

H. Haindl

Die Lebensdauer der Portkathetersysteme kann sich nur aus den Eigenschaften von Port und Kanüle ergeben. Beide Komponenten müssen aufeinander abgestimmt sein. Von Seiten der Kanüle sind dabei insbesondere folgende Forderungen zu stellen:

- Der Schliff muß an der Spitze scharf sein, das hintere Auge des Schliffs darf aber in der Silikonmembran nicht hobeln. Dies kann durch geeignete Maßnahmen in der Formgebung des Kanülenschliffs und in der Behandlung der Schliffflächen durch Strahlen und Elektropolieren erreicht werden.
- Die Kanüle sollte relativ dünnwandig sein, um bei gegebenem Außendurchmesser einen möglichst großen Fluß zu ermöglichen. Andererseits neigen dünnwandige Kanülen im Schliffbereich stärker zum Stanzen als dickwandige Kanülen. Hier ist eine Optimierung beider Eigenschaften zu fordern.
- Eine Kanüle, die zur längerfristigen Infusion verwendet werden soll, darf nicht silikonisiert sein. Die Silikonisierung senkt zwar die Einstichkräfte, gleichzeitig aber auch die Haltekräfte der Kanüle. Kanülen zur Einmalinjektion können sparsam silikonisiert sein, möglichst mit Trockensilikonisierung. Eine ausgiebige Silikonisierung, wie sie oftmals bei Kanülen zu beoachten ist, bei denen das Silikonöl sichtbar auf der Metalloberfläche steht, mindert die Haltefähigkeit der Portmembran für Infusionskanülen.
- Infusionskanülen sollten über geeignete Fixiervorrichtungen verfügen. Dabei ist aber zu beachten, daß bei Bewegungen des Patienten die das Port überdeckende Haut Dickenschwankungen unterliegen kann. Kanülen mit Fixierplatten, die der Haut direkt aufliegen, bergen die Gefahr in sich, daß bei Bewegungen des Patienten die Kanüle herausgezogen wird.
- Beim Wechsel der Spritze an einer Portkanüle besteht immer die Gefahr, daß es in dieser Zeit zum Rücklauf von Blut in den Portkatheter kommt. Dadurch kann es zu Thromben im Portkatheter und zum Funktionsverlust des Systems kommen. Deshalb ist wünschenswert, daß an jeder Portkanüle ein Absperrventil vorhanden ist. Dies kann ein einfacher Zweiwegehahn oder ein anders geartetes Ventil sein. Von einem Rückschlagventil ist abzuraten, da dies zwar zuverlässig den Rückfluß von Blut in den Port verhindert, andererseits aber keine Sicherheit gegen eine Luftembolie bietet.
- Für Portkatheter im Epidural- und Spinalbereich, also Systeme mit sehr dünnen Kathetern, sollte die Portkanüle mit einem Partikelfilter ausgestattet sein, um ein Verstopfen der Systeme zu vermeiden.

ial VI: Perspektiven

Teil VI: Perspektiven

23 Zu erwartende Entwicklungen von Indikation und Technik

H. MÜLLER und H. HAINDL

Technik

Nach anfänglichen Problemen und Irrwegen, über die bereits in Kap. 1 berichtet wurde, sind die heute verfügbaren implantierbaren Ports als technisch ausgereift anzusehen. In diesem Zusammenhang sind die auf dem Markt verfügbaren Ports sich in der Form und den Bestandteilen immer ähnlicher geworden:

- Das typische Port hat eine möglichst *dicke Punktionsmembran,* die meistens *in vorkomprimierter Form* eingesetzt wurde, so daß die Oberfläche sich tastbar zur Haut hin vorwölbt. Die Vorkomprimierung dient dazu, einerseits der Nadel einen möglichst festen Halt zu bieten und andererseits Lecks durch wiederholte Punktionen zu vermeiden. Je mehr allerdings ein Septum vorkomprimiert ist, desto mehr Stanzeffekte treten auf, da sich jetzt das komprimierte Silikongummi beim Punktieren praktisch in die Nadelöffnung vorwölbt.
- Die meisten Porthersteller bieten verschiedene Ports an, die eine *dem Zweck angepaßte Größe und Höhe* (Erwachsenenports, Kinderports, Miniports) aufweisen. Damit läßt sich das Port bei der Punktion finden (großes Port bei Adipositas), ohne daß es unnötig aufträgt (kleines Port bei Kachexie oder Kindern).
- Das *große Septum* (mindestens wie eine Fingerkuppe) und die *tastbare Kontur* des Portes (Randwulst um Membran) erlauben es auch dem Ungeübten, ohne Schwierigkeiten eine Punktion durchzuführen.
- Ein *breiter Fuß mit Nahtfixierungsmöglichkeiten* sorgt dafür, daß das Port sich nicht verlagert oder dreht. In der Basis des Ports ist der abgehende Katheter eine kurze Strecke einbezogen und damit vor Punktionen geschützt.

Außerdem gibt es eine Reihe sinnvolle und weniger sinnvolle Verbesserungen bei den einzelnen Portherstellern. Technische Schwächen der offenen Fragen finden sich allenfalls noch in Details:

Die Form der Portdose sollte so gestaltet sein, daß sich der Port leicht palpieren läßt. Es sollten keine unnötigen subkutanen Hohlräume durch die Form aufgefaltet werden. Scharfe Kanten sind wegen der Gefahr von Hauterosionen zu vermeiden. Der Portinnenraum sollte glatt sein und keine Ecken enthalten, in denen sich Blutreste absetzen können.

Das Material des Ports wird von verschiedenen Überlegungen bestimmt. Die metallischen Materialien, hier sind nichtrostender Stahl und Titan in Gebrauch, haben hervorragende mechanische Festigkeiten, die zum Komprimieren der Membran nötig sind. Sie haben aber unangenehme Eigenschaften in der Röntgendiagnostik, insbesondere der medizinische Stahl als Störstrahler. Weiterhin sind die Materialien schwer. Kunststoffports haben dem gegenüber den Vorteil, daß sie leicht sind und daß sie nicht zu Störungen der Röntgendiagnostik führen. Dieser Vorteil wird aber durch zwei Nachteile erkauft. Das ist einmal die geringere mechanische Festigkeit, die im allgemeinen bedeutet, daß die Membran nicht so gut komprimiert ist, wie sie das bei einem Metallport ist. Weiterhin neigen alle bisher verwandten Kunststoffe zur Freisetzung von Partikeln bei wiederholtem Kratzen der Kanüle im Portinneren.

Hier sind neue Entwicklungen nötig und auch schon in Arbeit, zum einen mit Hochleistungskunststoffmaterialien, zum anderen mit ganz neuen Materialien, wie z.B. Aluminiumoxid-Keramik.

Das zweite Material des Ports, die Silikonmembran, ist auch zu überdenken, da das Silikon in der jüngsten Vergangenheit als Implantatmaterial sehr ins Kreuzfeuer geraten ist. Dabei sollte aber nicht vergessen werden, daß im Fall des Ports das Silikon kaum adäquat durch andere Materialien ersetzt werden kann. Es sind zwar sog. Sandwich-Membranen entwickelt worden, um die Oberflächeneigenschaften des Silikons zu vermeiden, z.B. bei der Verabreichung empfindlicher Medikamente wie Insulin. Auch im Bereich der Pharmaverpackung ist schon mit beschichteten Silikonstopfen gearbeitet worden, hier speziell unter der Verwendung von PTFE (Teflon) als Beschichtungsmaterial. All diese bekannten Materialvarianten können aber die Eigenschaften des Silikons nicht vollständig ersetzen. Deshalb ist z.Z. weder die Möglichkeit noch die Notwendigkeit gegeben, an dieser Stelle das Silikon als Material zu eliminieren.

Die *Konnektion zwischen Port und Katheter* sollte sehr einfach und ohne kleine mobile Teile (auch für einen Operateur mit Handschuhen) zu vollziehen sein und eine hohe Stabilität aufweisen. Sie sollte das Durchflußlumen nicht vermindern und auch keinen Anlaß zum Abknicken geben.

Die große Zahl verschiedener Kathetervarianten bedingt bei den meisten Herstellern auch jeweils andere Varianten des Konnektors. Der Anwender steht manchmal vor der Situation, daß er erst in situ entscheiden kann, welcher Katheter für den Fall der günstigste ist. Hier wären Katheterkonnektionen zu fordern, die für verschiedene Katheterdurchmesser und Materialien geeignet sind, und die dadurch die Möglichkeit eröffnen den Port mit mehreren verschiedenen Kathetern zu liefern, um dem Anwender eine Auswahlmöglichkeit zu geben.

Bei einem Portset sollte auch eine Konnektion von einem Katheterstück zum anderen (z.B. durch einen einfachen und billigen Tannenbaum-Adapter) möglich sein. Konnektoren für Verzweigungen, z.B. Parallelanschluß zweier Leitungen, sollten verfügbar sein (aus hydrostatischen Gründen ist für diesen Zweck ein Doppelport mit zwei getrennten Kammern besser).

Das Material des *Katheters* sollte im Verlauf fest und elastisch genug sein, um auch Scherkräften standzuhalten. Es sollte bei Abknickungen nicht zu einer Verlegung des Lumens kommen. Andererseits sollte der Katheter in bestimmten Abschnitten, vor allem an der Spitze, weich genug sein, um jegliche Irritationen zu vermeiden.

Vom Material des Katheters ist eine geringe Trombogenität zu fordern. Die Röntgenkontrastfähigkeit der Kathetermaterialien sollte bei einem Implantat eine Selbstverständlichkeit sein.

Das gebräuchlichste Kathetermaterial ist bis heute Silikon, obwohl dies eine Reihe von Nachteilen aufweist. Es ist als Biomaterial generell ins Gerede gekommen, inwieweit die Vorwürfe gegen das Silikon als Biomaterial einer Überprüfung standhalten, muß abgewartet werden. Es hat aber in jedem Fall den Nachteil eines geringen Berstdruckes und der Gefahr der Abscherung in bestimmten anatomischen Positionen, z.B. zwischen der ersten Rippe und der Clavicula. Außerdem sind für die Silikonkatheter jeweils relativ hohe Wandstärken erforderlich, was zu sehr großen Katheterdurchmessern führt.

Moderne Polyurethane sind zwar in ihrer primären Härte nicht ganz so weich wie die Silikone, sie haben aber die vorteilhafte Eigenschaft, daß sie im Blutgefäß unter Feuchtigkeit und Temperatur weicher werden und durchaus die gleichen Härten wie Silikonkatheter erreichen. Dabei sind sie druckfester und sie lassen sich an ihrer Spitze atraumatisch anformen, was bei Silikon nach wie vor Schwierigkeiten macht. Moderne Polyurethanmaterialien, hierbei ist in erster Linie an aliphatische Polyurethane zu denken, sind hinsichtlich ihrer Allergenität sicherlich dem Silikon überlegen.

Auch wenn für viele Anwender heute noch an einen Port ein Silikonkatheter gehört, dürfte dies eine überholte Technologie sein.

Für bestimmte Anwendungen ist es sinnvoll, den Rückfluß von Blut in den Port sicher zu verhindern, dies tun bisher im wesentlichen endständige Ventile an den Katheterschläuchen. Diese führen zu einer weiteren Vergrößerung der Durchmesser und sind sicherlich auch nur eine vorübergehende Lösung, bis Portkatheter mit im Gehäuse integrierten Ventilen angeboten werden.

Heute ist die *Implantation* eines Portkatheters in der Regel noch ein aufwendiger operativer Eingriff. Es sind neuere Entwicklungen zu sehen, Portkatheter kleiner zu gestalten, sicherlich sinnvoll auf dem Hintergrund, daß die Standzeit der Portmembran, die für die Größe entscheidend ist, nur in den wenigsten Fällen tatsächlich benötigt wird. Wenn die Portkatheter aber kleiner werden, ist im nächsten Schritt daran zu denken, auf den aufwendigen operativen Einsatz ganz zu verzichten und sie möglicherweise per Punktionsbesteck unter die Haut zu verlagern. Hierzu bedarf es kompletter Einführsets, die dem Anwender alles erforderliche Werkzeug zur Verfügung stellen, um den Port zu implantieren. Im Prinzip sollte es technisch nicht wesentlich aufwendiger sein als das Legen eines zentralvenösen Katheters. Neuere Entwicklungen zeigen, daß dieses Ziel wahrscheinlich bald erreicht ist.

Bei der zunehmenden Verbreitung von Implantaten stellt sich in absehbarer Zeit die Notwendigkeit ein, diese innerhalb des Körpers identifizieren zu können. Diese Notwendigkeit kann z.B. bereits dann eintreten, wenn ein Port defekt ist, das neue Legen eines Katheters aber einen größeren chirurgischen Eingriff erforderlich machen würde. In diesen Fällen ist es angezeigt, den Katheter liegen zu lassen und einen neuen Port zu konnektieren. Dazu muß man allerdings wissen, um welches Produkt es sich handelt. Gerade nach längeren Liegezeiten ist dies häufig nicht mehr herauszufinden. Hier sind Aktivitäten der Hersteller erforderlich, z.B. durch röntgenkontrastgebende Beschriftungen die Erkennbarkeit ihrer Produkte zu gewährleisten.

Logistik

Portsysteme können nur unter bestimmten Bedingungen sinnvoll zum Einsatz kommen. In vielen Kliniken werden Portsysteme zwar als Neuigkeit erprobt, nach vielen kleinen Problemen, die alle Folge einer mangelnden Aufklärung und Vorbereitung auf diese Methode sind, aber wieder verworfen, und zwar spätestens dann, wenn aus Unachtsamkeit ein gerade implantiertes Port wieder entfernt werden muß. In vielen Fällen werden auch von ärztlicher Seite elementare Fehler beim Umgang mit Ports gemacht. Was nützt ein Port, das bereits nach wenigen Tagen verstopft oder gar infiziert ist? Zu den hier in der Zukunft erforderlichen Umstellungen gehören folgende:

– Um die in vielen Fällen ärztlicherseits bestehende Abneigung gegen Portsysteme zu reduzieren, aber auch um Fehler hygienischer oder technischer Art bei der Portpunktion oder -implantation in der Umstellungsphase zu vermeiden, sollten *Anleitungskurse* sowohl für Klinikpersonal als auch für weiterbetreuende Kollegen in den klinischen Einrichtungen, die Ports implantieren, initiiert werden. Die erste Punktion eines Ports darf niemals ohne Anleitung eines Erfahrenen erfolgen. Die meisten Fehler werden im Hinblick auf Sterilität und Spülen (z.B. nach Blutaspiration) gemacht. Bei jeder Aktion am Port sollte sich der Punkteur oder Operateur darüber im klaren sein, daß *jeder Fehler – wie geringfügig auch immer – dazu führen kann, daß das System unbrauchbar wird, was eine weitere Operation mit all ihrem Aufwand bedeutet.*
– Jeder Patient sollte einen einheitlichen *Ausweis* mit präzisen Angaben (Ort des Portes, Lage des Katheters, Art und Dosis der Medikation) bei sich tragen, der es dem behandelnden Arzt ermöglicht, im Notfall von dem Port Gebrauch zu machen bzw. bei Komplikationen Auskunft einzuholen (Telefonnummer des Arztes oder der Klinik zur Portbetreuung). Weiter sollten der Name des Patienten mit der klinischen Diagnose und eine kurze Anleitung zur Punktion im Ausweis vorhanden sein. Natürlich wäre es auch empfehlenswert, daß der Patient eine *steril verpackte Nadel* sowie das erforderliche *Medikament,* evtl. auch den dazu gehörenden *Antagonisten oder ein Antidot,* bei sich trägt. Im echten Notfall kann natürlich jede Nadel zum Punktieren verwendet werden. Es wäre unsinnig, auf die Möglichkeiten des Portes zu verzichten, nur weil keine

Spezialnadel greifbar ist. Andererseits ist von einer Punktion eines Ports abzuraten, wenn keine Klarheit über die Lage des Katheters besteht. Bleibende Tätowierungen im Portbereich als Hinweis sind nicht jedermanns Sache.
- *Nadeln zur Portpunktion* sollten tatsächlich absolut stanzfrei sein. Ihr Preis sollte nur unwesentlich über dem einer konventionellen Nadel liegen, wobei es eigentlich für alle medizinischen Kanülen wünschenswert wäre, wenn keine Stanzeffekte aufträten. Möglichkeiten zur Katheterisierung des Portes, etwa in Form eines Punktionssets, um einen Katheter in das Port einzuführen, wären sinnvoll. Die Nadelspitze einer Portnadel sollte stabiler sein, um sich nicht nach Bodenkontakt angelhakenförmig zu verbiegen. Grip-Mechanismen, Klebe- oder Auflageflächen und abgewinkelte Nadeln, die verhindern, daß eine Nadel disloziert, sind erst dann sinnvoll, wenn sie sich in der Praxis bewährt haben.
- Der *Punktionsvorgang* sollte, insbesondere bei Kindern, möglichst einfach und schmerzfrei sein. Für ein Kind können auch wiederholte Portpunktion zum Alptraum werden, selbst wenn dem Arzt die ohne Port erforderliche Suche nach dem venösen Zugang erspart bleibt. Einfache Hilfen, z.B. Schablonen, wären wünschenswert. Schmerzfreiheit wird vermutlich in der Zukunft durch die Einführung von Lokalanästhesie-Pflastern (z.B. Emla-Pflaster), die einige Zeit vor der Punktion angebracht werden, möglich werden.

Methodik

Innerhalb der letzten Jahre hat die Anwendung von Ports vor allem deshalb zugenommen, weil sich ständig neue Anwendungsbereiche fanden. Dabei hat bislang vor allem der Aspekt der Annehmlichkeit für Patient und Arzt eine Rolle spielt. Welche Bereiche werden zukünftig in erster Linie von den Implantattechnologien profitieren, die Akut- und Notfallmedikation, die chronische Langzeitmedikation oder die Lokaltherapie?

- Was die einzelnen Indikationsbereiche dieser Methode angeht, so sind wohl die größten Fortschritte in der Zukunft über die Indikationen im Sinne der *Lokaltherapie* zu erwarten. Hier sind weitere Erkenntnisse vor allem im Bereich des lokalen Ersatzes von Neurotransmittern zu erwarten. Ein Durchbruch wäre so die erfolgreiche Lokaltherapie von verbreiteten Krankheiten, wie Morbus Parkinson oder Alzheimer, die beide auf einem lokalen Defizit von Neutrotransmittern beruhen. Ports werden bei diesen Neuerungen eine Rolle in der Erprobung spielen. Die längerfristige Anwendung bei spinalen, intraventrikulären oder gar stereotaktischen Zugängen kann nur über implantierte Pumpen erfolgen. Nach neueren Erkenntnissen spielen kurzlebige Eiweißfaktoren auch eine Rolle bei Immunreaktionen, Schock, Gerinnungsstörungen und körpereigener Tumorabwehr. Auch hier wäre ein Einsatz von Ports gerechtfertigt, wenn lokale Zugänge zum Entstehungsort praktikabel sind. Am schwierigsten und langwierigsten ist es, die für die lokale Anwendung angemessenen Substanzen zu eruieren. So ist anzunehmen, daß es bereits jetzt eine Vielzahl von Substanzen gibt, die für lokale Applikationen vorteilhaft wären, bei der klinischen Prüfung ihrer systemischen Anwendung jedoch wegen toxischer Reaktionen oder unerwünschter Nebenwirkungen nicht den Weg auf den Markt gefunden haben. Die letzten Jahre haben gezeigt, daß die Einführung einer an ein Port oder eine Pumpe gebundenen Form von Pharmakotherapie wesentlich länger dauert als die technische Entwicklung dieser Gerätschaften. So gibt es heute schon implantierbare und externe Pumpsysteme, die alle denkbaren Formen von Infusionsmustern erlauben. Viel schwieriger als die Konstruktion dieser Gerätschaften ist aber der Nachweis, ob ein derartiges variables Zufuhrschema medizinisch überhaupt sinnvoll ist. Viel schwieriger ist es auch die Gesetzmäßigkeiten (z.B. Tagesrhythmen) im Organismus zu erfassen, wenn schon eine Einzelbestimmung eines Hormons nur mit großem Aufwand verbunden ist. Noch problematischer wird die Festlegung auf Bedarfsmuster, wenn man die unglaubliche Individualität in jedem Einzelfall bedenkt. Auch das komplizierteste Gerät zur Schmerztherapie mit On-demand-Mechanismen hilft nicht mehr, wenn das Medikament aus Gründen der Toleranzentwicklung oder aus völlig unklaren Gründen seine analgetische Wirkung verloren hat.

– Was die *Akut- und Langzeittherapie* betrifft, so stehen die technischen Errungenschaften des Ports und der Pumpe in Konkurrenz zu Neuerungen der Medikamentenzubereitung. In den Vereinigten Staaten entstehen in großer Zahl und aufgrund einer Flut von neuen Patenten Industrien für transkutane und transmuköse Spezialzubereitungen von Standardmedikamenten. An fast allen Universitäten werden Institute für diese Form von Pharmakotherapie eingerichtet. Hier wird es in der Zukunft rasch verfügbare Zufuhrweisen wie sublingual, nasal (über die Nasenschleimhaut), vaginal, ja sogar über das Auge in Form von Sprays oder Tropfen geben. Gleichzeitig werden *Retardzubereitungen* in ihrer Wirkdauer verlängert werden, bis hin zu mehrtägiger Wirkung. Langzeitapplikationen über *transdermale Systeme,* d.h. Pflaster (gleichmäßige Abgabe durch die Haut über Diffusionsmembranen oder Trägersubstanzen), und Pellets (injizierbare Medikamententräger zur gleichmäßigen Abgabe über Diffusionsmembranen oder Osmoseprinzipien) werden auch die Langzeitzufuhr von Medikamenten ermöglichen, die bislang wegen enteralen Abbaus nicht in oralen Zubereitungen verfügbar waren. Gleichzeitig steht auch die Herstellung von darmstabilen Zubereitungen bestimmter, bislang nur parenteral verfügbarer Substanzen kurz bevor, z.B. beim Somatostatin. Hier erwächst den Ports oder Pumpen eine neue Konkurrenz, die in der Zukunft manche heutige Indikation einschränken wird und den lokalen Aspekt bei Pumpen und Ports in den Vordergrund rücken lassen wird. Diese Aussage steht nicht im Widerspruch zu der Feststellung, daß heute die positiven Möglichkeiten dieser Systeme noch nicht ausreichend genutzt werden.

Sachverzeichnis

A. femoralis communis 144
A. gastroduodenalis 43
A. gastroepiploica dextra 51
A. hypogastrica 59
A. lienalis 53
A. mesenterica superior 43
A. profunda femoris 144
A. superficialis 144
A.-hepatica-Thrombose 42
Abdomenleeraufnahme 83
Abknickung 146
Abriß 170
Adriamycin 80
Aids-Medikamente 14
ambulante Betreuung 95
ambulanter Eingriff 30
Aminosäure 14
Analgesie, rückenmarksnahe 87
Analgetika 10
analgetische Potenz 89
Angiographie, arterielle 47
Angiographiekatheter 55
Antiarrhythmika 14
Antibiose, lokale 10
Antibiotika 14, 17
Antibiotikaprophylaxe 22, 49
Antibiotikatherapie 17
Antiepileptika 14
Antikörpermangelsyndrom 19
Antimykotika 17
Antispastika, spinale 10
Antithalassämika 10, 14
Applikation, intrathekale 99
Arrhythmien 170
arterielle Verschlußkrankheit 143
Asthma bronchiale 9, 11
Aszension, rostrale verspätete 11
Aszites, maligner 82
Atemdepression 11, 131, 158
Aufklärungsgespräch 31
Ausstanzungen 178

Baclofen 13, 14, 133
Baclofeninfusion, spinale 104
Baclofenmedikation, orale 105

Bakterienfilter 145
Benzodiazepine 14, 133
Bestrahlungsfolgen 31
Betreuung, ambulante 95
Bildwandlerkontrolle 26
Blut-Hirn-Schranke 132
blutdrucksenkende Substanzen 14
Blutentnahme 162
Blutkomponenten 30
Blutproben 162
Bolusapplikation 10, 154
Bolusgabe 5
brittle diabetes 10
Bronchodilatatoren 14
Broviac-Katheter 169

Carboplatin 38
Chemoembolisation 65
Chemotherapie 4, 23
–, intraperitoneale 73, 74
–, lokoregionale 143
–, systemische 17
Cholangitis, sklerosierende 36
Cholezystektomie, prophylaktische 49
Cholezystitiden 49
Cholezystokinin 14
Cholinergika 14
Cisplatin 38
Clonidin 13
Coli 75
Computertomographie 45
Cyclosporin 17

Dantrolene 133
Darmdekontamination 18
Darmresektion 75
Demandfunktionen 160
Desobliteration der Femoralisgabel 144
Desobliterierung 67
Diabetes, instabiler 10
–, insulinpflichtiger 10
diabetische Gangrän 143
Diagnostik 30

Dichtigkeit 113
digitale Subtraktionsangiographie
  (DSA) 143
Diskonnektion 32, 175
Diskonnektionssyndrom 175
Dissektion 147
Domports 6
Dopaminergika 14
Doppelblindversuch 105
Doppelkammersysteme 17
Dosissteigerung 99
Drainage 72
Druckfestigkeit 173
Drucknekrosen 28
Duplexsonographie 47
Durafisteln 90
Durchblutungsstörungen 143
Durchgängigkeit 113
Durchleuchtung 32
Dysphagie 140

Eingriff, ambulanter 30
Eiweißniederschläge 165
EKG-Überwachung 24
Embolisation 59, 175
Endorphine 13, 87
Endothel 30
Enkephaline 13, 87
Enterotomie 75
Enzyme 9
Epiduralkatheter 113
−, Funktionsprüfung 110
−, Untertunnelung 110
Epidurogram 115
Erbrechen, fortgesetztes 100
Ernährung, parenterale 17, 164
erste Rippe 31
Explantationen 17, 18
Extremitätenperfusion, intraarterielle 143

Farbstofflösung 51
Fett-Aminosäure-Präzipitate 166
Fette 14
Fibrinolytika 14
Fibrose, peridurale 99
fibröse Einkapselung 77
Filterelement 179
Fluorodesoxyuridin (FUDR) 34
5-Fluorouracil 34, 79
Folinsäure 38
Fragmentation 171, 175
Frühinfektionen 30
Füllung der Pumpen 96

GABA 132
GABA-Uptake-Hemmer 14
$GABA_b$-Rezeptoren 107
Gallenblasennekrose 50
Gangrän, diabetische 143
Gasdruckpumpe 3
Gelenkpunktion 154
Gentamycin 126
Gerinnsel 166
Gerinnung 96
Gewebepartikel 171
Glukagon 13
Gonadotropin-Releasing-Hormon
  (Gn RH) 13
Gonadotropine 13
Granulozytenwerte 30
growth releasing factor (GRF) 13

Hämatologie/Onkologie 17
Hämatom, subkutanes 174
Händedesinfektion, hygienische 154
Harnverhaltung 99
Heparin 3, 9, 14
Heparin-Kochsalz-Lösung 52
Heparinblock 32, 70, 145
Herz-Kreislauf-Mittel 14
Hickman-Katheter 18
home care 9, 12
Hormone 9, 10
Huber-Nadel 6
Hydratation 18
Hydrozephalusventile 6
Hysterektomie 75

Immunsupressiva 19
Immunszintigraphie 47
Implantate 9
Implantation 5
Indikation 12
Infektion 17, 29, 157, 170
− der Haut 157
Infusion, intrahepatische 38
Infusionspumpe 18
Injektionsfilter 115
Instillation, intraperitoneale 73
Insulin 5, 13
Insulinzufuhr 5
Interferon 13
Intrathekalkatheter 91
Irresektabilität 49

Kalzitonin 13
Kanülenschliff 7
Karzinome, gastrointestinale 34
−, hepatozelluläre 49
−, kolorektale 34
−, ovarielle 73

Sachverzeichnis

Katecholamine 10
Katheter 5
– mit Rückschlagventilen 163
–, transkutane 73
– mit Ventil 145
–, zerntralvenöser 24
Katheterabknickungen 115
Katheterbeschädigung 113
Katheterbruch 31
Katheterdislokation 17, 100
Katheterflottieren 170
Katheterobturation 100
Katheterokklusionen durch Abknickung 146
Katheterrupturen 173
Katheterverschluß 17, 115
Kinderports 8
Klavikula 31
Knick 170
Knochenmarksdepression 22
Knochenmarktransplantation 18
Knochenszintigraphie 47
Koagel 166
Kochsalzlösung, heparinisierte 32
Kohlenhydrate 14
Koma 11
Komplikationen 17
Konnektion 184
Kontraindikation 22
Kortikoide 13, 14
Kosten 12
Kurzdarmsyndrom 9

Lagekontrolle 5, 18
Laparotomie 49, 74
Lavage, diagnostische 82
–, peritoneale 75
Leberarterienthrombose 50
Lebergefäßversorgung 43
Lebermalignome 42
Lebermetastasen 4
–, Chemotherapie 4
Leberperfusion, extrakorporale 65
Leberresektion 43
Lebertoxizität 38
Lebertumoren 6
Leukozyten 18
Lidocain 12
Liegedauer 18
Liquoraspiration 138, 140
Liquorkonzentrationen 160
Liquorpolster 90
Liquoruntersuchungen 107
Litium 14
Lokalanästhesie 24

Lösen der Katheter-Port-Verbindung 115
lumbar drug release system 6
Luxieren der Silikonmembran 173
Lymphome 18
Lyse des Thrombus 62

Makroangiopathie 143
Mangelzustände, gastrointestinale 9
Medikamentenparavasat 17
Medikation, intrathekale 10
–, intraventrikuläre 10
–, peridurale 10
Mehrkammerports 8
Meningitis 126
Metastasenleber 66
Microcapsules von Zytostatika 13
Microspheres 13
Midazolam 13, 14, 133
Mikroangiopathie 143
Mikrometastasen 82
Miniports 8
Mitomycin 38, 79
Morbus Alzheimer 187
Morbus Parkinson 187
Morphin 14
Morphindosis, peridurale 87
Morphininfusion 4
Morphinmenge, intrathekale 87
multiple Sklerose 107
Muskeltonuserhöhung 119

N. trigeminus 107
Narben 31
Neurotransmitter 10
Nitroglyzerin 14
Notfallmedikamente 14
Notfallport 9

Ödeme 31
Okklusion 62
Ommaya-Reservoir 6, 90
Operationszeitpunkt 23
Opiatanalgesie, epidurale 109
–, rückenmarksnahe 6
Opiatbolus 12
Opiate, hydrophile 89
–, intraventrikuläre Anwendung 88
–, spinale 9, 10
Opiatrezeptoren 87
Opioide (Morphin) 13, 14
Osteomyelitis 10, 143
Ovariallkarzinom 82
Ozon 14

palliativer Effekt 66
Paravasation 175
Parazentese 80
parenterale Ernährung 17, 164
Peptide 9
Peptidhormone 10
Periduralkatheter 90
Peritonealdialyse 82
peritonealer Zugang 74
Peritoneum 74
Peritonitis 75, 82
Pfortader 65
Pfortaderthrombose 42, 66
Pharmakotherapie 9
Plazebotest 95
Pneumothorax 30, 33, 170
Polyurethankatheter 138
Port, implantierbarer 3
portale Hypertension 66
portaler Zugang 66
Portdislokation 177
Portimplantation 109
Portinfektion 176
Portkanüle 145
Porttasche 24, 28
Portundichtigkeit 115
Profundaplastik 144
Profundarevaskularisation mit Venenpatch 144
Prophylaxe 30
Prostaglandine 14
Protein-Sludge 165
Proteine 9
Pruritus 99
Pseudomyxoma peritonei 82
Psychotropika 14
Pudenz-Reservoir 6
Pumpe, implantierbare 3
Punktionen 18
Punktionsaneurysma 147
Punktionsmembran 6, 183
Punktionsnadel 48

Radiologie, interventionelle 55
randomisierte Studien 38
rechter Vorhof 30
Reflux 48
Responserate 37
Rezidive, intraluminäre 47
Rippenserienfrakturen 88
rostraler Fluß 158
Röntgenkontrastmittel 32
rTPA 62

Schmerzbehandlung 6
Schmerzen, chronische 88

–, chronische benigne 88
–, nicht maligne 88
–, radikuläre 100
Schmerzlinderung 160
Schmerzsyndrom, lumbosakrales 96
Schnellschnittuntersuchung 49
Sedativa 14
Selbstmedikation 12
Seldinger-Technik 23, 70
Sepsis 22
Septum 7
Silikonkatheter 138
–, spontane Frakturen 115
Silikonmembran, Luxieren 173
Silikonpartikel 158, 165
Sollbruchstelle 173, 178
Somatostatin 10, 13
Spasmen 119
Spastizität 119
Spinalanästhesie 12
Spinalkatheter 91
Spurenelemente 14
Staphylokokken 75
Status epilepticus 9, 11
Streptourokinase 62, 166
Streuung, hämatogene 73
–, lymphatische 73
Studien, randomisierte 38
Stufenschema der Tumorschmerzbehandlung 88
Substanz P 10
suizidale Überdosierung 12
Sulcus deltoideopectoralis 28
Sulkus 26
Szintigraphie 83

T-Zell-Defekt 19
Tagesrhythmen 188
Tenckhoff-Katheter 74
Tetanus 128
Tetanustoxin 132, 135
Therapie, adjuvante 43
–, intraperitoneale 42, 82
–, intraportale 42
–, lokal-spinale 133
Thoraxröntgenaufnahme 28
Thrombendarteriektomie 144
Thrombophlebitiden 19
Thrombosen 23, 146
Thrombozytopenien 30
Thrombus, Lyse 62
Thyreotropin-Releasing-Hormon (TRH) 14
Thyroxin 13
Tizanidin 133
Tokolytika 10, 14

Sachverzeichnis

Toleranzentwicklung 99
Toxizität, systemische 38
Tracheotomie 140
Transmitter 10
transumbilikale Sondierung (TUS) 65
Trauma, spinales 121
Trigeminusneuralgie 103
Trismus 140
Truncus coeliacus 43
Tumordissemination, intraabdominale 49
Tumoren, intrakranielle 4
−, muzinartige 73
−, resektable 42
Tumorinfiltrate 31
Tumornachweise, extrahepatische 42
Tumorschmerz 4
Tumorschmerzbehandlung, Stufenschema 88
Tumorschmerzen 24, 87
Tunnel 32

Überdosierung, suizidale 12
Überleben 42
−, medianes 37

V. cava superior 27
V. cephalica 18
V. facialis 31

V. jugularis externa 23
V. portae 34
V. subclavia 27
V. umbilicalis 67
vasoaktive Substanzen 143
Vasopressin 13
Venen, periphere 30
Venenkatheter 11
Venenpatch 144
Venenthrombose 17
Venotomie 26
Ventil 23, 47
Verschluß 170
−, partikulärer 173

Wachstumshormon 13
Weichteiltumoren 143
Whitacre-Nadel 166
Wundheilungsstörung 17
Wundstarrkrampf 128

Zufuhr, peridurale 99
Zugang, peritonealer 74
−, portaler 66
Zweittumor 47
Zytokine 19
Zytostatika 9, 10, 13
−, Microcapsules 13

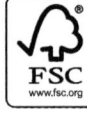

MIX
Papier aus verantwortungsvollen Quellen
Paper from responsible sources
FSC® C105338

If you have any concerns about our products,
you can contact us on
ProductSafety@springernature.com

In case Publisher is established outside the EU,
the EU authorized representative is:
**Springer Nature Customer Service Center GmbH
Europaplatz 3, 69115 Heidelberg, Germany**

Printed by Libri Plureos GmbH
in Hamburg, Germany